中国医学临床百家·病例精解

中山大学孙逸仙纪念医院

逸仙妇瘤病例精解

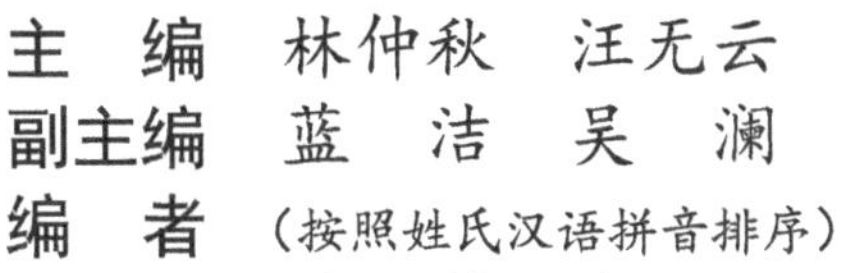

主　编　林仲秋　汪无云
副主编　蓝　洁　吴　澜
编　者　（按照姓氏汉语拼音排序）
范　莉　高　甜　黄纯娴　黄晓欣　李　惠

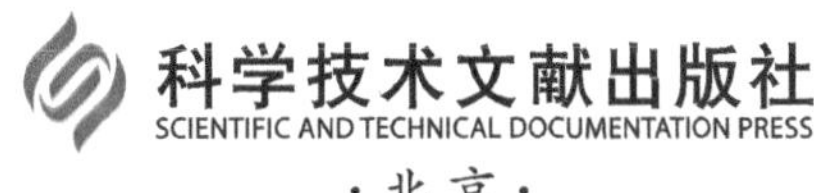

科学技术文献出版社
SCIENTIFIC AND TECHNICAL DOCUMENTATION PRESS
·北京·

图书在版编目（CIP）数据

中山大学孙逸仙纪念医院逸仙妇瘤病例精解 / 林仲秋，汪无云主编. —北京：科学技术文献出版社，2018.1（2020. 1重印）

ISBN 978-7-5189-3774-5

Ⅰ. ①中… Ⅱ. ①林… ②汪… Ⅲ. ①妇科病—肿瘤—案例 Ⅳ. ① R737.3

中国版本图书馆 CIP 数据核字（2018）第 010501 号

中山大学孙逸仙纪念医院逸仙妇瘤病例精解

策划编辑：蔡　霞　　责任编辑：蔡　霞　　责任校对：文　浩　　责任出版：张志平

出 版 者　科学技术文献出版社
地　　址　北京市复兴路15号　邮编 100038
编 务 部　（010）58882938，58882087（传真）
发 行 部　（010）58882868，58882870（传真）
邮 购 部　（010）58882873
官方网址　www.stdp.com.cn
发 行 者　科学技术文献出版社发行　全国各地新华书店经销
印 刷 者　北京虎彩文化传播有限公司
版　　次　2018 年 1 月第 1 版　2020 年 1 月第 5 次印刷
开　　本　787 × 1092　1/16
字　　数　233千
印　　张　18.75
书　　号　ISBN 978-7-5189-3774-5
定　　价　128.00元

序

汪无云，是我一个在学的硕士研究生。

无云与本书结缘，源于微信“逸仙妇瘤”微信公众号。公众号由她申请和管理，每天花费了她不少的时间和精力。

“逸仙妇瘤”微信公众号自创办以来，短短一年时间用户数已超两万。板块之一“病例分享”选登来自全国各地同行通过微信或信息向我询问的真实病例，个别病例来自@我提问的其他微信群，一般我都会给出明确答案，读者反映良好。

然而，常常碰到重复提问的问题。也许是读者太多，没看到之前的答案，或者是读者“健忘”。更大的可能性是因为我日常工作较忙，常是利用时间碎片作答，答案往往只是只言片语。读者可能知其然而不知其所以然，知道了“要这么做”而不知道“为什么要这么做”。碰到类似的问题，不会“举一反三”。

老子曰：“授人以鱼不如授人以渔”。授鱼，可解决一时温饱；授渔，掌握技能益终身。遵古人训，把“病例分享”整理成书的念头应运而生，并改称之为“病例精解”。

我请无云邀请她的同学组成一个编写组，把刊登在“逸仙妇瘤”微信公众号上的病例进行分类整理，照片只保留图片，文字部分重新编写，再发给我逐个病例重新整理，除了保留原来的答案，还增加相关知识点。如下例：

病例：

患者48岁，诊刮病理为复杂性子宫内膜增生过长，患者担心会癌变要求手术，术前子宫内膜厚17mm，行腹腔镜下全子宫切除＋双侧输卵管切除术，术后病理为子宫内膜样腺癌 2 级，癌灶局限于子宫内膜，需补充手术吗？

原来的回答是这样的：

做个腹部和盆腔 CT 或 MR，如果淋巴结不大可随访。

整理成书就变成这样：

做个腹部和盆腔增强 CT 或 MR，如果淋巴结不大可随访。

首先，本例术前检查不完善。诊断性刮宫容易漏诊，目前宫腔镜已经很普及，对于该类患者，术前应该做个宫腔镜检查，并在宫腔镜引导下取活检明确诊断。这样可能就不会出现目前这种情况。

其次，子宫内膜癌术后组织分级升级是常见的，达 15% ~ 20%。即术前刮宫标本为不典型增生，术后常规病理诊断为癌，或术前为 G1，术后为 G2 或 G3。

最后，这是不全分期手术病例。根据术后病理，没有侵犯宫颈，不需做广泛全子宫切除。没有切卵巢，按逸仙推荐，有两个地方不符：G2 和 48 岁。没有切淋巴结，病例 9 讨论了淋巴结切除指征问题，本例如果没有增大的淋巴结，属于允许不切除的范围。故需要做个腹部和盆腔增强 CT 或 MR，看看淋巴结有没有增大。影像学结果如果有淋巴结增大，建议再次手术切除淋巴结，同时切除卵巢。如果影像学没有发现淋巴结增大，只是因为不符合“G2 和 48 岁”这两个条件，而且其中“48 岁”是相对条件，实际上就是只有“G2”这个条件去切卵巢而再次手术，似乎意义不大，故推荐随访。

增加的知识点首先指出术前检查不完善并提出解决办法，其次解答术前术后组织学分级不一致的疑惑，进而试图说明“推荐随访”这个临床决策是如何做出的。实际上，这就是一个临床思维的过程。只要读者掌握这些知识和临床思维方法，日后碰到类似病例时，就会举一反三，自己做出正确的决策。

全书收集的病例内容涵盖了诊断和治疗，包括了生殖道所有部位的肿瘤，按女性生殖道解剖从外向内排列。从外阴癌到腹膜癌，到妊娠滋养细胞肿瘤，最后是并发症。读完本书，相信对妇科肿瘤的诊断和治疗的相关临床知识有个基本、全面的了解，也许对年轻医生的成长更有益。

如无意外，“逸仙妇瘤”微信公众号将持续存在，“病例分享”栏目也会继续保留。当病例积累到一定数量时，就会出“第二辑”“第三辑”……

最后，要感谢汪无云等编者的辛勤劳动，更要感谢提供病例的全国同行，还有来自其他微信群的病例讨论，为滋养细胞肿瘤问题作答的王丽娟副主任医师和为本书把关的北京协和医院冯凤芝教授，书中汇集了各位专家的智慧，为本书增添了光彩。

林仲秋

前 言

说“万事开头难”的人一定没有开始，不然他会知道，不只开头难，中间更难，结局我还不知道，因为还没到。

建立“逸仙妇瘤”微信公众号纯粹是李晶师兄的一句“要不你给科室申请个公众号吧”，这句以“吧”字结尾的话，没想到已经引起了近两万人的兴趣。

“欢迎关注逸仙妇瘤”，一句话打开了一个小世界。

“逸仙妇瘤”的标签贴是“临床、医疗、指南、文献”，和这四个主题都挨边的是每天的病例分享，这也是我们的三大板块之一。建号初期，林仲秋老师说：“病例可以天天发，反正发不完”。当时我对这句话持怀疑态度，真有那么多病例？不过现在我信了——我每天发病例发到手软。大家对病例分享兴趣颇高，随便看下浏览量，每个病例分享浏览量都过千，没有例外。

公众号发布近一年，积累的病例已过千。然而，病例随机来源于全国各地群友向林仲秋老师的提问，病例较杂、较散。林仲秋老师临床、教学、科研任务繁重，回答多是直截了当、片言只语。慢慢发现，重复提问的病例不少。究其原因，一是后来提问者可能没看过曾经微信公众号发布过的类似病例的答案，而且手机刷屏查找确实不便。二是即使看过，但知其然而不知其所以然。自己遇到类似的病例，也不会举一反三。

这些病例，既讲基础、又讲疑难，从诊断、治疗、手术三个方面对不同的病种进行分析，将这些宝贵的经验编辑成册，相信应该是一本不错的临床实用书。于是，林仲秋老师有了把病例重新整理、汇集成书的想法。交代我牵头组织几个同学，把病例归类梳理。“编辑成册”不是简单的复制粘贴，每一个病例，都经过林仲秋老师重新整理、补充扩展。遵循“授人以鱼不如授人以渔”的理念，从回答“怎么做”到“为什么这样做”。

就这样，《中山大学孙逸仙纪念医院逸仙妇瘤病例精解》诞生了，在这本书中，你可以看到最新的指南解读、最前沿的学科进展、最实用的临床决策和最实际的沟通技巧，甚至还指出了某些提问者临床处理的不足。本书糅合了林仲秋老师30多年宝贵临床经验和最新研究进展的结晶，总之就是：非常精彩，物超所值。

感谢林仲秋老师把主编的头衔安在我这个还未毕业的硕士研究生头上。原本以为编书是一件好玩的事情，其实它很严肃、认真、谨慎，还夹杂着责任感。编这本书，我看到了很多人的坚持，这个很重要，我也因此在坚持。

这本书，真的很好。

以后会更好。

汪无云

目 录

妇科肿瘤诊断和分期

子宫肿瘤

病例 1

患者，52 岁，因发现颈部肿块 2 月余入院。检查：左侧锁骨上可扪及一肿大淋巴结，直径约 1.5cm，边界尚清，质硬。外阴已婚已产型，阴道通畅；右侧穹隆缩窄，宫颈下唇见一直径约 0.5cm 鲜红色区域，质中，触血。宫颈质中。宫体后位，稍大，质中，无压痛；双附件区未扪及明显肿块，无压痛。三合诊：右侧宫旁韧带短缩，弹性尚可。左侧宫旁韧带无增粗。直肠黏膜光滑，指套无血迹。

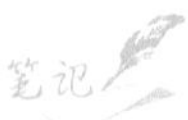

辅助检查：左锁骨上穿刺涂片中找到转移性癌细胞，大致为低分化鳞癌。PET–CT示：①子宫体及宫颈内结节状异常放射性浓聚影，考虑子宫颈癌可能性大；②盆腔内、宫体旁左侧囊实性密度团块影，PET于相应部位见异常放射性浓聚影，考虑恶性肿瘤可能性大；③宫体旁右侧囊性密度团块影，PET于相应部位呈放射性缺损，考虑卵巢囊肿可能性大；④左侧锁骨上、左侧膈脚后、腹膜后淋巴结转移；⑤盆腔少量积液，脂肪肝，肝内钙化灶；⑥右上肺后段钙化灶；⑦全身其他部位未见明显异常。目前已完善宫颈TCT，HPV无异常。分段诊刮提示宫颈宫腔浆液性乳头状腺癌。

请问下一步诊疗方案，是否需要行左锁骨淋巴结活检？如也为腺癌，原发部位考虑子宫，还是左卵巢（PET提示左侧宫旁肿块有异常浓聚影）。治疗方案是姑息手术？还是化疗？如果左锁骨上仍是鳞癌，应该如何诊治？

答：本例考虑为子宫原发。

目前子宫和左锁骨上淋巴结有病理结果，其他部位病灶只是影像学证据。子宫的病理为诊刮标本的大体病理结果，取材较多，结果较可靠。左锁骨上淋巴结为穿刺细胞学抹片结果，因取材少，组织类型并不肯定，应以子宫病理结果为主要依据。

从临床经验上判断，左锁骨上淋巴结不应该是原发。子宫和卵巢同时都有病变，考虑为单癌时，原发于子宫转移至卵巢远多于原发于卵巢转移到子宫。

不管原发在子宫或卵巢，均已达IVB期。手术不可能达到切净病灶或满意减瘤，目前无手术指征。可先考虑化疗，选TP方案。化疗2 ~ 3疗程后再次评估远处转移灶消退情况。如有缩小或消失，再考虑手术或加放疗。

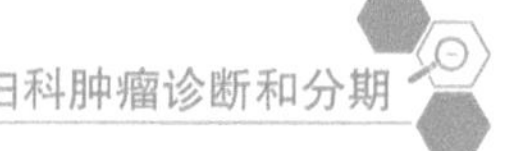

病例 2

某患者诊断子宫颈癌 Ⅰ A1 期，请问单纯锥切能有脉管吗？脉管指的是什么？是血管？是淋巴管？是否需要病理科再检查有无脉管？

病理诊断：

宫颈锥切浅表浸润性鳞状细胞癌。肿瘤最大浸润深度为 1.25mm，宽度 2mm。6° ~ 10° 见癌组织，1° ~ 12° 见高级别子宫颈鳞状上皮内病变（HSIL，CIN Ⅲ）。1° ~ 3°，6° ~ 10° 和 12° 内切缘见 HSIL。外切缘和底切缘未见病变。

答：在子宫颈癌国际妇产科联盟（FIGO）分期中，明确 Ⅰ A1 期有没有脉管浸润非常重要，因为如果 Ⅰ A1 期合并有脉管浸润，要按 Ⅰ A2 期处理。两个明显的区别：①前者不需切除腹膜后淋巴结，后者需要切除腹膜后淋巴结。②子宫旁的切除范围也不同，前者可行筋膜外子宫切除术，后者需行改良根治性子宫切除术。

脉管浸润是指宫颈病灶中或病灶周围是否存在血管和淋巴管，这些管道内有没有瘤栓（图 1，图 2）。这要靠送检的标本是否足够大，一般活检的标本较小，很难判断有无脉管浸润，锥切标本要看锥切范围是否足够大和是否整块切除，如果切成碎片，当然难以判断。一般情况下，整块切除的锥切标本可以判断脉管是否浸润。全宫切除的标本可以判断。

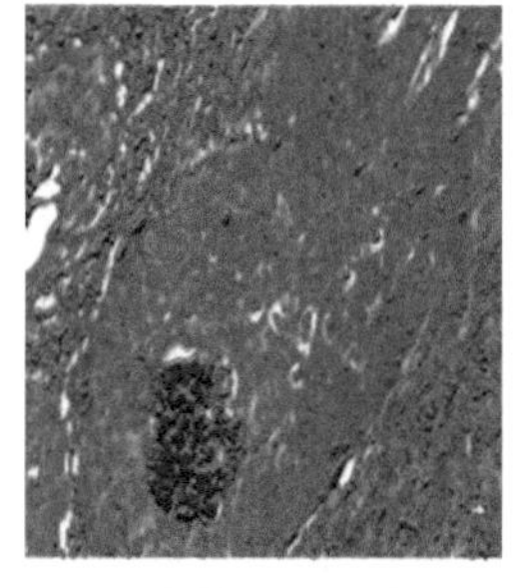

图 1　脉管浸润阳性标本

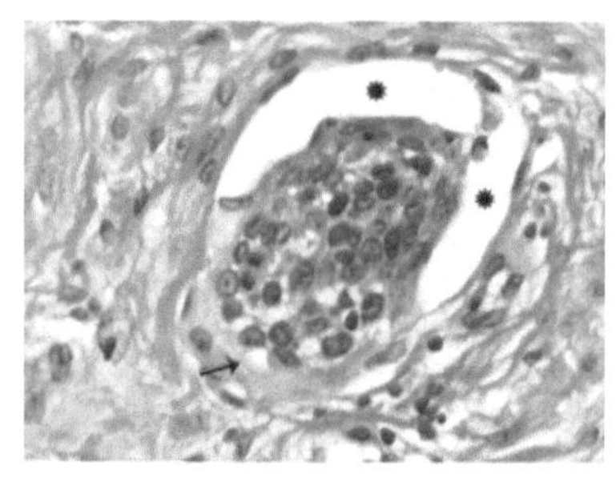

图 2　脉管浸润阳性标本

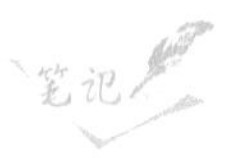

对于本例来讲，还有一个问题是按单点病灶病理分期是ⅠA1，但是从6°～10°见癌组织，可以判断6°～10°的距离应该超过7mm，对于这种情况，我们的处理是：诊断仍为ⅠA1期，处理按ⅠB1期。因此，术前要求病理科再检查有无脉管浸润就没有必要了，可留到子宫切除术后再一起详细检查。了解脉管有无浸润对判断预后和确定后续治疗是有意义的。有无脉管浸润是影响预后的一个中危因素，是确定术后是否补充治疗的因素之一。

病例3

患者，29岁，术前临床分期为宫颈鳞癌ⅡA2期，但术后病理宫旁组织有癌侵及，请问最终分期是什么？是否可以诊断ⅡB期？和术前不一致可以吗？

答：最新FIGO子宫颈癌分期为2009临床分期，该分期是治疗前（手术或放疗前）分期，规定治疗前确定的分期治疗后不能更改。当出现治疗前、后分期不一致时，分期还按术前分期，术后的病理发现记录在病历上，术后也可以采用另一个分期，即TNM分期系统。术前分期的目的主要是指导确定治疗方案；术后分期的目的主要是指导术后是否补充放疗或化疗，同时可以判断预后。

病例4

患者（两个报告单），既有宫颈鳞癌又有腺癌，请问诊断是腺鳞癌吗？如何进行分期？下一步需如何处理？

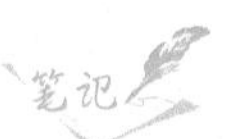

病理诊断：

子宫＋双附件＋宫旁＋阴道＋盆腔淋巴结：残余宫颈全部取材见多点位为 CIN Ⅲ并累腺改变，局灶呈乳头状生长，乳头见融合趋势，小灶见可疑脉管内癌栓；复阅病理切片，综合考虑符合宫颈 CIN Ⅲ并累腺，局灶癌变，浸润深度 <5mm。

双附件、双宫旁组织、阴道壁残端、宫体均未见癌变累及：淋巴结未见转移癌 0/61（左髂总 0/5、左髂总深 0/5、左髂外 0/4、左髂内 0/7、左闭孔 0/11、左腹股沟深 0/1、右髂总 0/3、右髂总深 0/2、右髂外 0/2、右髂内 0/9、右闭孔 0/9、左腹股沟深 0/3）。

子宫腺肌病；分泌期子宫内膜：双侧卵巢多发性囊状滤泡，左卵巢见黄体囊肿。

会诊结果：

宫颈微小浸润性鳞状细胞癌；高级宫颈腺上皮内瘤变（HCGIN）。

答：第一个病理报告是与鳞状上皮有关的病变，多处 CIN Ⅲ累腺伴癌变，可疑脉管阳性，最大浸润深度 <5mm，完全没有描述腺癌改变。注意累腺是指不典型增生的细胞累及宫颈上皮腺体，并不是指腺癌。第二个病理报告只有“高级宫颈腺上皮内瘤变（HCGIN）”的结果，没有具体描述。不管结论是否正确，严重程度都比第一个诊断轻，按第一个诊断处理。

在第一个诊断中，最大浸润深度 <5mm，按照 FIGO 分期标准，单个病灶达到Ⅰ A2 的诊断标准，所以本例诊断为Ⅰ A2。本例同时出现了多点微小浸润病灶，若有三张切片都有病变或点与点之间的距离超过 7mm，要按Ⅰ B1 期处理。

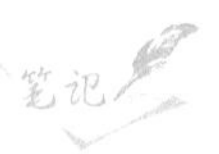

病例 5

ⅠA1 期和ⅠA2 期的诊断通常通过锥切标本的显微镜下测量来确定，也可以通过根治性宫颈切除或全宫切除标本来诊断，均必须包括整块病灶。那么请问子宫颈癌ⅠA 期的分期是否是手术病理分期而非临床分期？

答：实际上无须纠结手术分期和临床分期的名称。FIGO 子宫颈癌分期目前仍采用临床分期，主要针对全世界而言，大部分子宫颈癌患者期别较晚，部分ⅠB2 和ⅡA2，ⅡB ~ ⅣA 期采用放疗方法，若用手术分期，但没做手术的患者就无法确定分期。临床分期在不断发展，临床上引入了一些病理指标，ⅠA 期的区分接近手术分期。随着发展有可能制定手术分期标准，手术患者采用手术分期，非手术患者采用临床分期。

病例 6

患者，69 岁，绝经 3 年，不规则阴道流血 1^+ 年，有时有同房后出血。彩超提示宫腔内稍强回声 3cm × 2cm × 2cm。核磁共振示宫腔内肌瘤可能。妇科检查见宫颈管口赘生物 3cm × 2cm × 1cm，质脆，予表面活检。病理报告为腺癌，来源不明。查 HPV 和 TCT（结果未回报）。请问该患者肿瘤来源何处？后续应该如何处理？

答：该患者要鉴别宫颈管腺癌或子宫内膜癌扩散到宫颈管。患者彩超和盆腔 MRI 提示宫腔内病变，彩超和妇科检查见到的宫颈管口赘生物大小差不多，可能为同一肿物。按此推断为宫颈管腺癌的可能性比较大。

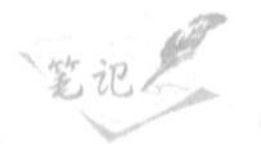

子宫颈癌中鳞癌占75%，腺癌占20% ~ 25%。子宫颈癌可以向前后左右和向下局部蔓延，但向上即子宫体扩散很少，不到1%。子宫内膜癌扩散到宫颈的比例则较多。如果宫颈和宫腔同时有病变，多考虑宫腔原发。宫腔镜对确定宫腔是否有病变有帮助，但本例患者并不适合做宫腔镜检查，因为可能人为把宫颈管的病变带到宫腔。同时，宫腔镜检查也是没有必要的，对确定手术方式没有意义。因为不管是子宫内膜样癌扩散到宫颈，还是原发宫颈管癌扩散到宫腔，其手术范围都是一样的，即行根治性子宫切除术，可先切子宫后切淋巴结。切下子宫后剖开子宫，看看宫腔有没有病变及浸润宫颈和基层深度等情况，再确定腹膜后淋巴结的切除范围。

病例 7

患者行宫颈多点活检是CIN Ⅲ累腺，后行ECC和LEEP，结果仍然是CIN Ⅲ累腺，行全宫切除，结果为子宫颈癌。对于这样的患者，以后要怎么做才能避免？

答：宫颈乳头样癌常会发生这种情况，宫颈外观无异常，多次活检但是CIN或原位癌，最后手术切除子宫后发现为内生型宫颈浸润癌。这种患者宫颈往往是肥大的，触诊宫颈硬。做个MRI增强可能会发现内生型宫颈病灶，再做深部锥切可以明确诊断。

病例 8

请问下述病理结果显示是双癌还是转移？

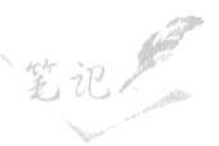

病理诊断：

冻后及冻余石蜡报告：

1.（全子宫+左卵巢）宫颈管中分化腺癌（绒毛状及腺样结构为主），侵及宫体下段，间质浸润深度0.5cm，最大径约4cm。子宫内膜呈增殖期形态改变。左卵巢黄体形成，未见癌累及。

2.（阴道断端）未见癌累及。

3.（阑尾）纤维性闭锁改变，未见癌累及。

4.（直肠表面腹膜）查见癌累及。

5.（大网膜）未见明显癌累及。

6.（淋巴结）腹主动脉旁、骶前、左髂总、右髂总、左髂血管、右髂血管、左腹股沟、右腹股沟、左闭孔、右闭孔未见癌转移。P16（强+），Vimentin（–），PR（–），间质（–），Ki67（70%+），P53（5%+），WT1（–），HER2（2+）。

7.（右卵巢肿物）镜下见肿瘤大部分排列成腺样结构，部分呈筛状结构，肿瘤细胞呈中–重度异型，可见核分裂象，周边可见卵巢间质，结合免疫组化结果，考虑卵巢黏液性腺癌。

8.（送检输卵）管全部取材，未见癌累及。

9.（盆腔）肿物组织学形态与送检的卵巢肿物类似，符合卵巢黏液性腺癌。

IHC：P16（+），Vimentin（–），ER（–），PR（–），CEA（部分+），Ki–67（+，96%），P53（+，<1%），CK20（–），CK7（+），CD56（+）。

答（刘开江）：诊断为宫颈腺癌伴盆腔转移并累及右卵巢。首先，该病例的肿瘤波及了三个部位：第一宫颈；第二盆腔，包括肠表面；第三卵巢。那么，先判断是否是卵巢原发的黏液腺癌，需要明确一点：卵巢上有黏液腺癌，除非卵巢上是畸胎瘤的黏液成分恶变（伴有畸

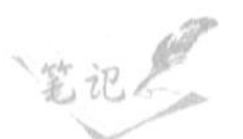

胎瘤的黏液腺癌），只要是纯粹的黏液腺癌，一旦盆腔里有，卵巢上就应该是转移的。该病例因盆腔里有大量黏液腺癌，卵巢就不再考虑原发。这是目前基本上已经认定的原则。

那么黏液腺癌从哪里来的？盆腔基本上都是在大网膜，或是在肠表面上，而宫颈这个部位比较像一个宫颈管型的腺癌，有绒毛管状的生长方式，但实际上在肌层内已经有明确浸润，肿瘤的体积达到 4cm，肌层有 5mm 深度的浸润。

这个宫颈腺癌 P16 是弥漫强阳的，可以再确认一下，如果临床 HPV 是阳性，尤其是 16、18 型是阳性的，那就更没有疑问了。

宫颈腺癌大概有 10% 会转移到卵巢上，所以宫颈腺癌转移卵巢并不罕见。在新版的 2016 年的 NCCN 指南中有述，宫颈鳞癌可以考虑保留卵巢，但宫颈腺癌一般不推荐，就是因为宫颈鳞癌很少转移到卵巢，它往往对雌孕激素不依赖。宫颈腺癌常对雌激素和孕激素是依赖的，同时它容易（有 10% 的概率）转移到卵巢上，因此一般是不推荐保留卵巢。

概括起来，原发病灶在盆腔的可能性不大。那么妇科医生纠结的就是卵巢原发还是宫颈原发的问题，但需要坚定一个信念：卵巢有黏液腺癌，盆腔里只要有（除非术中医源性破裂），卵巢上就应该考虑是转移的。妇科医生和病理医生都需要强化该理念。

对妇科肿瘤的诊断的准确性，有一个考量指标：在你的医疗机构的数据库中，卵巢原发黏液腺癌占卵巢上皮性癌的百分之多少？占比较低的往往代表该单位妇瘤的诊断水平比较高。霍普金斯的数据是小于 3%，也就是说在整个卵巢癌当中卵巢真正原发的黏液腺癌是小于 3%，一般来说，比较一流的医疗机构应该是小于 5% 的。很不幸，中国的数据现在是 20%。这说明，我们对于“卵巢黏液腺癌大部分是转移的”这个理念，在中国妇科肿瘤界，包括病理医生和

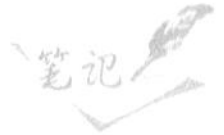

妇科医生，还完全没扭转过来。因此就导致大批的卵巢转移性黏液腺癌被误诊为卵巢原发的黏液腺癌，与世界一流水平偏离较大。如果各位妇科医生或者病理同仁感兴趣可以调研下，你这个科室里过去 10 年、20 年诊断的卵巢黏液腺癌，原发的占整个卵巢肿瘤百分之多少，由此可以衡量。如果大家愿意，可以随访一下病例，其实多数是转移的，第一位的阑尾癌转移的病例，整个消化系统、子宫颈癌都是常见的转移部位之一。通过这个病例，可以建立起这个概念。

正常卵巢本身是没有真正的上皮的（其表面被覆的是间皮），所以现在的共识是："卵巢癌"几乎都是"舶来品"，即转移性的或在宫内膜异位或输卵管内膜异位基础上发生的。只是很多情况下，癌组织在卵巢上过度生长，超过或掩盖原发病灶。

正常宫颈内膜腺体表达 ER、PR，但是发生腺癌时，ER、PR 特别是 PR 往往失表达。因此，PR 的表达情况常被用于子宫体内膜癌与宫颈管内膜癌的鉴别，但不能依靠一个，而需通过一组，即要结合其他免疫标志物如（P16、vimentin、CEA 等）。

答（林仲秋）：同意刘教授的分析。目前的资料显示，宫颈腺癌转移到卵巢的发生率没有以前高，以前多数报道是 10% 左右，现在的报道约 3% ~ 5%。发生转移到卵巢的病例，多数为该患者存在高危因素和中危因素。本例宫颈病灶 4cm 是一个中危因素。本例考虑原发于子宫颈的腺癌转移到卵巢和直肠表面，超出了子宫，相当于宫旁有转移，建议补充放疗和化疗。

问：根据病理报告，病理科认为，病理中提到的宫旁侵犯是肿瘤种植，不是从子宫颈浸润发出。所以请教林教授，这个患者的临床分期还是 IB1 吗？

答（林仲秋）：按子宫颈癌的分期原则，术后不更改术前分期，这个患者的临床分期还是按术前分期 IB1。但病理结果要在病历上

笔记

详细注明，作为术后补充治疗的依据。该患者直肠表面和卵巢有转移，虽然分期没有明确归哪一期，但是可以明确已超出子宫，可以认为等同于ⅡB。

问：患者术中发现盆腔广泛转移，当时子宫做了次广泛切除术。术中冰冻病理报告显示子宫颈癌后又补充了阴道切除3cm。在治疗上补充放疗是考虑到子宫切除范围不够，还是已经盆腔广泛转移的原因？或者是考虑有宫旁侵犯分期Ⅱ B期的原因？

答（林仲秋）：治疗上补充放疗是考虑到已经盆腔广泛转移的原因。

问：化疗时采用TP方案可否？

答（林仲秋）：化疗可以采用TP方案。

问：目前患者术后一个月返院，术后尚未治疗，现在是先化疗还是先放射治疗？化疗需要几个疗程？

答（林仲秋）：先放疗，放疗结束后再加化疗3 ～ 4个疗程。

病例9

子宫内膜癌患者，病理结果如下，请问术后诊断应该是Ⅲ C1期还是Ⅳ B期？网膜转移算不算腹腔转移？

病理诊断：

全子宫＋双侧附件：子宫中分化浆液性乳头状癌，肿瘤细胞侵及浅肌层，部分肿瘤细胞累及宫颈管组织，双侧宫旁未见肿瘤累及，宫颈切缘未见肿瘤累及。子宫平滑肌瘤。

左侧附件：卵巢可见肿瘤细胞，符合转移性腺癌；输卵管未见肿瘤细胞。

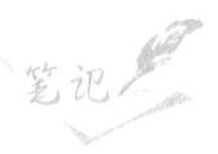

右侧附件：卵巢可见少量肿瘤细胞，符合转移性腺癌；输卵管未见肿瘤细胞。

免疫组化标记：P16（+），Ki-67（+）70%、P53（+）、CK7（+）、CA125（+）、ER（+）局部、PR（-）、AE1（+）。

左侧盆腔淋巴结（0/7）均未见癌转移。右侧盆腔淋巴结（1/8），其中一枚见有癌转移。大网膜见有癌转移。

答：子宫内膜癌采用 FIGO 分期，最新的分期是 2009 修订，并于 2010 年发布的分期（表 1）。该分期中盆腔淋巴结有转移，至少分期ⅢC1。分期指标中没有具体到大网膜这一项，按分期说明，转移到腹腔算ⅣB 期。

表 1　FIGO 2010 子宫内膜癌分期

分期	特征
Ⅰ	肿瘤局限于子宫体
ⅠA	肿瘤局限于内膜层或浸润深度 < 1/2 肌层
ⅠB	肿瘤浸润深度≥ 1/2 肌层
Ⅱ	肿瘤侵犯宫颈间质，但无宫体外蔓延
Ⅲ	肿瘤局部和（或）区域扩散
ⅢA	肿瘤累及浆膜层和（或）附件
ⅢB	阴道或宫旁受累
ⅢC	盆腔淋巴结和（或）腹主动脉旁淋巴结转移
ⅢC1	盆腔淋巴结阳性
ⅢC2	腹主动脉旁淋巴结阳性和（或）盆腔淋巴结阳性
Ⅳ	肿瘤侵及膀胱和（或）直肠黏膜，和（或）远处转移
ⅣA	肿瘤侵及膀胱和（或）直肠黏膜
ⅣB	远处转移，包括腹腔内和（或）腹股沟淋巴结转移

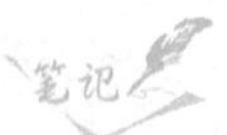

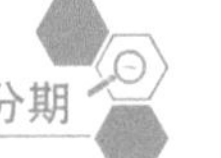

病例 10

某患者术后病理如下述，请问子宫内膜癌肠系膜转移应归入几期？

病理诊断：

子宫内膜呈增殖期样改变，局灶内膜表层腺体异型增生，符合浆液性乳头状腺癌。请复查。免疫组化：WT–1（5%+）、Vimentin（–）、P53（+）、P16（+）、Ki67（3%+）、ER（–）、PR（–）、CA125（+）。

宫颈慢性炎伴纳氏囊肿；宫颈管慢性炎伴纳氏囊肿；阴道壁残端慢性炎，未见癌组织。

左侧宫旁纤维组织可见少量癌组织侵犯，右侧宫旁纤维脂肪组织慢性炎，未见癌组织侵犯。大网膜：脂肪组织炎细胞渗出，未见癌组织转移。阑尾：慢性阑尾炎。腹壁结节：纤维组织局灶胶原化伴慢性炎，未见癌组织转移。肠系膜结节：纤维脂肪组织见浆液性乳头状腺癌组织转移。淋巴结：见淋巴结 47 枚，其中 12 枚见癌转移：腹主动脉旁（8/8 枚）；左侧：髂外（1/1 枚）、闭孔（1/6 枚）；右侧：髂总（2/9 枚）；右侧髂总淋巴结其中 1 枚呈慢性肉芽肿性炎，符合合并淋巴结结核改变。

问（林仲秋）：什么位置的肠系膜？

答（医生）：手术者说是小肠系膜上的结节。

答（林仲秋）：如果是转移到腹腔的肠系膜结节，算Ⅳ B 期。详见本节病例 9。

病例 11

患者术前的检查结果如下：

B 超提示：双侧卵巢实性包块，右侧为 37mm × 28mm，左侧为

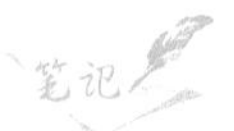

64mm×48mm；子宫前壁峡部实性低回声，39mm×39mm×37mm。宫壁低回声（子宫肌瘤？），盆腔积液。

盆腔 MR：双侧附件区囊实性肿物，子宫峡部前壁肿物；子宫左侧壁肌瘤；盆腔积液；轻度鞍状子宫。

肿瘤标志物：CA125 245U/ml，AFP 10μg/L，CA199 550.17U/ml，CA 153 21.7U/ml。卵巢上的肿瘤完整取出，包膜完整，术中探查盆腔表面、肠管、大网膜、肝脾区肉眼均无异常，术中快速冰冻病理确定不了恶性，（与家属沟通后）行子宫全切加双附件切除，但术中快速病理确定子宫上是癌，位于子宫下段。当时建议患者扩大手术范围，患者家属要求等待术后大病理。1 周后经过与患者沟通和科室讨论行二次手术，清扫盆腔淋巴结，切除大网和阑尾（家属要求），术中探查盆腔未触及明显结节，术后报告淋巴结和大网膜都有转移。

病理诊断：

双附件考虑为低分化浆液性腺癌，输卵管未见癌。

宫颈管考虑为低分化浆液性腺癌，癌组织侵及宫颈壁约 1/2，双侧宫旁未见癌。子宫内膜呈增殖期。

专家讨论意见及建议：

双附件：透明细胞癌。双附件考虑为低分化浆液性腺癌伴有透明细胞癌成分，输卵管未见癌。宫颈管考虑为低分化浆液性腺癌，癌组织侵及宫颈壁约 1/2。

免疫组化结果：PR（–），HER–2（局部+），ER（–），P16（局部+），Ki67（+25% ~ 50%），P63（–），P53（灶性+），Vimentin（–），CK–7（+），CK20（–）。

阑尾：慢性浅表性阑尾炎；左侧淋巴结：见有癌转移（1/6）；右侧淋巴结：见有癌转移（1/7）；大网膜：脂肪组织内见有癌浸润。

这是术后的补充报告，请老师指出我们的不足，下一步应如何处理？

笔记

答：该患者腹腔内多处转移，子宫和卵巢都有病变，而且组织类型相同。考虑为单一肿瘤来源而不是同时多源性肿瘤。本例因肿瘤主要位于子宫下段，肿瘤直径超过 4.5cm，虽然病理报告是宫颈管，还是考虑子宫内膜浆乳癌Ⅲ C 可能性大。因没做腹主动脉旁淋巴结切除，不知道是Ⅲ C1 或Ⅲ C2。后续处理是盆腔放疗加 TC 方案化疗 6 个疗程，可采用夹心疗法。如果说工作有不足的话，第一次手术冰冻结果回来后当时就应该做全面分期手术，第二次手术也应该做腹主，不能被患者家属牵着鼻子走。治疗原则、手术范围应该由医生定，而不是患者家属的建议。按照治疗指南该怎么做就说服患者及家属怎么做，尽管目前医患关系比较紧张，多沟通还是能够理解的，大多数情况下还是听医生的意见的。

问：我们的经验还是不足，肉眼看这个肿瘤很特别，并没有坏死糟脆，有点儿毛茸茸的，感觉卵巢和子宫的包膜都很完整，术前 TCT、HPV 均正常，病理科当时卵巢上的不敢确定，子宫上的恶性也没有十分确定，科室讨论时，肿瘤科主任认为是卵巢癌起源，也有主任认为是双癌。

答：都有可能，现在是推测。一般来说，子宫腔和卵巢同时有肿瘤多考虑肿瘤原发于子宫，转移到卵巢；而不是原发于卵巢转移到子宫腔。

问：患者子宫的病灶在子宫峡部，术前的彩超很像子宫肌瘤，术后病理是宫颈管的癌，科里讨论过两次，意见不是很统一。有张病理单子宫内膜正常，我们现在是按卵巢癌Ⅲ C 期作为最后诊断。

答：现在考虑单瘤，子宫内膜转移到卵巢比较多，卵巢转移到内膜的比较少。

问：病理报告的是宫颈管，子宫内膜正常，这种情况仍要考虑是子宫内膜癌吗？

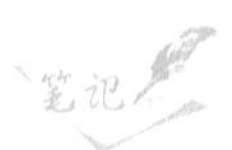

答：肿块很大，结合肉眼可能就是在子宫下段。

问：是否因为最后还需诊断子宫内膜癌吗？

答：这样合理些。

问：是否因为宫颈透明细胞癌很罕见的缘故？

答：宫颈透明细胞癌是很罕见，子宫颈癌转移到卵巢也少一些，但治疗是一样的。

病例 12

患者 1 年前因为子宫内膜癌晚期，只进行了化疗，未见病理单。再次来院时重度贫血，神志不清，妇检示阴道内有一大小约 6cm 的包块，有蒂连于宫腔，包块有渗血。建议患者切除肿瘤，其家属拒绝手术，放弃治疗。请问内膜癌有可能合并黏膜下肌瘤吗？是否需要手术？

答：资料未提供患者年龄，也没有转移的程度。子宫内膜癌可以合并黏膜下肌瘤，特别是在绝经前患者。一般来说，子宫内膜癌患者年龄较大，宫腔肿物要多考虑恶性病变，从宫腔突出的肿物可能是内膜癌病灶，也有可能是肉瘤。建议患者接受手术治疗，做个简单的全宫双附件就可以，至少可以避免患者死于阴道大出血。术后再加化疗。

病例 13

患者，69 岁，绝经 3 年。不规则阴道流血 1 年余，有时有同房后出血。彩超提示宫腔内稍强回声 3cm × 2cm × 2cm。入院妇科检查见宫颈管口赘生物 3cm × 2cm × 1cm，质脆，予表面活检。同时查 HPV 和 TCT（结果未回报）。磁共振示宫腔内肌瘤可能，宫颈未见包块。病理结果为腺癌，来源不明。如何对患者进行诊断和处理？

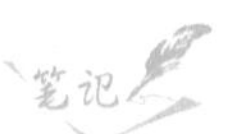

答：根据患者年龄和绝经后不规则阴道流血1年余的病史和影像学表现，以及组织学类型为腺癌，诊断以子宫内膜癌扩散到宫颈的可能性大，按子宫内膜癌处理原则处理。需要做广泛全宫双附件、盆腔和主动脉旁淋巴结切除。

卵巢肿瘤

病例1

患者，28岁，剖宫产二次，最小的孩子5岁，月经规律，自觉腹胀及扪及下腹包块一周入院，近期无明显消瘦史，体检下腹扪及包块直径约10cm，质韧，妇检盆腔触及一包块直径约10cm，活动度差。B超：盆腔内以囊性为主的混合性肿块。肿瘤标志物：AFP 188.3 μg/L，ROMA值绝经前14.71。请问初步考虑是什么性质？手术范围怎样？

答：患者AFP升高但升高的幅度不大，诊断考虑为卵巢未成熟畸胎瘤。AFP是卵巢生殖细胞肿瘤的标志物，卵黄囊瘤几乎100%的病例AFP会升高，而且数值会很高，常达数万。术前AFP数值的高低与预后相关，超过1万者预后不良。未成熟畸胎瘤约60%的病例会升高，无性细胞瘤则只是10%的病例会升高。但需要注意是否有其他原因引起AFP升高（表2），特别是妊娠也可以引起AFP升高，需要进一步仔细的分析。

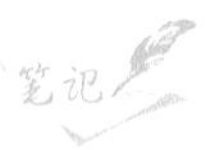

手术探查时要送冰冻切片，若证实卵巢生殖细胞肿瘤诊断，根据患者有无生育要求，行保留或不保留生育功能的全面分期手术。术后根据肿瘤的病理性质和手术分期，确定是否化疗、化疗方案和疗程。

表 2　引起 AFP 升高的原因

恶性肿瘤	良性疾病或生理状态
原发性肝癌	病毒性肝炎、肝硬化
卵巢生殖细胞肿瘤	妊娠
胃癌	胎儿神经管畸形
胰腺癌	双胎
结肠癌	

病例 2

患者，67 岁，腹部明显增大（图 3），半月如孕 8 月大小就诊，既往体健，无传染病史及家庭遗传病史，无不良嗜好。在当地做了 B 超检查：肝囊肿和腹腔积液，子宫及双侧附件区未见明显异常。请问该患者需就诊妇科还是内科呢？

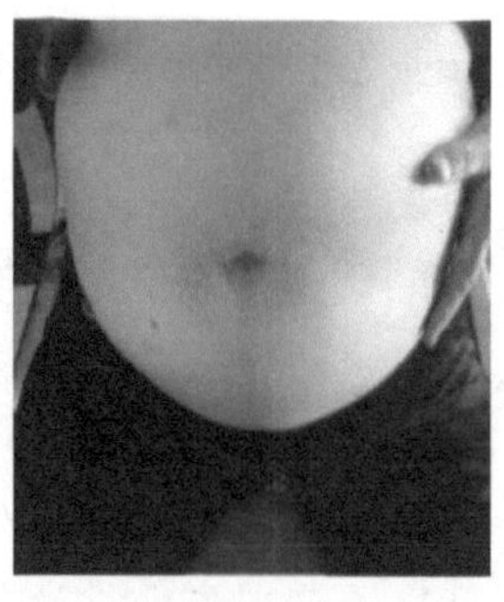

图 3　患者腹部明显增大

答：首先检查肿瘤标志物。

问：部分检查结果如下。CT 示：腹腔积液伴腹腔软组织密度影，考虑为肿瘤性改变。肿瘤标志物：糖类抗原 957.1U/ml，CEA 86.2ng/ml，CA125 96.56U/ml。957 是什么？ CA199，患者两月前因

笔记

腰痛于当地民营医院按风湿治疗半个月，近半月腹部明显增大，腹胀入院。

答：应该是胃癌或肠癌。

问：大便没有改变，是否考虑卵巢恶性肿瘤？

答：不一定大便都有改变，可以先做胃镜和肠镜。

问：目前，患者腹水较多，胃镜、肠镜是否可以马上检查？

答：是的，85%的可能性是胃癌或肠癌，做完胃肠镜告诉我结果。

问：患者除了腹部大且胀，无其他不适，精神状况尚可。再次检查结果如下：CEA 70.16ng/ml，CA125 148.1 U/ml，CA199 121.83 U/ml，CA724 40.63 U/ml，NSE 17.49 ng/ml，HE4 138.1 pml/L。全腹加盆腔 MR：①双侧附件区多发结节及肿块，考虑卵巢肿瘤（不排除转移瘤）；②腹腔及腹膜后弥漫性异常信号，考虑腹膜转移癌；③肝硬化可能，肝脏多发小结节，囊肿可能性大；④腹腔积液，盆腔积液；⑤右侧股骨头异常信号，不除外转移。肠镜、胃镜还没有做检查，想问问老师的处理意见。

答：先做完胃镜、肠镜的检查，我再告诉您为什么坚持要先排除消化道肿瘤。

问：老师，病理快速报告单病理诊断：（大网膜肿块）黏液腺癌（图 4）。我先按卵巢癌进行了手术。原发病灶不是卵巢，是阑尾。

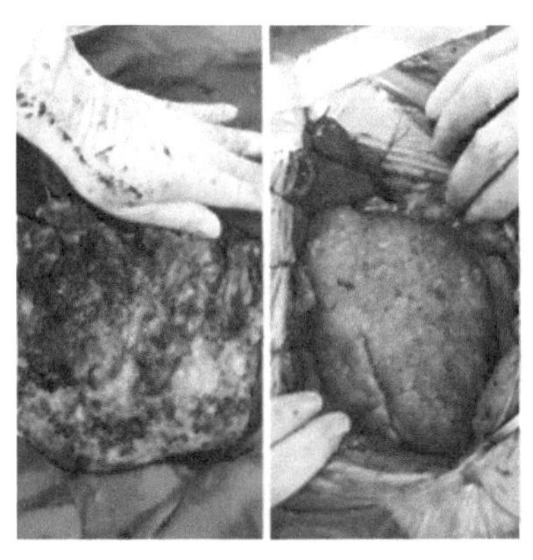

图 4　术中所见大网膜肿块

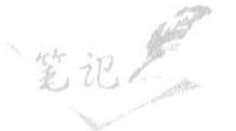

答：原发部位第一考虑胃，第二是胰腺，第三是结肠，第四是阑尾。

问：老师，我想知道您当时为什么没有考虑卵巢原发？我还一直考虑卵巢恶性肿瘤。

答：看肿瘤标志物结果就知道了，逸仙妇瘤公众号上有一个肿瘤标志物的讲课课件和录音，可以参考。这个患者 CA199 和 CEA 升高，首先要考虑消化道恶性肿瘤。

CA199 是胰腺癌的首选肿瘤标志物，目前的证据显示仅对胰腺癌有早期诊断价值，与 CEA 联用时对胃癌的诊断符合率可达到 85%。用于卵巢癌的作用主要用于鉴别 krukenberg 瘤。但卵巢黏液性癌可升高，成熟性囊性畸胎瘤可 >1000 U/ml，可能引起 CA199 升高的疾病见表 3，可引起 CEA 升高的疾病见表 4。

表 3　可能引起 CA199 升高的疾病

恶性肿瘤	良性疾病
胰腺癌	胰腺炎
胃癌	胆管炎
胆囊癌	急性肝炎
胆管癌	肝硬化
肠癌	

表 4　可引起 CEA 升高的疾病

恶性肿瘤	良性疾病
胃癌	结肠炎
胰腺癌	胰腺炎
肠癌	COPD
肺癌	哮喘
乳腺癌	肝脏良性疾病
未成熟畸胎瘤	吸烟

本例 CA199 和 CEA 都升高，首先考虑胃肠道癌，所以术前胃肠镜检查是必需的。当然，如果原发在阑尾，肠镜检查可能也不一

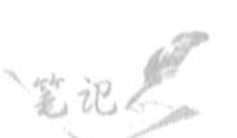

定看得出来，但是阑尾癌毕竟很少。排除胰腺癌需靠影像学，最好是做上腹部增强 MRI。术前诊断明确了，治疗选择才会合理。这样可以避免出现没有做肠道准备而匆忙手术，结果发现是胃肠道癌而不能手术，或者做了无谓的“开关”手术。

病例 3

患者，52 岁，女，2016 年 12 月 12 日因“下腹痛 1 周”入院，2016 年 12 月 9 日行 CT 检查提示：腹腔巨大囊实性肿块（大小约 23cm × 22cm × 15cm，实性部分密度不均匀，大小约 8cm × 10cm × 8cm），盆腔积液，胆囊多发小结石，右侧胸腔少量积液。再行盆腹腔增强 CT 示：盆腹腔囊实性巨大肿块，考虑卵巢来源恶性肿瘤可能性大，恶性畸胎瘤可能，盆腔积液，胸腔积液。

2016 年 12 月 13 日行手术探查，发现：腹腔淡黄色腹水约 500ml，膈下、肠表面，肠系膜表面光滑，胃肝脾表面未扪及肿块，大网膜未见肿瘤，子宫正常大小，左侧卵巢增大约 25cm × 20cm × 15cm，表面光滑，呈囊实性，囊性部分包膜较厚。右侧卵巢及双侧输卵管外观未见异常。根据探查结果决定行左侧附件切除术。于肿块表面切开囊壁组织，取一小口，吸出淡黄色黏液约 4500ml，完整取出左侧附件，切除物送快速病理示：卵巢恶性肿瘤，即行全子宫 + 双侧附件 + 阑尾 + 大网膜切除术，术中予顺铂 50mg 行腹腔灌注，手术顺利。

术后常规病理示：（左卵巢）高级别神经内分泌癌合并黏液腺癌，经反复取材未见明确畸胎瘤成分，建议临床除外转移再考虑原发于卵巢黏液腺癌。免疫组化结果：PAX8（+），WT1（–），P53（–），CK7（+），CK20（–），Vimentin（–），ER（–），PR（–），CEA

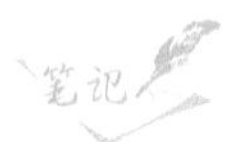

（+），NapsinA（–），P16（–），Ki67（+，约 20%），SALL4（–），oct3/4（–），EMA（+）。有关神经内分泌癌免疫组化结果：PAX8（–），WT1（–），P53（无义突变），CK7（–），CK20（–），Vimentin（–），ER（–），PR（–），CEA（–），NapsinA（–），P16（–），Ki67（+，约 80%），SALL4（–），oct3/4（–），LCA（–），HMB45（–），EMA（–），Syn（+），Cga（+），CD56（灶性 +）。（全子宫）增生期子宫内膜；慢性宫颈炎；（右附件）滤泡囊肿及输卵管慢性炎；（阑尾）慢性阑尾炎；（大网膜）未见肯定恶性证据；（腹水涂片）未见肿瘤细胞。

请教目前诊断是否为：左卵巢神经内分泌癌合并黏液腺癌 IC1？术后采取何种化疗方案？

答：从临床上看以原发卵巢可能性大，但免疫组化 CEA（+），CK（–），不能排除胃肠道转移癌，还是要补做胃肠镜排除胃肠道癌。有三点需要注意：第一，对于妇科肿瘤患者而言，除了肺 CT 可平扫外，腹部和盆腔 CT 或 MRI 均需平扫加增强。第二，需完善肿瘤标志物检测，有助于鉴别诊断。第三，对于一位 52 岁早期卵巢恶性肿瘤患者而言，全面分期手术是适当的术式。本例没有切除腹膜后淋巴结，为不全手术分期。本例诊断左卵巢神经内分泌癌合并黏液腺癌 IC1，不全手术分期术后。因免疫组化存在神经内分泌成分，建议 EP 方案化疗六个疗程。

病例 4

患者，61 岁，排便困难 6 个月发现盆腔包块拟诊卵巢癌入院。3 年前有乳腺癌病史，术前肠镜提示直肠高级别上皮内病变（癌变），术中探查发现盆腔无积液，子宫表面光滑，大小正常，双侧附件外

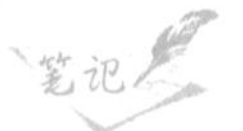

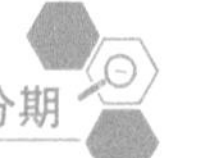

观无异常，卵巢已萎缩，盆腹腔腹膜光滑，大网膜末端有 4cm 病灶，直肠有 8cm 病灶，回盲部有 4cm 病灶，肠道病灶肠表面都是光滑的，不像从外种植的，冰冻为腺癌，术中考虑肠癌，行右半结肠切除 + 直肠癌前根治术 + 大网膜切除，因术前 CT 提示肝内也有 3cm 病灶，预后差，家属沟通后未切除子宫及双附件，仅切除直肠时切除了部分阴道和宫颈组织，但术后病理做免疫组化提示肿瘤来源卵巢、输卵管、腹膜可能，请问有这种情况发生吗？进一步治疗（如化疗）采用什么方案？需要再次手术吗？

答：从病史和手术探查表现：第一考虑，乳腺癌复发广泛腹腔转移；第二考虑，肠癌；第三考虑，原发输卵管或卵巢的腹膜癌。如想了解清楚来源，需明确肿瘤组织类型，可再咨询一些病理专家并做一些肿瘤生物标志物，以期明确诊断，但是可能对治疗帮助不太大。以后碰到类似病例时，术中应该同时切除全宫双附件，现在再手术补切子宫没有必要，建议化疗。当原发癌来源不明时，对实体癌来说，TC 方案几乎可以包打天下，或按复发乳腺癌的治疗方案治疗。经济条件好者可检测 BRCA1/BRCA2 基因突变和 Lynch 综合征，以寻找有效的靶向治疗药物。

笔记

外阴上皮内瘤变和外阴癌

病例 1

患者妊娠 5 个月，外阴右侧大阴唇上方，距阴蒂 1cm 处发现 2cm × 0.7cm 病灶，活检病理为 VIN Ⅲ，该如何处理?

答: VIN Ⅲ为外阴上皮内瘤变，其发病与高危型 HPV 感染有关。病灶局限者可局部切除，切除边缘距病灶边缘 0.5 ~ 1cm 即可。病灶广泛者可考虑光动力等物理治疗方法，最关键的是要排除浸润癌。

病例 2

患者，27 岁，刚足月顺产后 20 天，孕期发现会阴后联合直径约 2.5cm 的病变，分娩时取该处部分组织送病理，结果如下。现处

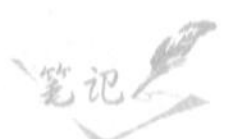

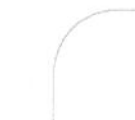

于哺乳期，是否可以直接切除剩下的病变组织？

病理诊断：

会阴皮肤组织，鳞状上皮增生，伴中－重度不典型增生（VIN Ⅱ－Ⅲ），伴过度角化，局部可见角化珠，请结合临床病变范围，病变有无完整切除，确定治疗方式，免疫组化：P16（+），Ki67（80%+），P53（部分弱阳性）。

答：如上病例，VIN Ⅱ～Ⅲ病变，局部切除即可。

病例 3

患者，51 岁，外阴瘙痒多年，左侧大阴唇内侧皮肤发白，界限清楚，病理为外阴上皮内瘤变Ⅰ级，需要治疗吗？如何治疗？

答：VIN Ⅰ可以随访。

问：是否可以用氟尿嘧啶软膏吗？

答：可以。

病例 4

患者诊断（外阴）Paget's 病，浸润真皮层（图 5）。是否需要先坐浴控制感染然后手术？是否需要行 NACT？

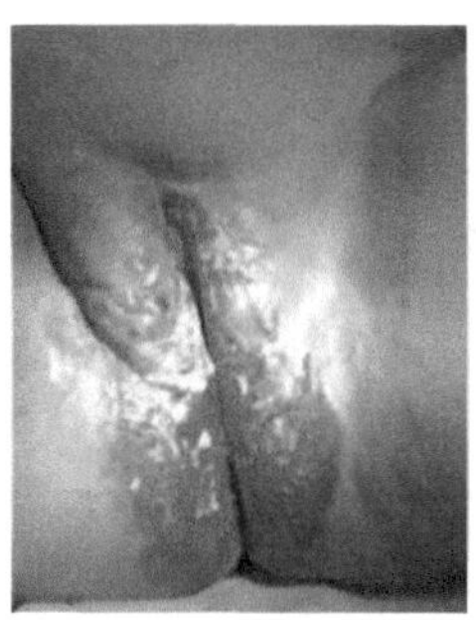

图 5　患者外阴局部

病理诊断：

恶性肿瘤性质待查（Paget 病？黑色素瘤？转移癌？），建议免疫组化。

会诊结果：

免疫组化：CK（+），Vimentin（–），P63（–），CK8/18（+），S–100（–）；IMB–45（–），melanA（–）。外阴诊断为 Paget’s 病，浸润真皮层。

答：不要行 NACT，控制感染后再进行手术。

外阴 Paget’s 病绝大多数是上皮内病变，偶表现为浸润性腺癌。该病通常来源于外阴皮肤组织，也可继发于肛门、直肠、泌尿道上皮或生殖道非皮肤癌（如宫颈管或子宫内膜）。该病好发于绝经或绝经后妇女。大多数患者主诉外阴不适和瘙痒，体检时常呈湿疹样外观。需经活检确诊。

该病病灶表浅，只需行外阴病灶表浅切除术，但是病灶范围较宽，往往超过肉眼可见范围，故术中需在切下标本的边缘取多点送冰冻切片，如边缘仍有病灶，需继续扩大切除范围。该病往往切除面积较大，需要植皮，但因只是表浅切除，不需做皮瓣转移，取大腿薄层皮片覆盖即可，可以请整形科或烧伤科协作。

病例 5

患者，64 岁，外阴瘙痒 4 年之久，查体可见局部 3cm × 3cm 的病灶，活检提示外阴 Paget’s 病，已行病灶局部切除术，现病理回报：符合外阴 Paget’s 病，切缘可见肿瘤细胞，建议免疫组化五项。请问这个情况下一步应怎么治疗？

笔记

答：该病病理范围常超过肉眼判断病灶范围，所以术中切缘要冰冻，阴性才可以停手。目前可以随访，复发时再行手术切够手术范围，一般需用大腿薄层皮片移植。

问：患者切缘阳性，需要放疗或者其他激光治疗吗？

答：现在随访即可，复发时再手术。

病例 6

患者子宫颈癌术后辅助放疗后 4 年，现外阴糜烂样病变较弥漫，病理为原位癌，手术方式应选择外阴广泛切除术还是局部扩大切除术？腹股沟淋巴需要切除吗？

答：行外阴局部广泛切除术，原位癌不需切除腹股沟淋巴结。外阴早期浸润癌（如浸润深度 <1mm）也不需要切除腹股沟淋巴结。

病例 7

患者，48 岁，外阴瘙痒 10 多年，逐年加重，多方治疗无效（图 6），肛门左侧触诊质地较硬，打算活检，担心创面止不住血，请问是否为外阴癌？

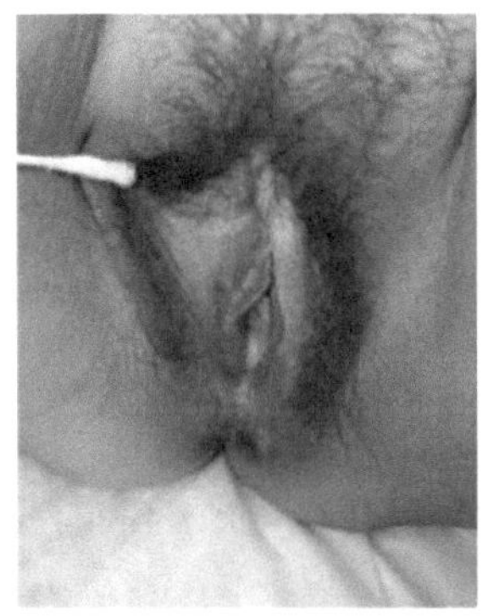

图 6　患者外阴

答：看图像是白斑，可以活检，缝合止血。我的《外阴癌林仲

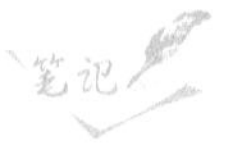

秋 2016 观点》书中有介绍正确的活检方法。

病例 8

患者外阴见数个疣状组织，因增长给予切除，病理诊断：皮肤局灶鳞状上皮增生，钉突延长，上皮下慢性炎细胞浸润。是否需要后续处理？

答：病灶局部切除就可以。

病例 9

外阴癌患者，病灶大于 3cm，位于右侧整个小阴唇、大阴唇内侧、阴道口上及右侧阴蒂。右侧腹股沟淋巴结有肿大，应该定在哪一期呢？

答：外阴癌采用 FIGO 2009 手术分期。术后才有分期，见表 5。

表 5　FIGO 2009 外阴癌手术分期

分级	特征
Ⅰ	肿瘤局限于外阴，淋巴结未转移
ⅠA	肿瘤局限于外阴或会阴，最大径线≤ 2 cm，间质浸润≤ 1.0 mm*
ⅠB	肿瘤最大径线 > 2 cm 或局限于外阴或会阴，间质浸润 > 1.0mm*
Ⅱ	肿瘤侵犯下列任何部位：下 1/3 尿道、下 1/3 阴道、肛门，淋巴结未转移
Ⅲ	肿瘤有或（无）侵犯下列任何部位：下 1/3 尿道、下 1/3 阴道、肛门，有腹股沟－股淋巴结转移
ⅢA	（i）1 个淋巴结转移（≥ 5 mm）；或（ii）1 ~ 2 个淋巴结转移（< 5 mm）
ⅢB	（i）≥ 2 个淋巴结转移（≥ 5 mm）；或（ii）≥ 3 个淋巴结转移（< 5 mm）
ⅢC	阳性淋巴结伴囊外扩散
Ⅳ	肿瘤侵犯其他区域（上 2/3 尿道，上 2/3 阴道）或远处转移
ⅣA	（i）肿瘤侵犯下列任何部位：上尿道和（或）阴道黏膜、膀胱黏膜、直肠黏膜，或固定在骨盆壁；或（ii）腹股沟－股淋巴结出现固定或溃疡形成
ⅣB	任何部位（包括盆腔淋巴结）的远处转移

* 浸润深度指从肿瘤临近的最表浅真皮乳头的表皮－间质连接处至浸润最深点之间的距离。

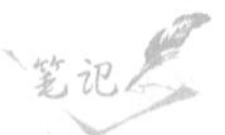

问：这位患者是否需要切除双侧腹股沟淋巴结？

答：本例有切除腹股沟淋巴结的指征，肿瘤累及阴蒂，属于中线部位肿瘤，应该切除双侧腹股沟淋巴结。

外阴癌腹股沟淋巴结切除术的指征如下：

ⅠA 期患者因淋巴结转移率＜ 1%，不推荐行淋巴结切除术。ⅠB ~ Ⅱ期患者淋巴结转移率>8%，推荐行腹股沟 / 股淋巴结切除术。外阴癌切除腹股沟 / 股淋巴结指征有两个：一是肿瘤直径≤ 2cm，但浸润深度＞ 1mm；二是肿瘤直径＞ 2cm，任何浸润深度均需切除腹股沟 / 股淋巴结。

单侧淋巴结切除术后病理阴性，对侧淋巴结转移率＜ 3%，故不需切除对侧淋巴结。单侧淋巴结切除术后病理阳性者，可行对侧淋巴结切除或对侧腹股沟区放疗。单侧淋巴结切除术中发现任何增大或可疑转移的淋巴结，需行快速冰冻病理检查以确定淋巴结切除术的范围及单或双侧切除。

当外阴原发肿瘤＜ 4cm，距离外阴中线≥ 2cm（这是 NCCN 的标准，FIGO 的标准是 1cm）且临床检查腹股沟 / 股淋巴结阴性时，可行单侧腹股沟 / 股淋巴结切除术或前哨淋巴结活检术。若外阴原发肿瘤距离外阴中线＜ 2cm 或跨越中线部位，推荐行双侧腹股沟 / 股淋巴结切除术或前哨淋巴结活检术。

对于无法切除的大块的腹股沟 / 股淋巴结病灶可考虑以下治疗方案：①对大块淋巴结病灶行减瘤术，术后对双侧腹股沟区及外阴原发灶行以铂类为基础的同步放化疗。②直接对双侧腹股沟区及外阴原发灶行以铂类为基础的同步放化疗。

笔记

病例 10

患者，33 岁，外阴癌侵犯耻骨，化疗 2 个疗程后病灶无缩小，放疗科医生拒绝放疗，家属要求手术。病灶见图 7。请问该如何处理？

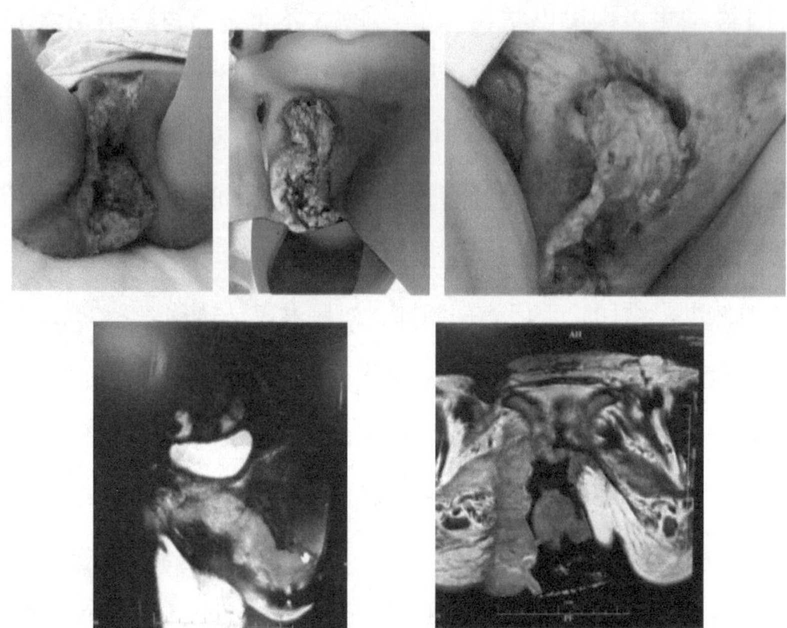

图 7　患者外阴癌侵犯耻骨及 CT 影像

CT 影像诊断：

病灶包绕尿道，与阴道前壁分界不清，阴道结构紊乱，与直肠分界欠清，直肠壁局部稍增厚。病灶包绕部分双侧耻骨联合、右侧耻骨下支及右侧坐骨，增强后呈明显强化；双侧腹股沟、髂血管旁及盆腔内见多发肿大淋巴结影。会阴部、双侧腹股沟皮肤局部见多发破溃，增强后呈明显强化。子宫及双侧附件区未见明显异常信号灶。膀胱充盈可，膀胱腔内未见明显异常信号灶。

答：本例患者时间拖得太久了。经 MDT 多学科讨论，初步治疗方案是手术切除外阴病灶、双侧腹股沟淋巴结和耻骨，并用腓骨重建，然后用大腿肌皮瓣转移覆盖创面。术后再根据病理考虑是否

加放疗。如病灶靠近肛门需同时做肠造瘘，等伤口长好后再行肠回纳。如侵犯尿道，也需耻骨上膀胱造瘘。治疗前需和患者充分沟通，手术创伤大，住院时间长（预计 2 ~ 3 个月），治疗后生活质量差，治疗费用高。

病例 11

患者，42 岁，外院行左侧前庭大腺囊肿剥除，病理回报前庭大腺中分化腺癌。查体发现双侧腹股沟浅淋巴结肿大，穿刺病理提示癌转移，盆腔 MR 提示左侧盆腔淋巴结肿大，左侧前庭大腺手术部位 3cm × 1cm 考虑病变，肛提肌未见影像学侵犯，子宫肌瘤 8cm × 7cm。子宫肿物按临床表现考虑子宫肌瘤，盆腔 MR 提示不能排除子宫肉瘤，肿瘤标志物正常。拟行广泛外阴切除 + 全宫和双附件切除 + 盆腔淋巴结及双侧腹股沟浅淋巴结清扫术。手术范围是否合适？左侧外阴切除范围如何界定是否已达到肿瘤外 2cm 范围？

答：前庭大腺癌位置靠近直肠，因肿瘤的边缘邻近直肠，阴性切缘不可能达到 2cm，故术后补充放疗是必需的。腹股沟和盆腔淋巴结可取活检或术中冰冻，如阳性，只需切除增大的转移淋巴结，不需全面切除，术后补充放疗。子宫手术范围全宫双附件即可。

原发于前庭大腺的恶性肿瘤组织类型可以是移行细胞型或鳞状细胞型，也可以是发生于导管或腺体本身的腺癌，腺样囊性癌和腺鳞癌亦有报道。一般外阴腺癌的发病年龄比浸润性鳞癌早 10 多年。通常有多年的“前庭大腺囊肿”病史，切除“囊肿”后病理确诊为前庭大腺癌。

前庭大腺癌的标准治疗是广泛外阴切除术和双侧腹股沟淋巴切除术。早期病变采用一侧外阴广泛切除术和同侧腹股沟淋巴切除同

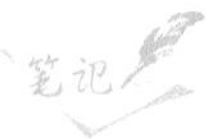

样有效。由于病变位于坐骨直肠窝，位置较深，切缘可能接近瘤体，术后应辅以放疗以减少局部复发的可能性，瘤体较大者尤应如此。

腹股沟淋巴结阳性者，术后双侧腹股沟和盆腔淋巴结区放疗可以减少局部复发。

对于腺样囊性病变，宜行局部广泛切除术，切缘阳性或神经束膜浸润者推荐术后辅助局部放疗。

病例 12

患者，51 岁，8 年前行单纯外阴切除，术后病检考虑“疣状癌”，此后定期复查。2016 年 5 月再次发现外阴赘生物，活检提示乳头状瘤样增生，建议 3 个月后复查。2017 年 1 月因赘生物持续增大再次就诊，活检提示为“倾向疣状癌”。患者 HPV 阴性，B 超提示腹股沟淋巴结无肿大。请问：①病理诊断为倾向疣状癌，下一步处理是再次活检还是直接手术？②如何选择手术方式及范围？病灶切除后是否需清扫腹股沟淋巴结？患者病灶累及尿道口，若广泛切除需切除部分尿道，患者不能接受。③该患者 HPV 阴性，疣状癌是否跟 HPV 感染有关？

8 年前手术病理诊断：（外阴）送检组织见过度角化及角化不全，鳞状上皮增生，部分有轻中度异型，部分区域细胞向下呈推进式生长，考虑疣状癌。（皮肤切缘）未见癌。（皮肤苍白区）慢性增殖性外阴炎。

2016 年 5 月活检病理诊断：（宫颈 3、6、9 点）慢性炎，鳞状上皮增生，（12 点）灶性低级别上皮内瘤变（CIN Ⅰ级）。（左侧小阴唇、右侧小阴唇）乳头状瘤样增生，伴过度角化及角化不全。（会阴联合处）慢性炎，鳞状上皮增生伴过度角化。

2017 年 1 月病理诊断：（阴蒂左侧、左侧小阴唇）鳞状上皮乳

头状增生伴过度角化，棘层细胞增生明显，形成大的上皮巢，中心角化囊肿形成，细胞异型性不明显，未见挖空细胞，倾向疣状癌，待完整切除病变，进一步确诊。

答：按外阴鳞状细胞癌手术原则进行手术，其发病与 HPV 有关。病灶累及尿道口，可切除部分尿道，控制在 1.5cm 以下，术后一般不会导致尿失禁。如果切除尿道超过 2cm，可能需要耻骨上膀胱造瘘。

问：查阅了相关资料，相关文献非常少，只有个别病例报道，均称外阴疣状癌本身诊断困难。手术是否需清扫双侧腹股沟淋巴结？

答：病灶超过 2cm 就要扫淋巴。

病例 13

患者，50 岁，“自觉外阴包块渐增大 7 月”入院。妇科检查：左侧大阴唇上方扪及 4cm×2cm 大小质硬包块，蒂部较宽，包块表面活动度良好，蒂部固定；盆腔 MRI 示：左侧外阴见一结节状长 T1 稍长 T2 信号灶，压脂序列呈明显高信号，边界欠清，DWI 呈显著高信号，测其 ADC 值约 $1.1\times10^{-3}mm^2/s$，增强扫描明显不均匀强化。病灶与耻骨联合分界尚清。（左侧外阴异常信号结节伴扩散受限及异常强化，考虑间叶源性肿瘤）。胸片、上腹部 CT 等未见明显异常。2016 年 11 月 30 日行外阴包块切除术，术中见左侧大阴唇近阴阜处直径约 4cm 实性包块，与耻骨骨膜相连，完整切除病灶，术中冰冻示：（外阴）梭形细胞瘤，考虑交界性或低度恶性，以常规及免疫标记为准。标本肉眼所见：（外阴包块）灰白不规则组织，大小 2.5cm×2cm×1.7cm，切面见灰白结节一枚，大小 2.2cm×1.5cm×1.5cm，切面灰白。术后病理：（外阴）梭形细胞肿瘤，可见较多炎细胞浸润，向周围组织浸润性生长，结合免疫标记结果，符合炎性

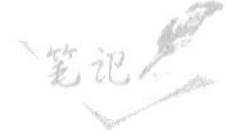

肌纤维母细胞肿瘤，交界性；免疫标记结果：Vim（+），SMA（+），Desmin（–），CD34（–），S100（–），ER（–），PR（–/+），CK（pan）（–），ALK（–），Ki–67（+，约 15%）。术后诊断：左侧外阴交界性炎性肌纤维母细胞肿瘤。

查找文献主要发生在肺部，在外阴的只有一例，处理也较模糊。请问下一步怎么办？

答：该病对化疗和放疗都不敏感，只能手术切除，离开病灶边缘 1cm 左右即可。

问：术中是贴着骨膜沿着包膜切除，肿瘤应该是切干净了，但是没有距离病灶 1cm。需要补充手术吗？

答：是否还有没有地方可切的？

问：瘤床的两侧可以切，基底部没地方可切了。

答：密切随访。

病例 14

患者，28 岁，未生育，因“发现外阴包块两年”行外阴包块切除术，术中冰冻为梭形细胞瘤，良性、恶性待石蜡，术后病检送会诊，考虑倾向于黏液性纤维肉瘤，但免疫组化还没有出来。这个患者下一步处理应该怎么做呢？

答：如果是这个诊断，考虑方案加化疗和放疗。

问：是否需要再次手术呢？

答：看位置和第一次手术情况。

问：在外阴右侧中下段，手术只做了单纯的剥除术。

答：外阴包块往里面长，手术估计也不好切，可以加放疗和化疗。

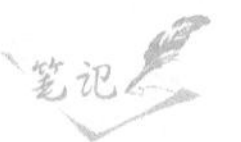

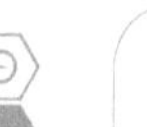

病例 15

患者，49 岁，阴阜包块大小约 5cm，完整切除，病理如下。请问后续如何治疗？

病理诊断：

（右侧阴阜）血管肌纤维母细胞瘤，局部细胞丰富，呈上皮样形态，核分裂象不难查见，且增殖指数较高，考虑低度恶性肉瘤变。IHC（10866）；瘤细胞 calponin（大部分 +），Vim（+），AE1/AE3（部分 +），ER（+），PR（大部分 +），SMA（灶性 +），ALK（–），myod1（–），HMB45（–），S–100（–），CD34（–），KP–1（–），CD99（+/–），bc1–2（–），Ki67（+，最高处约 35%）。

答：局部广泛切除即可，切缘离开肿瘤边缘 1 ~ 2cm。

笔记

阴道上皮内瘤变和阴道癌

病例 1

患者，49 岁，2013 年 6 月宫颈活检报告 CIN Ⅲ，行阴式子宫颈切除，7 月因宫颈切缘阳性，再行全子宫和双输卵管切除术，术后注射胸腺法新。2015 年 6 月，复查时，发现阴道残端处高度鳞状上皮内病变，又做了 Leep 手术，期间也注射了胸腺法新。2016 年 6 月，复查化验结果提示阴道高度鳞状上皮内病变，7 月行阴道残端小部分切除术，术后注射 3 个月的胸腺法新，10 月复查，化验结果还是跟以前一样。患者到院来诊，妇检阴道残端愈合好，未见肉眼病灶，取 TCT 做细胞学检查，请问是否还需做阴道镜检查？若结果还有 VAIN Ⅲ，是否需再行病变组织切除？因已行 3 次手术，目前患者非常害怕手术，可有其他治疗方法吗？

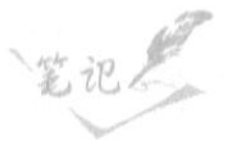

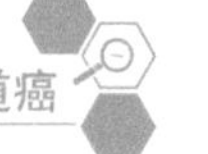

2015 年 6 月术后病理：（阴道壁）VAIN Ⅲ，部分呈乳头结构；（右侧阴道壁）间质纤维组织，表面被覆鳞状上皮，上皮呈增生，间质内伴炎性细胞浸润。

2016 年 6 月病理诊断：（阴道残端）示为游离高级别鳞状上皮内病变组织（HSIL/VAIN Ⅲ），另见炎性肉芽组织。

答：活检如果还是 VAIN Ⅲ，可来医院做 CUSA。

阴道上皮内瘤变的发病因素和宫颈 CIN 相同，与 HPV 有关。因易反复感染，导致疾病经常复发。免疫治疗（胸腺法新）疗效未肯定。预防的方法可参照预防子宫颈癌的方法，可注射 HPV 预防疫苗。目前的处理原则仍是去除病灶。本病的确诊需依据病理学检查，可采用阴道镜下碘试验定位取材。范围较广泛的病灶，需作多点活组织检查，应注意阴道穹隆部位。绝经后阴道黏膜涂抹雌激素软膏后，更易发现病变。

VAIN 的强调个体化，应综合考虑以下因素：

病灶情况：范围、部位（尤其是否紧邻膀胱和直肠处的阴道黏膜，子宫切除术后的穹隆是否有累及）、级别、数量（多灶性）。

患者情况：年龄、并发症、性功能需求、生育要求等。治疗方法：疗效、功能 / 结构的影响、复发风险等。

基本治疗原则：先活检除外浸润癌。VAIN Ⅰ大部分可自行消退，通常只需密切随诊，一年后仍存在时再治疗。VAIN Ⅱ可以密切观察，也可即刻治疗，治疗方法多种。VAIN Ⅲ进展为浸润癌风险大，需要即刻治疗。

治疗方法多种，包括药物治疗、消融疗法、手术治疗、阴道腔内放疗。

药物治疗，适合多灶性病变，复发率高，达 75%。一般用 5% 氟尿嘧啶软膏，对多灶性病变可能有效。局部外用 5% Imiquimod

cream，据报道临床完全反应率 50% ~ 86%。有阴道局部药物刺激反应。

消融治疗，适用于多灶性小病灶（< 1.5cm）。VAIN 受累黏膜平均厚度为 0.46mm（0.1 ~ 1.4mm），激光汽化灼除深度 1 ~ 1.5mm，破坏上皮而不损伤下层组织结构，创口愈合良好，性功能不受影响。疼痛和出血是主要的并发症，但表现轻微。难以治疗累及阴道深部残端角部病变，复发率 43%。空化超声外科吸引术（CUSA）是消融治疗的一种方法，适合多灶性病变。选择性吸除病变组织，保留周围的正常组织，治疗效果同激光，但术后疼痛明显减少，创口愈合良好，性功能不受影响。缺点是仪器较贵，需要有设备。我们总结了 CUSA 30 例，细胞学定期随访 2 ~ 3 年，局部复发 2 例（6.7%），比局部切除组（16.7%）还低。

手术治疗的适应证：年龄较大者、高级别病变、子宫切除术后阴道穹隆及两侧隐窝病变、解剖部位发生了变形，细胞学和阴道镜检查容易漏诊，需手术切除，以除外隐藏疾病发生浸润可能。

手术方式：有病变局部切除术、阴道上部切除术，适合子宫切除术后阴道穹隆孤立的 VAIN Ⅲ病灶。全阴道切除术 ± 薄皮瓣移植重建阴道适用于其他保守治疗无法控制病情者。

手术治疗的优点是有标本，可进行病理检查，并能明确切缘状态；缺点是可能影响性功能，因阴道邻近膀胱、尿道和直肠，手术并发症多，复发率 38%。手术通常不作为首选治疗方案，但对于阴道穹隆或双侧隐窝累及时多首选局部切除。

阴道近距离放疗不作为一线治疗方案，主要用于多灶性或复发性疾病或手术风险大者，通常治疗全部阴道黏膜，不良反应较多，有致癌性，复发率高、阴道狭窄而使后续治疗非常困难。

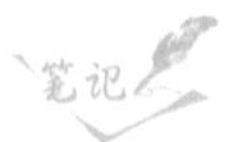

总之，VAIN 与高危型 HPV 感染密切相关，VAIN 多无症状，

诊断靠活组织病理检查。在开始任何治疗之前应先除外浸润癌。治疗方法多种、强调个体化。有条件推荐 CUSA：简单、微创、疗效好。VAIN 有复发和进展为浸润癌的风险，需长期随诊。

病例 2

患者子宫颈癌ⅠB1 期，已行广泛子宫切除 + 盆扫，阴道切缘 VAIN Ⅲ级，请问算切缘阳性吗？需要补充放疗吗？

病理诊断：

①（宫颈）非角化性鳞状细胞癌，病灶大小约为 1.5cm × 0.6cm × 0.3cm，浸润宫颈间质约 0.3cm（宫颈间质厚约 1.2cm），累及宫颈管；阴道壁切缘可见 VAIN Ⅲ改变："左、右宫旁组织"无瘤侵犯；（左、右髂总；左右盆腔）淋巴结无瘤转移（0/4、0/2；0/8、0/12）。②老年性子宫内膜。③（双）慢性输卵管炎；泡状附件；（双）卵巢无特殊。

答：阴道切缘阳性一般指切缘为癌。切缘阳性是术后补充阴道腔内近距离放疗（俗称阴道后装放疗）的指征。阴道切缘阴性但接近肿瘤边缘也是复发的高危因素，术后加放疗的标准是阴性切缘在 5mm 以下。本例切缘为 VAIN Ⅲ，严格来讲不算切缘阳性。刚刚术后，可能存在有病灶的阴道壁被缝合内卷不能暴露的问题，用手术或其他物理治疗方法可能会遗漏病灶，建议补充阴道后装放疗。

病例 3

患者术前诊断阴道浆液性乳头状腺癌，术前病灶阴道内见直径约 5cm，向盆腔内延伸并与双侧盆壁关系密切，术前胃肠镜无阳性

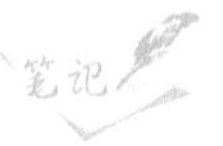

发现。术中见后盆腔菜花样病灶，累及右附件，并于直肠、膀胱、宫体浆膜层表面可见转移灶，乙状结肠系膜亦可见播散转移灶。行腹腔镜下后盆廓清术（广泛性全子宫切除＋部分阴道切除＋直肠根治性切除＋端端吻合＋双侧输卵管切除＋右侧卵巢切除），左侧卵巢外观正常且家属坚决要求保留，故未行左卵巢切除。术中切净达满意效果，术后现已给予 PT 化疗 1 次。术后病理结果如下。请问：该患者分期ⅣA 恰当吗？还需要做放疗吗？还是单纯继续化疗就可以？

病理诊断：

（全子宫、右附件、左输卵管切除，直肠及盆腔淋巴结切除标本）阴道外膜、肌层及固有层内查见浆液性乳头状腺癌，左右宫旁、直肠浆膜、（右侧）卵巢表面均查见癌组织，盆腔淋巴结（2/15）：左髂内（0/2）、左髂外（0/1）、左髂总（0/1）、左闭孔（0/2）、左腹股沟深（1/1）、右髂内（1/1）、右髂外（0/3）、右髂总（0/4）、右闭孔（0/0）、右腹股沟深（0/0）查见转移癌，右闭孔查见癌结节（2枚），（右腹股沟深）查见癌结节（1 枚）。子宫内膜呈增生期改变。慢性宫颈炎。（双侧）输卵管未见癌组织，（双侧）输卵管系膜囊肿。

答：病灶广泛，保留卵巢是不合适的，术后需加放疗，卵巢留了也是白留，不能让患者家属来决定手术方式。本例病灶广泛，由于解剖位置的关系，阴道癌往往达不到足够的阴性切缘（2cm 以上），手术往往是不够的，术后多数需要补充放疗。本例还有淋巴结转移，更是放疗指征，需补充放疗和化疗。

问：这例患者的病灶特点确实和病理结果相一致，很像卵巢癌的质地，所以原方案为单纯化疗，具体分哪期合适？

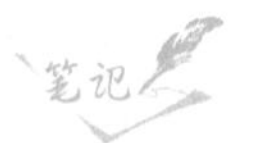

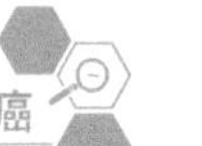

答：阴道癌采用 FIGO 临床分期见表 6。该患者分期Ⅳ A。

表 6　FIGO 阴道癌临床分期

分期	特征
I	肿瘤局限于阴道壁
II	肿瘤累及阴道下组织但未扩散到骨盆壁
Ⅲ	肿瘤扩散到骨盆壁
IV	肿瘤扩散范围超出真骨盆或侵犯膀胱或直肠黏膜；泡状水肿不能分为 IV 期
IVA	肿瘤侵犯膀胱和（或）直肠黏膜和（或）超出真骨盆
IVB	肿瘤扩展到远处器官

病例 4

患者术前诊断：阴道上段鳞癌 I 期，行腹式广泛全子宫切除 + 双侧附件切除 + 盆腔淋巴结清扫术；术后病理回报：中分化鳞癌，可见脉管癌栓，余无高危因素，肿瘤最大直径 3.5cm。请问这个患者术后需要补充放疗吗？

答：仅有脉管癌栓一项高危因素，可以随访或补充单纯阴道后装放疗。

病例 5

某患者检查结果如下，请问这个患者需要先化疗再手术吗？

病理诊断：

阴道肿物：恶性黑色素瘤。

免疫组化：HBM45（++），Melan-A（++），Ki67（30%+），Ckpan（-），Vimentin（++），CD10（++），CD34（-），CD31（-），

CD117（–），LCA（–），ER（–），PR（–）。特殊染色：网状纤维包绕一至数个瘤细胞。

MRI 结果：阴道内见一团块状肿块影，呈 T2WI 高信号、T1WI 等信号、DWI 上呈明显高信号，边界尚清，大小约 4.3cm × 3.7cm × 4.6cm（上下 × 前后 × 左右径），阴道后壁局部浆膜层信号模糊，阴道与直肠间脂肪间隙明显变窄，直肠前壁低信号尚连续。子宫前倾，含宫颈约 8.0cm × 4.1cm × 5.0cm（上下 × 前后 × 左右径），宫腔内膜厚约 1.2cm，肌层未见明显肿块影；宫颈基质环信号连续，见数个类圆形囊性灶，呈 T2WI 高信号，最大径约 0.7cm。双卵巢可见，双附件区未见明显肿块影，膀胱充盈稍欠佳，其内未见肿块影或异常强化灶。盆腔两侧见肿大淋巴结，以左侧为甚，盆腔内见片状 T2WI 高信号影。

答：黑色素瘤对化疗和放疗都不敏感，能手术者尽快手术，术后再考虑补充化疗或靶向治疗 PD-1，大剂量干扰素治疗也是黑色素瘤的治疗方法之一。一般阴道黑色素瘤病灶广泛，散在密布于阴道各壁，多需行全阴道切除术。该手术适应于 Ⅰ–Ⅱ 期阴道黑色素瘤，一般需同时行（次）广泛全宫和盆腔淋巴结切除术。术后阴道腔用周围自体组织覆盖或闭合。

病例 6

患者因 CIN 行子宫切除后发现阴道下段癌，已经做了局部较广泛的切除。术后病理如下，放疗科会诊建议先考虑手术。请问接下来怎么办？

病理诊断：

（阴道后壁病灶）符合鳞状细胞癌，最大浸润宽度 1.2cm，浸

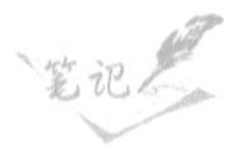

润深度 0.3cm。（右侧阴道补切）未见癌。

答：病灶已经切除，不需要再做手术，直接上放疗。

问：放疗科医生认为肠瘘风险较大，不建议首选放疗。

答：因为阴道后壁是直肠，手术范围再大也达不到足够的阴性切缘，再次手术后也要放疗，放疗不可避免，风险大也需要做。

病例 7

患者，66 岁，绝经后阴道流血 3 天入院。妇科检查：宫颈萎缩，阴道后壁 2cm×2cm 表面黑褐色（外院取活检后）、质硬肿物。高危型 HPV 阳性，TCT：ASCUS，阴道镜活检宫颈炎。肿瘤标志物：NSE 34（我院正常值 <15）。病理结果如下。

病理诊断：

（阴道后壁肿物）恶性肿瘤，免疫组化结果支持小细胞神经内分泌癌。

PET-CT 诊断意见：阴道后壁结节状局灶性高代谢病灶，考虑为恶性肿瘤；双侧腹股沟区数个淋巴结，代谢未见增高，考虑淋巴结炎性增大；左侧肾上腺结节感，代谢未见增高，考虑为良性病变，肾上腺增生可能性大；甲状腺右侧叶钙化灶，左肾囊肿，腰 4/5 椎体终板炎，颈胸腰椎体骨质增生。

MR 平扫 + 增强：阴道后壁占位，考虑为恶性肿瘤 – 阴道鳞癌？请结合病理。

答：可能是阴道黑色素瘤，建议病理会诊。根据病理结果和临床检查结果再确定治疗方案。原则上是先考虑手术切除病灶，术后化疗或再加放疗。化疗方案根据病理类型而定，黑色素瘤还可以考虑加免疫靶向治疗。

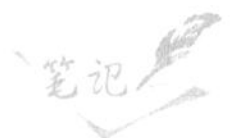

病例 8

患者绝经 10 年，20 天前患者无明显诱因出现阴道不规则流血，鲜红色，量少，无腹痛、腹胀，无下腹坠胀感。当地医院妇检：见阴道前下段 1/3 处一大小约 1cm 赘生物。病理示：阴道壁恶性肿瘤，疑为鳞状细胞癌或恶性黑色素瘤？医院病理会诊：阴道恶性黑色素瘤（图 8）。

检查：外阴正常，阴道畅，阴道 12 点至 3 点方向距宫颈 1cm 处见一大小 3cm×4cm 病灶，色黑，呈斑片状，非对称型，边缘不规则，表面不光滑，触血（+）；宫颈轻度糜烂，触血（+）。宫旁正常，双附件未触及肿物。

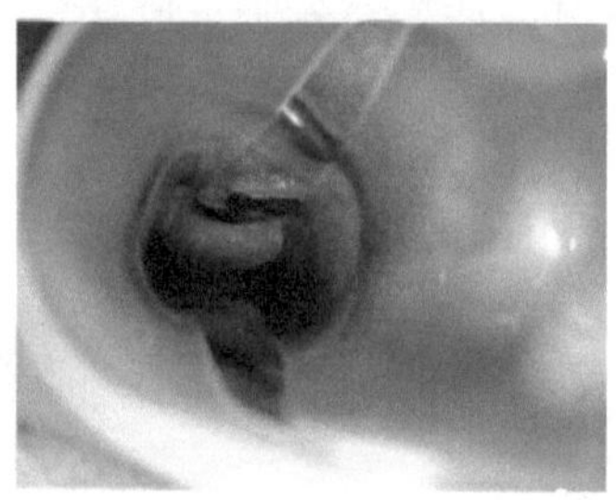
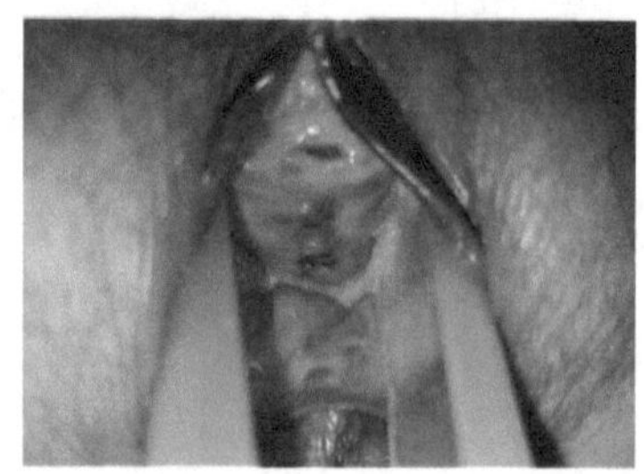

图 8　阴道病灶

病理诊断：

（阴道壁肿物）送检标本结合免疫组化标记，诊断为恶性黑色素瘤。

免疫组化：HBM45（3+），Melan-A（3+），Ki67（+），CD5/6（-），CK（-），S-100（3+）。LCT：轻度炎症。

阴道超声结果：宫颈外口低回声结果——考虑息肉可能。老年性子宫及双侧附件萎缩状，宫颈囊肿。

淋巴结超声结果：双侧颈部及右侧腋窝可见淋巴结；双侧腋下、双侧腹股沟区、双侧腘窝未见肿大淋巴结。

腹部超声提示：肝胆胰脾未见异常。

CT 提示：双肺慢性炎症改变，左肺下叶结节灶，随访。

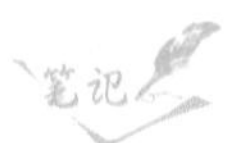

答（刘教授）：根据提供的资料，这位患者可以做腹腔镜下全子宫 + 双附件 + 全阴道切除 + 盆腔淋巴结清扫术，至于腹股沟淋巴结是否需要清扫，看病灶侵犯阴道下 1/3 而定。另外，手术后还需要考虑使用后续治疗，包括白介素治疗。子宫的切除不需要太广泛，注意保留神经，一个提示：如果临床怀疑是黑色素瘤，尽量术中取活检，快速病理证实，同时行手术。如果快速不能证实，也尽量把活检和手术间隔时间缩短。对于黑色素瘤，活检距手术时间越长，转移率越高。如果近尿道口，还需要考虑切 1cm 尿道。

答（林仲秋）：看了图片，阴道中下段有病灶，下方已近尿道口，阴道上段也有病灶，需行次广泛全子宫 + 双附件 + 全阴道切除 + 盆腔淋巴结切除术。术后加以 DTIC 为基础的化疗和大剂量干扰素治疗。如果经济条件许可，考虑加 PD-1 靶向治疗。

病例 9

患者，56 岁，阴道后壁上段病灶，病理是阴道鳞状细胞癌。妇检的其他情况无异常。这个患者行全子宫 + 双附件 + 全阴道 + 盆扫可以吗？阴道切除后的残余腔道怎么处理？还是仅做阴道上段切除就行？不必做阴道成形吗？

答：做次广泛全子宫 + 双附件 + 盆扫 + 阴道后壁上段切除，阴道后壁切缘距离病灶下缘 2cm 以上，阴道前壁切 1 ~ 2cm 即可。阴道顶端前后壁直接缝合，不需要做阴道成形。

病例 10

患者阴道前壁肿物活检示：中分化鳞癌。检查：阴道前壁中下段不规则形实性结节见图 9，侵犯尿道后壁全长，病灶向尿道两侧

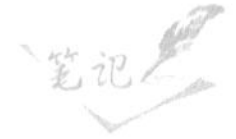

及阴道前壁延伸，近耻骨弓下缘。应选用何种手术方式？

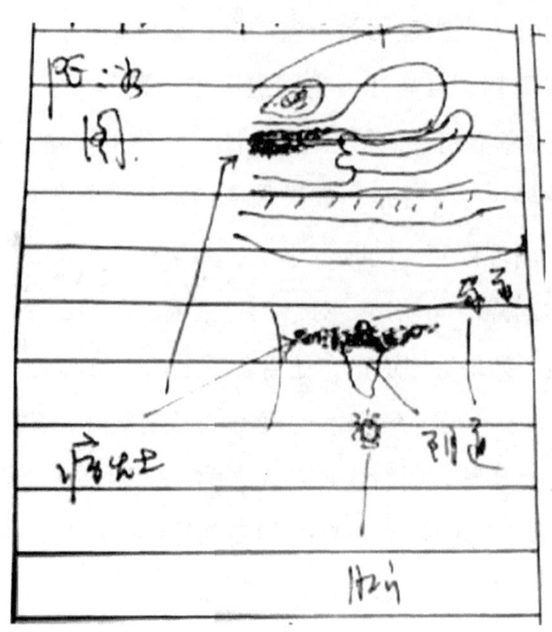

图 9　不规则形实性结节示意

答：该病例不适合手术，适合根治性放疗 + 同期化疗。若手术切除整段尿道，要做尿路改道。向尿道两侧延伸，近耻骨弓下缘的病灶手术也难以切干净。

笔记

子宫颈鳞状上皮内病变

病例 1

患者，48岁，锥切术后的病理：CIN Ⅲ（原位癌），广泛累及腺体，切缘慢性宫颈炎。现已生育，无生育要求，还要后续处理?

答：对于CIN Ⅲ来说，宫颈锥切是首选的治疗方法，一般不需要子宫切除术。CIN Ⅲ累及腺体的处理可按一般的CIN Ⅲ的处理方法。但有时CIN Ⅲ累及腺体和微小浸润癌会互相混淆、难鉴别，诊断的准确性与病理科医生的技术水平和经验相关。该患者可以选择随访或切子宫，48岁且近绝经，广泛累及腺体，建议做个腹腔镜或经阴道筋膜外全宫切除。

笔记

病例 2

患者，42 岁，HPV16+，阴道镜活检示 CIN Ⅲ累腺，下一步是 LEEP 还是冷刀锥切呢？

答：LEEP 和冷刀锥切两者都行。之前认为，冷刀锥切切除范围大，复发率低；现在认为，切除范围并非越大越好，离开病灶边缘 3mm 就行。LEEP 一般能够达到这个要求，只要提高手术技巧，能够做到整块切除，用 LEEP 就方便很多。WHO 已推荐除了原位腺癌推荐冷刀锥切外，一般的 CIN Ⅱ和 CIN Ⅲ首选 LEEP。

表 7 总结了冷刀锥切（CKC）和 LEEP 的区别，表 8 总结了不同锥切方式对生育的影响。

表 7　冷刀锥切和 LEEP 的区别

	CKC（冷刀锥切）	LEEP
切除范围	大	小
麻醉	腰硬或硬外	局麻或静脉
手术时间	长	短
出血	多	少
住院	住院时间长	门诊或住院短
缝合止血	一般要	一般不需要
术后宫颈外观变化	大	小
术后阴道顶端肉芽	多	少
对妊娠影响	较大	较小
对病理影响	无	轻微
复发率	6%	29%（以前资料）

表 8　不同锥切方式对生育的影响

	CKC	LEEP
流产率	26%	5.2%
早产率	23.5%	5.5%
其他影响	增加围产期新生儿死亡率及低出生体重风险	不增加严重不良妊娠结局

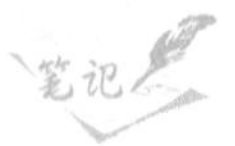

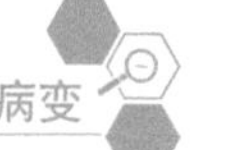

病例 3

请问宫颈锥切提示多点 CIN Ⅲ级累及腺体，切缘阳性，下一步怎么处理比较合适？

答：看年龄和生育要求。年龄大无生育要求，可行筋膜外全宫切除或再次锥切。年轻有生育要求，可选择随访或再次锥切。

病例 4

患者，38 岁，有二胎要求，无症状，体检发现宫颈 CIN Ⅲ。行锥切病理：1 点、11 点 CIN Ⅲ级，1 点有累腺，11 点切缘见瘤组织。需要现在扩大锥切吗？

答：11 点切缘还是 CIN Ⅲ？

问：是 CIN Ⅲ。

答：CIN Ⅲ锥切术后切缘阳性者，根据年龄、生育要求、患者意愿可选择随访、再次锥切或筋膜外子宫切除术。本例有生育要求，相对年轻，不考虑子宫切除，可选择再次锥切或随访。她已经 38 岁可以选择随访，一般在半年后复查，可能会耽误她怀二胎。选择再次锥切至切缘阴性，尽快怀孕合适一些。

病例 5

患者 9 个月前因 CIN Ⅲ累腺，HPV 52 阳性做了 LEEP。HPV 52 持续阳性，现再次扩大 LEEP 后病理如下，请问接下来如何处理？

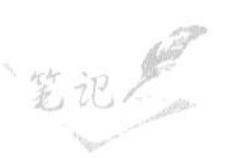

诊断意见：

慢性子宫颈炎伴乳头状糜烂，鳞状上皮增生，内见挖空样细胞，部分呈 CIN Ⅰ改变，切缘仍见 CIN Ⅰ。

答：首先，HPV 52 持续阳性并不是锥切的指征。一般认为：非 HPV16，18 型的 HPV 阳性者，随访一年仍阳性时再做阴道镜检查，根据检查结果再确定处理。本例这次锥切病理为 CIN Ⅰ，切缘也是 CIN Ⅰ，低级别病变切缘等同于切缘阴性，故可以随访。

病例 6

患者，46 岁，5 个月前行宫颈锥切术，术后病理为 CIN Ⅲ累腺，切缘阴性。10 余天前检查 HPV16（+），TCT：HISL，不排浸润癌可能。请问下一步是再做锥切么？

答：上次锥切是冷刀还是 LEEP？现在宫颈外观形态如何？

问：上次锥切是 LEEP，现在宫颈愈合还可以，剩下的宫颈估计一半的样子。

答：再做一次诊断性 LEEP，根据浸润深度确定二次手术子宫切除类型。上面提到一个概念，就是诊断性锥切。锥切按目的可分诊断性或治疗性锥切。

诊断性锥切的指征是：①阴道镜检查不满意，没有看到病变边界或鳞柱交界；②宫颈管内病变，ECC 阳性或不满意；③细胞学和活检报告不符合；④细胞学报告 H-SIL；⑤阴道镜和活检提示可疑浸润。

还有一个概念是单纯诊断性锥切。其目的和要求是：①已经确定切除子宫，锥切只为后续手术范围提供依据。②尽可能减少对下次手术的影响；锥切范围越小，对后续手术影响也越小。③要求整块切除，方便病理医生测量疾病扩散范围。④肿瘤病灶浸润深度超过 5mm 即

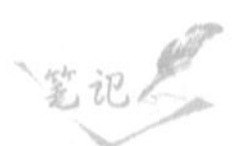

为 IB1 期，手术方式为广泛全宫切除术，再深切无临床意义。⑤了解肿瘤的浸润深度，切除长度超过 6mm 即可满足临床分期之需。

综上所述，单纯诊断性锥切推荐 LEEP，切除长度 <10mm 即可。

病例 7

患者，46 岁，HPV16+，锥切病理报告 CIN Ⅲ累腺，无生育要求，且随访条件差，是否可行全子宫切除术？

答：一般情况下 CIN Ⅲ不需要切子宫，但随访条件差是一个指征，46 岁无生育要求，可以考虑全宫切除。

病例 8

患者既往曾行 LEEP 术，最近一次随访发现 HPV18 阳性，阴道镜提示宫颈 3 点外侧（不是靠颈管侧）见醋白上皮，活检是 CIN Ⅱ ~ Ⅲ。患者不想切子宫，如果再做 LEEP，能否单独就切除这块呢？

答：如果阴道镜可看到完整转化区，排除宫颈管病变，可以单独切除醋白上皮区域。

病例 9

患者，50 岁，绝经 2 年，宫颈 TCT 示：ASCUS。行阴道镜下活检，病检结果显示 CIN Ⅱ，因宫颈极度萎缩，行 LEEP 较困难，请问下一步诊疗方案？

答：关于 CIN 的处理，因大多数 CIN Ⅰ 可以自然消退，只有合并 HSIL 的 CIN Ⅰ 才需治疗。CIN Ⅲ需要治疗。CIN Ⅱ 多数会发展为

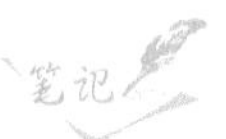

CIN Ⅲ,少数可以自然消退。为了把这少数自然消退的CIN Ⅱ找出来,目前提倡有条件者,CIN Ⅱ加做P16和Ki67免疫组化染色进行分流,染色阳性者锥切,染色阴性者随访。本例加做P16和Ki67后仍需锥切者,LEEP有困难者可考虑冷刀锥切。

问:前后穹隆基本消失,阴道比较紧,冷刀怎么切?

答:打个硬外麻醉,切开阴道壁。

问:是否需要上推膀胱暴露宫颈?

答:要上推一点膀胱。

问:如果HPV16和HPV18阳性,即使免疫组化阴性,还要手术吗?

答:免疫组化阴性不需手术。

问:这个患者能用雌激素让上皮增生吗?

答:作用不大。

病例 10

这是个小锥切的结果,请问下一步的治疗?需要手术吗?

病理诊断:

①(宫颈1圈)慢性炎。少数腺体鳞化,轻中度非典型增生CIN Ⅰ ~ Ⅱ级。②(宫颈2圈)慢性炎。个别腺体鳞化,轻中度非典型增生CIN Ⅰ ~ Ⅱ级。

答:病理没报切缘情况。不过即使切缘阳性,也是可以随访的。病例中提到了小锥切。区别见表9。

表9 大锥切与小锥切的区别

	大锥切	小锥切
锥切长(深)度	≥ 20mm	< 20mm
锥切体积	≥ 40mm^3	< 40mm^3
早产率	31.7%	3.2%

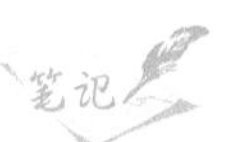

病例 11

患者，53 岁，宫颈锥切术后，CIN Ⅲ累腺，可疑脉管瘤栓，具体病理结果如下，请教各位专家手术方式如何选择？

病理诊断：

（宫颈活检）高级别子宫颈鳞状上皮内病变（HSIL）/CIN Ⅲ级，累及腺体，局灶异型上皮内可见脉管内疑似癌栓，建议结合临床密切随访观察，采取的活检目前制片中未能显示浸润性病变存在的可能。

（宫颈锥切）高级别子宫颈鳞状上皮内病变Ⅲ级，累及腺体，血管内可见可疑癌栓，建议结合临床，必要时外出会诊。（宫颈 3、6、9、12 点及锥顶）慢性炎症。

答（曾教授）：建议广泛全宫切除。

答（熊教授）：瘤栓只是可疑，并未证实。此患者还是 CIN Ⅲ，还不到浸润癌，即使 IA1 期浸润癌，也只需要做筋膜外全宫，所以，广泛子宫切除是不必要的，淋巴结似乎更没必要。当然，不知道是否还有其他因素存在，只是就当前得到的数据做出目前的处理建议。

答（曾教授）：不知道做的是冷刀锥切还是 LEEP？能否排除内生型的子宫颈癌？建议做 MRI。

问：各位老师，是冷刀锥切。确实报的 CIN Ⅲ累腺，脉管瘤栓。

答（曾教授）：现在的材料不能诊断 IA1 期，可能要看术中冰冻病理，各位老师请帮忙看上面的病例，如何决策做手术的范围？

答（孙教授）：脉管瘤栓不影响分期与手术范围，影响术后是否进一步补充治疗。

答（刘教授）：单纯从病理报告来看，同意熊教授意见，诊断只能是 CIN Ⅲ。但是担心是假象，如果做次广泛全宫手术尚无证据，

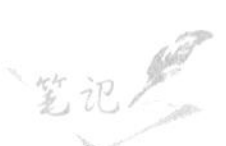

是否可以做进一步检查。

答（孙教授）：建议病理会诊确定 LVSI 及切缘，排除浸润癌。

答（刘教授）：脉管有癌栓与分期的关系，是在诊断浸润癌的基础上说的，不是指这个 CIN 的情况。

问：结合老师们意见，目前以再次会诊病理切片为宜。如仍不能明确浸润或排除 LVSI，患者已 53 岁，可否筋膜外全宫，根据术后病理酌情辅助治疗？

答（林仲秋）：明确病理是最重要的，病理明确了，临床决策就容易做出了。建议送多几家医院看看再定。如果病理会诊回来还是这样模棱两可，手术方式在筋膜外全宫和次广泛全宫切除两者之中选择，我倾向于选择次广泛全宫切除。当肿瘤患者做不到精准适度治疗时，在治疗不足和治疗过度两者选择情愿选择过度。治疗不足面临复发，治疗过度只是影响生活质量。

现在病理会诊的关键是仔细观察这个瘤栓的管壁（图 10C）是腺体还是血管或淋巴管。但是本例有可能就是 CIN Ⅲ累腺，如果是腺体，就是 CIN Ⅲ累腺，如果是血管或淋巴管就是脉管阳性。如果是 CIN Ⅲ累腺，做个筋膜外全宫切除就可以了。

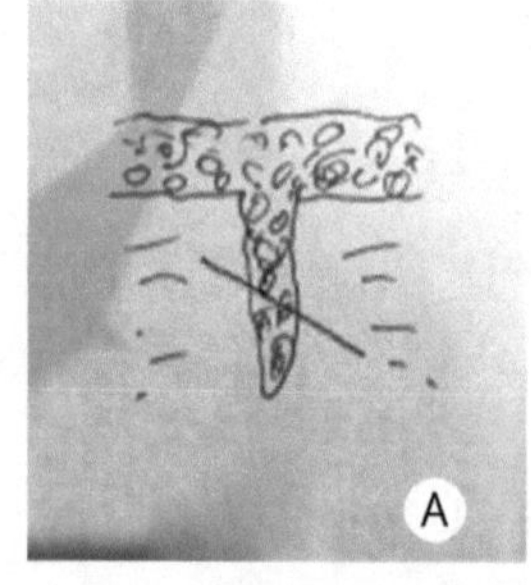

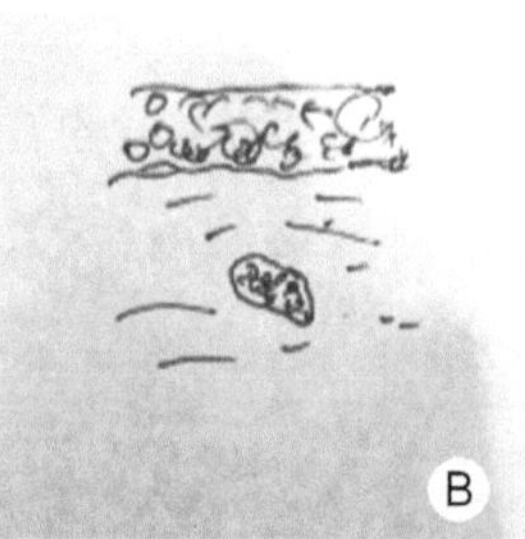

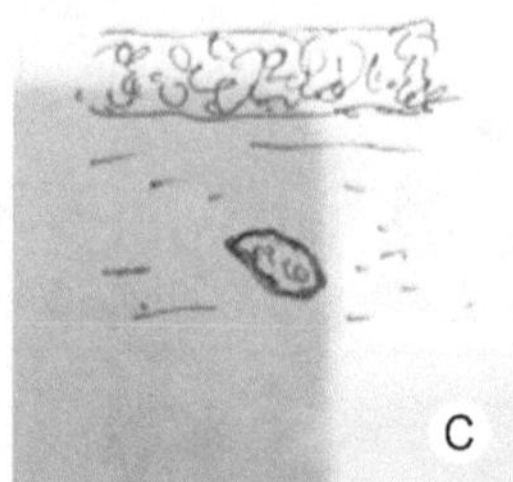

注：A：当病理切片不是垂直切片时，A 的红线，就会变成 B，好像离开了基底膜有个脉管瘤栓；C：红色部分是瘤栓的管壁。

图 10　病理 CIN Ⅲ累腺示意

答（王医生）：各位老师，以下是上级医院会诊的病理结果，没有报 LVSI，只是 CIN Ⅲ累腺。病理诊断：宫颈锥切：（1、2、3

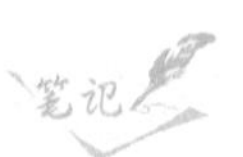

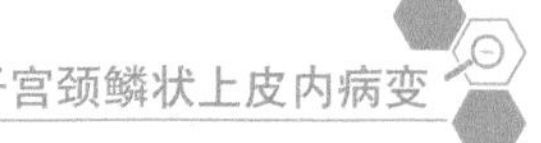

号切片）HSIL（CIN Ⅲ），伴累腺，近内切缘可见 HSIL 病变；（4、5、8、10、13 号切片）HSIL（CIN Ⅲ），伴累腺，其余切片显示慢性宫颈炎。

病例 12

请问宫颈锥切后病理结果是CIN Ⅱ，是3个月后要复查阴道镜？半年后复查 HPV、TCT？术后可否用干扰素治疗？

答：锥切术后一般是半年后复查 HPV 和 TCT，HPV 阳性或细胞学 AS-CUS 以上者才需要做阴道镜。术后用干扰素治疗效果不肯定。

病例 13

患者，34 岁，2 年前宫颈 CIN Ⅱ～Ⅲ，HPV16 阳性，做了宫颈锥切，用过抗 HPV 病毒药。现在 HPV 还阳性，宫颈活检上皮鳞状化生，12 点累腺。请问现在怎么治疗？

答：HPV 只是起筛查作用，不能单凭 HPV 阳性就确定手术。根据病理或细胞学结果来确定是否需要手术。本例病理结果是子宫颈上皮鳞状化生，没有子宫颈鳞状上皮内病变，随访即可。

笔记

子宫颈恶性肿瘤

子宫颈鳞癌 · 早期子宫颈癌

病例 1

请问下列患者如何诊断？手术范围如何选择？

病理诊断：

子宫颈 CIN Ⅲ累及腺体，局部可疑为小灶性微小浸润，宽度、深度 <1mm。

答：本例分期为 IA1，如果是活检结果，应锥切明确肿瘤浸润范围。如果是锥切结果，无生育要求做筋膜外全宫切除术。有生育

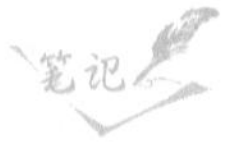

要求复核病理，如果脉管阴性，阴性切缘 3mm 以上，可随访。如果脉管阳性，按 IA2 处理。表 10 和表 11 为 FIGO 2015 和 NCCN 2018 子宫颈癌诊治指南的推荐：

表 10　IA1 期保留生育功能的处理

	FIGO	NCCN 2018
LVSI（－）	锥切，切缘阴性，观察	锥切，切缘阴性 *（最好整块切除，3mm）者观察 切缘阳性者再次锥切或宫颈切除（Trachelectomy）
LVSI（＋）		和 IA2 相同

注：* 切缘阴性定义：切缘无浸润性病变或 HSIL

表 11　IA1 期不保留生育功能的处理

FIGO	NCCN 2018
LVSI（－）	锥切切缘阴性并有手术禁忌证者观察；能手术者：筋膜外全宫 锥切切缘阳性： 再次锥切明确浸润深度 癌：筋膜外或次广泛全宫＋盆扫（2B）（考虑 SLN）
LVSI（＋）	同 IA2

病例 2

患者，40 岁，无生育要求，冷刀锥切结果诊断如下，如何处理？

病理诊断：

慢性子宫颈炎，部分区域呈高级别子宫颈鳞状上皮内病变（CIN Ⅲ级），累及腺体并早期微灶性浸润（深度 0.2cm，宽度 0.3cm）。伴可疑脉管癌栓形成，建议做免疫组化进一步明确证实。

答：本例分期 IA1 期伴脉管阳性，行次广泛全宫加盆腔淋巴结切除。

问：IA1 期选择次广泛加淋巴清扫是因为可疑脉管癌栓形成？若没有脉管形成，就可以不清扫淋巴结？

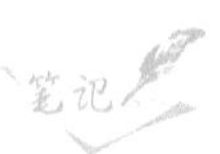

答：是的，IA1 期，脉管阳性按 IA2 处理。IA1 期，脉管阴性，筋膜外全宫切除即可。

病例 3

患者，46 岁，G2P2，接触性出血 3 月，外院查 HPV16 阳性，锥切病理提示 CIN Ⅲ累及腺体，局灶浸润基底深度及宽度达 1mm。请问该患者是否应该诊断子宫颈癌 IA1 期，是否可以做筋膜外全宫双附件加盆腔淋巴结取样？

答：诊断为子宫颈癌 IA1 期，若脉管阴性仅做筋膜外全宫加双附件切除即可，不需切除淋巴结。一般来说，子宫颈癌保留卵巢到 45 岁，本例患者 46 岁，又是很早期，希望保留卵巢者也可以切除双侧输卵管，保留卵巢。

病例 4

患者，41 岁，门诊宫颈活检提示 CIN Ⅲ累及腺体，要求子宫全切，术中先做锥切送冰冻，病理报告同前，于是就只做了筋膜外子宫全切术。术后病理如下，这是术中宫颈锥切部分的报告，全切子宫上面只有部分腺体为轻度不典型，其他正常。请问下一步如何处理？学习了关于“意外发现子宫颈癌”课件，需要补做宫旁广泛 + 阴道上段 + 盆腔淋巴清扫吗？

病理诊断：

（宫颈 6 点）CIN Ⅲ累及腺体，局部早期 / 微小浸润，范围约 0.2cm × 0.1cm，并于宫颈浅肌层见脉管内癌栓。（宫颈 1 ~ 3 点）慢性宫颈炎。Nabothian 囊肿，宫颈腺体增生，局部呈活检术后改变。

（宫颈 3 ～ 6 点、6 ～ 9 点）CIN Ⅲ累及腺体。（宫颈 9 ～ 12 点）宫颈原位癌（AIS）。免疫组化：P53（–），Ki67（约 40%），P63（+），SMA（+），CD10（+），Calmonin（+），CEA（+），P16（+），P40（+），CK8/18（+），CK7（+）。

答：子宫颈癌锥切冰冻问题：子宫颈癌的手术方式和临床分期密切相关，术前分期不明确就无法确定手术范围，盲目手术就会出错。不论是患者还是医生，都想一次手术解决问题，就想到通过术中锥切冰冻来确定分期，从而选择正确的手术方式。

问题在于对于ⅠA 期和ⅠB1 期患者，不仅要知道患者是癌，还要知道肿瘤病灶的扩散范围即浸润深度和水平宽度、肿瘤的病理类型，还有淋巴脉管间隙有无浸润，手术当中手术医生还习惯于不断打电话催促病理科快点出结果。

要在很短时间内出报告，时间上本身就不允许病理科医生切很多张切片来仔细看、仔细量，漏诊在所难免。尽管冰冻制片技术已经有了很大的进步，但和传统制片技术相比，制作出来的片子质量还是有差距，时间上也不允许增加一些生物学标志物（如免疫组化染色等），寄希望病理科在这么短的时间内，为手术医生提供那么多的病理信息，简直就是不可能完成的任务。能够报一个明确的良恶性结果已经很不错。

对于子宫颈癌来说，根据术中锥切冰冻结果来确定手术范围的做法是不可取的。这样会碰壁，像本例患者想一次手术解决问题，却要遭受两次大手术。与先做一次简单的诊断性 LEEP 加一次大手术相比，哪个选择对患者有利？

回到本例，目前分期 IA1+ 脉管淋巴间隙浸润，应按 IA2 处理。盆腔淋巴结切除肯定要做。宫旁广泛可做可不做，NCCN 推荐的前面两个选项（表 12），患者已做了全宫切除术也可以接受。已做了全宫也可以接受，因为宫旁广泛毕竟难度较大、并发症较多，能免

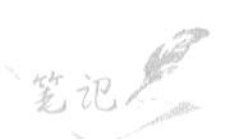

就免。如果在初次手术的术前知道这个病理结果，应行次广泛（改良根治性）全宫切除术。

表 12　Ⅰ A2 期保留生育功能的处理

FIGO 2015	NCCN 2018
宫颈锥切 + 腹膜外或腹腔镜下盆腔淋巴结切除术	1. 锥切，切缘阴性（最好整块切除，3mm）+ 盆扫 + 主动脉盘取样（2B） 2. 切缘阳性：再次锥切或宫颈切除（Trachelectomy）+ 盆扫 ± 主动脉盘取样（2B）
广泛宫颈 + 盆扫淋巴结切除术	广泛宫颈（Radicaltrachelectomy）+ 盆扫 ± 主动脉旁取样（2B）（考虑 SLN）

问：看来还是不能用术中冰冻的锥切方式。这个病例中，锥切后子宫全切术后病理，浅肌层脉管内有癌栓，这个病例按Ⅰ A2 处理。您曾在中国妇科肿瘤群里有一个病例中提过，宫颈早浸癌病理如果出现了脉管癌栓就按Ⅰ B1 处理。所以，想请教一下，Ⅰ A 期，如果出现脉管癌栓，应该是怎么分期?

答：本例分期还是Ⅰ A1。可能您记错了，不是脉管阳性就按Ⅰ B1 处理。确定手术范围时只是Ⅰ A1 需要结合脉管情况，阳性按Ⅰ A2 处理。Ⅰ A2 和Ⅰ B1 期就不需要看脉管情况了。

问：再次手术什么时候好呢，需要术后六周吗?

答：随时都可以再次手术，因初次手术没有干扰到腹膜外，切除盆腔淋巴结没有任何困难。

病例 5

患者，70 岁，两年前因宫颈活检 CIN Ⅱ行 LEEP 术，术后病理宫颈慢性炎，近一个月再次阴道出血来诊，B 超宫腔未见异常，HPV 阳性，TCT：HSIL，查体宫颈口周围散在细密红点，宫颈几乎

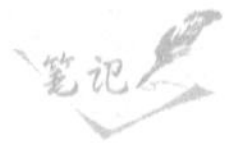

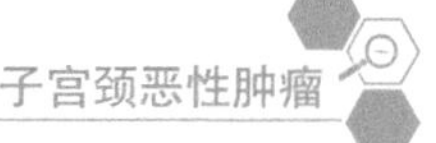

没有，估计锥切、活检极其困难，能否直接子宫切除？

答：尽量做诊断性锥切，确实做不了锥切就直接做次广泛子宫切除术（改良根治性子宫切除术）。

问：手术时是否需要一起切附件？次广泛时不需要扫淋巴吧？万一是IA2期以上，这样年纪偏大就直接建议放疗？

答：因为患者70岁，附件当然要一起切除。切下子宫后剖开子宫估计病灶大小，必要时冰冻确定病灶范围，再决定要不要切淋巴。70岁不是切淋巴的禁忌证，早期病例优于放疗。

问：如果ⅠA2没有扫淋巴，不需要放疗吗？

答：没做淋巴要加放疗。

问：这样和只做筋膜外子宫切除，次广有什么优势吗？

答：如果ⅠA2，仅做筋膜外全宫就需补做手术或加放疗。做了次广和淋巴，没有中、高位因素就可随访。

病例 6

患者，34岁，因CIN Ⅲ做了锥切，术中见后唇病灶已近穹隆，取了活检，术后病理回报示锥切三层均为原位癌，第一层局灶浸润3mm，第二、第三层均为原位癌，切缘均为原位癌，活检部位为原位癌，脉管无受累，请问患者现在多部位病灶分期是什么？患者有生育要求，要求保留生育功能，手术的范围如何？是否可以宫颈广泛＋盆腔淋巴清扫＋阴道2cm切除？

答：本例多部位病灶为原位癌，局灶浸润3mm，分期仍为ⅠA1。请病理科仔细看看有没有脉管浸润。因有生育要求，如脉管阴性，可做单纯宫颈切除，达到切缘阴性3mm，可以随访。如脉管阳性，按ⅠA2处理，可以行宫颈广泛＋盆腔淋巴切除＋阴道3cm切除。

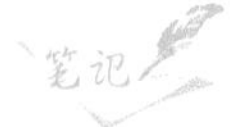

病例 7

冷刀锥切术后患者，病理如下，请问还需进一步处理吗？切缘阴性。

病理诊断：

高级别子宫颈鳞状上皮内病变（HSIL），局灶可疑微浸润，累及腺体。

答：请病理科量一下病灶大小和切缘距离肿瘤病灶边缘的距离，如果 IA1 没有脉管浸润，阴性切缘超过 3mm，可以随访。如果超过此范围，需进一步治疗。

病例 8

请问宫颈锥切后如果需要二次手术，要间隔多久？

答：宫颈锥切术后因为手术创面暴露于阴道内多种常住病菌环境下，术后宫颈周围组织水肿和感染不可避免。一般认为，第二次手术时机在感染形成前的锥切 72 小时内或水肿和感染消退后的锥切术后 4 ～ 6 周后再做第二次手术较好。一般情况下，病理科难以常规在 72 小时内出病理报告，大多数患者面临着锥切后 72 小时后拿到病理报告后随时手术或等 4 ～ 6 周后再次手术的问题。

我们曾经做过一个研究，在锥切术后的不同时间进行手术，观察术中出血量、手术时间、术后并发症、术后病率等多项指标。结果是：第二次手术只是做筋膜外子宫切除的话，经腹腔镜和经阴道子宫切除者，这些观察指标在锥切 4 周内手术和 4 周后手术者没有明显差别，在开腹手术者有差别。如果是广泛全宫，4 周内手术者术后感

染等并发症明显高于4周后手术者，但出现严重并发症两者没差别，也就是说，尽管4周内手术的并发症有所增加，但是在可控范围内。

基于上述研究结果，结合术后的不同病理情况和文献报道，逸仙推荐是：①如果锥切病理是CIN，4 ~ 6周后手术对疾病的扩散影响不大，建议4 ~ 6周后行第二次手术。如果因各种其他因素迫切要求提早二次手术，宜选择经腹腔镜或经阴道手术，因这些病例一般仅需行筋膜外全宫切除。②如果锥切结果是癌，推迟患者和家属的心理负担大，也不能排除延迟手术导致肿瘤扩散的风险，在和患者和家属充分沟通的情况下，也可以在拿到病理结果后随时进行二次手术。

下面这篇文章 [Sullivan S A，Clark L H，Staley AS，et al. Association between timing of cervical excision procedure to minimally invasive hysterectomy and surgical complications. Gynecol Oncol，2017，144（2）：294–298.] 建议在锥切术6周后手术。这项单中心回顾性研究分析了子宫颈癌患者从宫颈切除操作至微创全子宫切除间间隔和手术并发症的关系，这个间隔分为≤6周、6周至3个月两组。主要研究终点是术后30天内并发症。总计138例患者符合入选标准，患者的中位年龄42岁（范围23 ~ 72岁），中位BMI 28 kg/m^2（范围16 ~ 50kg/m^2）。其中33%（46例）两次操作间隔≤6周，67%（92例）两次操作间隔在6周至3个月间。两组的人口学特点和手术情况仅吸烟状态有所区别。根据人口学特点和手术因素进行校正后，手术间隔≤6周的患者30天内并发症显著增加（校正后的*RR* 2.6，95% *CI*：1.14 ~ 5.76，*P*=0.02）。如果子宫切除术限定于根治性手术，手术间隔≤6周的患者30天内并发症依然显著增加（*RR* 2.56，95% *CI*：1.22 ~ 5.38，*P*=0.01）。

手术间隔≤6周的患者术后30天内的主要并发症主要包括：盆腔脓肿（7%），因为发热再次住院（4%），输尿管损伤或瘘（4%），

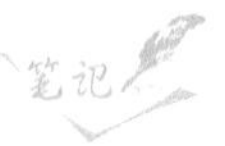

切口问题（4%），阴道残端开裂（2%），泌尿系感染（2%），神经损伤（2%）。

结论：对于子宫颈癌患者，宫颈切除术至微创全子宫切除手术之间的时间间隔≤ 6 周显著增加术后 30 天的并发症。

病例 9

患者术前宫颈活检 CIN Ⅱ，没有做宫颈锥切就直接做了全子宫切除 + 双侧附件切除。术后病理如下，请问下一步的处理?

病理诊断：

全子宫 + 双附件卵巢、输卵管切除术。①宫颈：CIN Ⅲ级累腺，其中（6 点）小灶间质浸润，呈早期浸润型鳞状细胞癌改变，水平浸润 0.1mm。②老年萎缩性子宫内膜。③双侧输卵管慢性炎，其中右侧伴系膜囊肿。④双侧卵巢、双宫旁未见肿瘤。病理分期（AJCC 第七版）：pTIAINxMx。

答：病理没报浸润深度。如果浸润深度小于 3mm，又没有脉管浸润（本例估计没有），分期为ⅠA1，随访即可。

病例 10

《FIGO 2015 妇癌报告》的子宫颈癌诊治指南解读中，ⅠB1 ~ⅡA1 期的手术方式是改良根治性或根治性子宫切除术和盆腔淋巴结切除术。对于所用名词是改良根治性子宫切除术，即 2 型，在子宫动脉跨过输尿管处进行结扎，但阴道穹隆处的切除并无必要。韧带切除没有描述。请教改良根治性这个切除范围是否与次广相等?

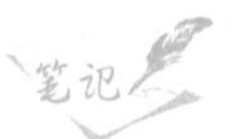

答：改良根治性子宫切除术用于侵犯宫颈的子宫内膜癌和子宫

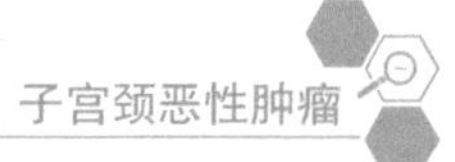

颈癌还是有区别的。子宫颈癌需要切除阴道 3cm 左右，子宫内膜癌则不需要，“但阴道穹隆处的切除并无必要”是指用在子宫内膜癌手术中。改良根治和次广，根治和广泛都是类似的意思，只是不同的叫法，都从英文 Modified Radical Hysterectomy 和 Radical Hysterectomy 翻译过来，宫旁阴道都要切一定的范围的。

子宫颈鳞癌 · 子宫颈癌新辅助化疗

病例 1

子宫颈癌Ⅱ A2 期，行 2 个疗程化疗后，肿块缩小非常理想，后做了次广泛子宫切除。术后病检：切缘、子宫颈阴道断端均未见癌，淋巴结阴性。术后又做了一次化疗，后建议放疗，患者没接受，现术后 5 月，随访无异常，请问下一步要不要放疗?

答: 建议放疗。理由为: ①该期做了次广泛全宫切除，范围不够。②化疗后病理阴性不等于术前没有高危因素或中危因素，仅靠 3 次化疗是否足够无法判断。

关于子宫颈癌的新辅助化疗（NACT），目前争议颇大。已有证据表明新辅助化疗并不能提高总生存率，NACT 后手术并不比直接手术后联合辅助治疗的效果好，巨块病灶或腺癌患者对反应率较低。NACT 近期有效率 70% ~ 80%，对于化疗有效者，可以缩小肿

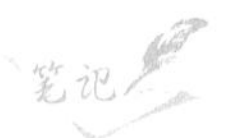

块，利于手术。但是对于 20% ~ 30% 对化疗不敏感的患者，可能耽误了治疗。目前尚没有可以预测化疗效果的标志物，让我们能够在化疗前筛选出对化疗敏感的患者给予新辅助化疗。另外，NACT 混淆手术切除标本的病理学因素，使评价术后中危因素的指标复杂化。如本例，不补充放疗不放心，补充放疗又有可能导致过度治疗。

正因为没有发现子宫颈癌 NACT 后手术有明显优势的证据，NCCN 从来不推荐子宫颈癌的新辅助化疗。《2006 年 FIGO 妇科肿瘤分期与临床实践指南》有推荐新辅助化疗，2012/2015 版没有明确推荐。

我科曾对ⅠB2 期子宫颈癌也用过新辅助化疗后手术，发现对于手术难度而言，化疗后的患者盆腔水肿充血，反而增加切除盆腔淋巴结时的出血和难度。对于化疗后宫颈肿瘤病灶明显缩小的患者，似乎可以减少广泛子宫切除术的难度。实际上，我们的手术经验：只要宫旁软、子宫活动度好，宫颈肿块大并不影响手术操作。手术难度和化疗后手术无明显差别。但是，若新辅助化疗是用了介入栓塞化疗，则盆腔水肿严重，解剖间隙消失，会增加手术难度。所以，我科已不做子宫颈癌的 NACT 多年，现在推荐直接同期放化疗或直接手术。因为国人对放疗的偏见和对手术的强烈意愿，多数患者会选择直接手术，术后再根据是否存在高、中危因素选择补充放疗或（和）化疗。

病例 2

患者，48 岁，因“阴道分泌物多 2 个月，同房后阴道出血 1 周”于 2016 年 10 月 30 日入我院治疗。23 岁结婚，G3P1A2，体格检查无特殊。妇科检查：阴道可见少量分泌物；宫颈外口可见直径 5cm，质硬，菜花状增生，触血（+），右侧穹隆弹性差；骶主韧带：双侧软，

弹性好，无触痛；宫体：平位，正常大小，活动。TCT：高级别上皮内病变（HSIL）；SCC：6.20ng/ml；CA125：11.5U/ml；彩超（本院2016年10月31日）：宫体左前方低回声，范围约31mm×18mm（考虑：①黏膜下肌瘤，②不除外其他）；宫颈后壁低回声（20mm×15mm）。磁共振（本院2016年11月3日）：子宫颈占位病变，考虑恶性肿瘤（如子宫颈癌），突破浆膜层，侵及宫体、阴道上1/3；盆腔左侧淋巴结肿大（考虑转移）。于2016年11月1日行阴道镜活检病理示：（宫颈组织）鳞状细胞癌。诊断为：宫颈鳞癌ⅡA2期。因肿瘤体积大，行先期化疗。遂分别于2016年11月4日、2016年11月25日行TC方案（多西他赛120mg+卡铂650mg）化疗两次，化疗过程顺利。于化疗后第11天行妇科检查示：宫颈：外口可见直径3.5cm，质硬，菜花状增生物明显缩小，触血（+），右侧穹隆粗糙；骶主韧带：双侧软，弹性好，无触痛；宫体：平位，正常大小，活动；于2016年12月10日全麻下行“广泛性子宫＋双附件切除术＋盆腔淋巴结切除术＋腹主动脉旁淋巴结活检术”，术后常规病理回示：（7～12度）CIN Ⅲ/原位癌，累腺，伴微小浸润（深2mm，宽<1mm），局部可见多核巨细胞反应，未累及子宫下段，多发性子宫平滑肌瘤，淋巴结及双侧附件未见异常。现恢复好。请教下一步治疗，还需要放疗吗？还是只化疗？（后有病理检查结果，图11）。

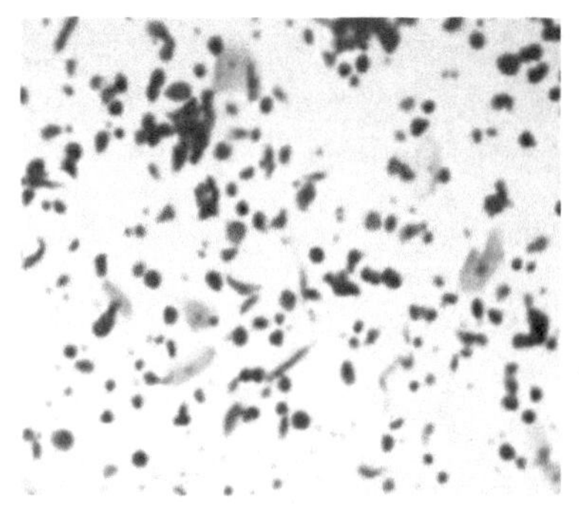

图11　LCT检查结果示意图

LCT：高级别子宫颈鳞状上皮内病变（HSIL）；轻度炎症。

病理诊断：

（宫颈蜡块）鳞状细胞癌。

大体所见：①（子宫）大小 9.5cm × 5.5cm × 3.5cm，宫颈长 3cm，外口径 4cm，临床沿前壁打开，前壁肌层厚 2cm，内膜厚 0.1cm，浆膜下可见一灰白结节，直径约 1.5cm，切面适形，质中，宫颈 3 ～ 4 点处肌壁间见一灰白结节，直径 0.7cm，与周围组织界尚清，实性，质中，6 ～ 9 点可见糜烂区，面积 2cm × 1.5cm，系膜区见一囊肿，直径约 0.5cm，内容清亮，囊壁菲薄，左卵巢大小 2.5cm × 2cm × 1.5cm，切面囊实性，右侧输卵管长 6cm，直径 0.5cm，右卵巢大小 3.5cm × 2.5cm × 1cm，切面囊实性。②（左侧盆腔淋巴结）灰黄碎组织一堆，大小约 6.5cm × 5cm × 3cm，可触及盆腔淋巴结数枚，直径 0.5 ～ 3cm。③（右侧盆腔淋巴结）灰黄碎组织一堆，大小约 5cm × 5cm × 5cm，可触及盆腔淋巴结数枚，直径 0.5 ～ 2.5cm。④（腹主动脉旁淋巴结）灰黄色组织两枚，大小约 2.5cm × 2cm × 0.5cm。

（全子宫 + 双附件）：（7 ～ 12 度）CIN Ⅲ / 原位癌，累腺，伴微小浸润（深 2mm，宽 <1mm），局部可见多核巨细胞反应，未累及子宫下段，左右宫旁血管及阴道壁断端未见特殊；多发性平滑肌瘤；增殖期子宫内膜；左输卵管系膜午菲氏管囊肿，左右卵巢及右输卵管未见特殊；淋巴结未见癌转移（左侧盆腔 0/10，右侧盆腔 0/13，腹主动脉旁 0/8）。

答：本例与本节前述病例 1 类似，术后病理已因化疗发生了改变。不能以术后病理结果为依据确定补充治疗方法。按术前临床和影像学的评估，可能存在中危或高危因素。建议补充放疗。

问：因为等了这几天，给患者说原则上是要补充放疗，考虑到

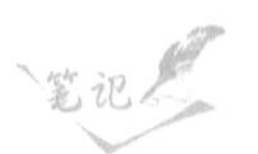

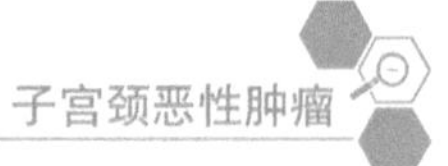

她对化疗敏感，也可以继续补充化疗 4 次，患者选择化疗，以后做好随访，这样可以吗?

答: 建议补充放疗。子宫颈癌的主要初始治疗方法是手术和放疗，目前还没有前瞻性随机对照试验证实化疗可以代替放疗。

病例 3

患者诊断为宫颈中分化鳞癌 Ⅰ B2，肿块 >4cm，经过紫杉醇 + 顺铂 NACT 3 个疗程，广泛全宫 + 盆腔淋巴结切除术 + 腹主动脉旁淋巴结切除，术后病理提示对化疗反应良好，宫颈未见明显癌灶，脉管（–），淋巴（–），术后治疗方案如何选择? 如果化疗用顺铂还是卡铂呢?

答: 新的一例新辅助化疗的病例。关于新辅助化疗观点，参照本节病例 1。化疗后病理可能发生了改变，术后病理均阴性不代表术前不存在中、高危因素。如果确实存在中、高危因素，仅凭新辅助化疗这几个疗程能否解决问题尚有疑问。往往为了稳妥起见，大多数医生选择不管术后病理结果如何，都加放疗。这就造成了部分原来可能就不存在中、高危因素的患者，接受了过度治疗。

子宫颈癌的化疗药物选择，从单药来讲，有效率最高的是顺铂。对于初治患者，患者从未用过顺铂，化疗首选顺铂加上一个其他药物，如紫杉醇或 5–FU。用过顺铂后复发的患者，再次化疗用卡铂加紫杉醇，经济条件好的患者可加贝伐单抗。

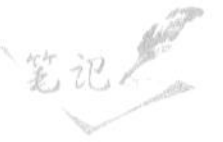

子宫颈鳞癌·子宫颈癌术后辅助治疗

病例 1

患者，60 岁，术前诊断子宫颈鳞状细胞癌ⅠB1 期，术前 SCCA 4.29ng/ml，行广泛性全子宫切除术、盆腔淋巴结切除术，术中见病灶位于宫颈管内近子宫峡部，呈溃疡状，伴组织缺损，浸润深肌层，后壁病灶直径约 2cm，下缘接近外口，右前壁病灶直径约 1.5cm，下缘距宫颈外口约 1cm。术后病理回报：宫颈低分化鳞状细胞癌，肿瘤大小 3cm × 3.5cm × 1.3cm，侵及宫颈间质 >1/2，侵犯神经，未见明确脉管侵犯，肿物累及子宫体肌壁（<1/2 肌层），未累及阴道穹隆及阴道断端，左右宫旁未见癌累及，淋巴结及左右附件未见癌累及。根据 NCCN 指南，患者无高危因素，中危因素根据 Sedlis 标准，无须放疗，但该患者危险因素较多，请问术后是否需要辅助放疗？

答：近两年 NCCN 指南指出中危因素不限于 Sedlis 标准（表 13），讨论中提到腺癌的“四因素模型”，包括腺癌、肿瘤大小超过 3cm，侵犯宫颈间质外 1/3 和脉管阳性。本例为鳞癌，“侵及宫颈间质大于 1/2”属于中危因素，还有两个因素接近 Sedlis 标准，如肿瘤最大径线 3.5cm 和侵犯神经，补充放疗好一些。

值得讨论的问题，就是 Sedlis 标准里面“肿瘤大小”这个指标是以术前临床测量肿瘤最大径线为准还是以术后病理测量为准的问题。在体测量的肿瘤径线比切下的离体标本径线要大，术后病理标本经过脱水、固定等程序，又比刚离体的新鲜标本径线要短。有人认为最终病理标本的径线测量数值一般是在体肿瘤径线测量

数值的 80% 左右。意思是术前在体肿瘤径线 4cm，经过制片后的病理标本测量出来的径线在 3.2cm 左右。从这个角度出发，病理标本测量超过 3.2cm 就可以作为一个中危因素。本例病理测量的肿瘤最大径线 3.5cm，估计在体测量肿瘤可能超过 4cm，也是中危因素之一。

不管测量数值 80% 是否准确，迄今为止，子宫颈癌仍采用临床分期，本人意见是：判断肿瘤大小应以临床在体肿瘤测量的径线为标准。如果术前没有准确测量，病理标本测量的肿瘤最大径线接近 4cm 也应引起注意。

表 13 “中危因素”术后放疗指征（Sedlis 标准）

淋巴脉管间隙	宫颈间质浸润	肿瘤大小（cm）
+	外 1/3	任何大小
+	中 1/3	≥ 2
+	内 1/3	≥ 5
–	中或外 1/3	≥ 4

病例 2

患者，65 岁，已行广泛性全子宫切除和盆腔淋巴结切除术，病理示宫颈中分化鳞癌，浸润最深约 6mm，局部脉管见癌栓，阴道壁、韧带、切缘、淋巴结等均未见异常，请问需要后续治疗吗？

答：可参照本节病例 1 提到的 Sedlis 标准，还需了解肿瘤大小和浸润宫颈间质深层情况而定。

病例 3

患者，46 岁，因宫颈中分化鳞癌 I B1 期术后 1 年多入院。患

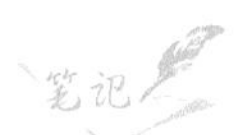

者因宫颈中分化鳞癌ⅠB1 期于 2015 年 7 月 1 日在某医院行广泛子宫切除术 + 双输卵管切除术 + 盆腔淋巴结切除术。术后病检：①宫颈中分化鳞状细胞癌，脉管内可见癌栓，病灶向上未达颈体交界，向下未达阴道穹隆，左、右宫旁及阴道残端组织切片未见癌累及；②子宫平滑肌瘤并子宫腺肌病；③增生期子宫内膜；④双侧输卵管显示慢性炎症；⑤（右闭孔）共找到淋巴结 5 粒，其中 1 粒见癌转移（1/5），（左髂内、左右髂外、左右髂总、左闭孔、左右腹股沟深淋巴结）镜下均未见癌转移。建议补充放疗，患者及家属拒绝。本次患者第一次入住我院，要求放疗。入院妇科检查：阴道残端愈合好，盆腔内未扪及异常。盆腔 + 腹部核磁，胸部 CT 未见异常。SCCA 及其他相关检查未见异常。入院诊断：宫颈中分化鳞癌ⅠB1 期术后，患者术后病理有高危复发因素，需要补充放疗。但现在距手术已有 1^+ 年，体查未见明显复发灶。目前再补充盆腔放疗有意义吗？

答：本例患者术后病理有淋巴结转移，为高危因素，脉管内可见癌栓为中危因素，都是需要补充放疗的指征。但现在距手术已有 1^+ 年，体查未见明显复发灶。隔了这么久，建议做个 PET-CT，阴性就不需要放疗了。

病例 4

患者子宫颈癌术后回报结果如下，后续如何治疗请指导，是选择同步放化疗好？还是夹心治疗好？

病理诊断：

（阴道后壁病灶）符合鳞状细胞癌，最大浸润深度 1.2cm，浸

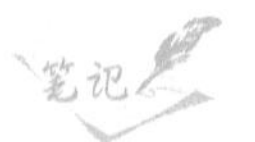

润深度 0.3cm。

（右侧阴道壁补切）未见癌。

答：这个病例资料不全。阴道后壁有癌，要看范围和位置，是阴道上段、中段还是下段？分期是Ⅱ A 期还是Ⅲ A 期？阴性切缘有多长？一般来说，阴道切缘阳性和阴性切缘 <5mm 是术后补充阴道近距离放疗的指征。Ⅲ A 期阴道癌术后也需补充放疗。

子宫颈癌的补充放疗，如果是因高危因素（淋巴结转移、宫旁阳性、断端阳性）的补充放疗可采用同期放化疗，因中危因素（参照以上的 Sedlis 标准）的补充放疗可采用单纯放疗。夹心治疗（化疗－放疗－化疗）多用于子宫内膜癌的辅助治疗，少用于子宫颈癌。

子宫颈鳞癌·意外发现的子宫颈浸润癌

病例

患者，48 岁，术前 TCT 正常，宫颈光滑，HPV 高危型阳性。术前考虑宫颈肌瘤行全宫手术。术后病理如下，请问下一步治疗方案？

病理诊断：

全子宫一个，大小：9cm × 6cm × 4cm，宫颈：4.5cm × 4.5cm ×

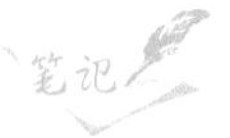

3.5cm，宫颈右侧见一肿物，直径 3cm，切面结节状，灰白质脆，肌壁厚 0.5 ~ 3cm，部分切面见散在出血点，左输卵管长 4cm，右输卵管长 6cm。

宫颈浸润型中分化鳞癌侵及宫颈深肌层，颈管交界见癌细胞，脉管内癌栓。子宫内膜、双侧输卵管及骶韧带均未见癌。子宫腺肌病。

答：这是一例意外发现的子宫颈癌病例，并不常见，一般包括两种情况：一是术前诊断为 CIN Ⅲ，未经锥切确诊而直接行全宫切除术，术后病理发现为宫颈浸润癌；二是因其他子宫良性疾病行全宫切除术，术前未做宫颈筛查，术后病理才发现子宫良性疾病合并有浸润性子宫颈癌，如本例。

意外发现的子宫颈癌是可以预防的，如果子宫良性病变（如本例术前诊断为宫颈肌瘤），术前常规作宫颈细胞学、HPV、阴道镜等检查，排除宫颈病变后再手术，就可以避免。对于 CIN Ⅲ，阴道镜下多点活检不能代替锥切，应常规做宫颈锥切，根据宫颈锥切病理结果决定进一步处理方案，也可以避免意外发现的宫颈浸润癌的发生。

本例因为是内生型子宫颈癌，虽然做了 TCT 检查，但结果是阴性，宫颈外口光滑未见赘生物，使临床医生放松了警惕。实际上，也有一些蛛蛛马迹，如高危型 HPV 阳性，宫颈增大等。要吸取教训的是，一是要重视高危型 HPV 的分型检测，如为 HPV16 或 HPV18 型阳性要进一步做阴道镜和宫颈管搔刮；二是双合诊要注意感觉宫颈的硬度和宫旁情况；三是如果术前能做个盆腔 MRI 增强检查，可能对诊断有帮助。

本例只做了子宫切除术，如果是子宫颈癌 IA1 期，可以随访。

但是根据病理，本例应该是IB1期伴有两个中危因素。只接受筋膜外子宫切除术是不够的，无进一步治疗者，其复发率超过60%，5年生存率 <50%。按照Sedlis标准，有放疗指征，故建议本例补充放疗。患者已48岁，不需考虑保留卵巢功能问题，放疗前不需卵巢移位。

如果患者没有放疗指征，IB1期以前的年轻患者可能考虑手术治疗，总的治疗原则按照临床分期、肿瘤类型和患者年龄分别处理。处理原则如下：

（1）ⅠA1期的处理。无脉管浸润者不需再次手术，随访观察即可。有脉管浸润者，处理与ⅠA2期相同。

（2）无高危因素的ⅠA2和ⅠB1期的处理。对该期的处理需考虑患者有没有高危因素和中危因素。高危因素是指：淋巴结阳性、切缘阳性和宫旁阳性；中危因素是指：宫颈间质深层浸润、脉管间隙浸润和腺癌。无高危因素者，处理原则如下：对于年龄 <45岁的宫颈鳞癌，建议行宫旁广泛切除加阴道上段切除和盆腔淋巴结切除术，有指征者行主动脉旁淋巴结取样，保留卵巢。对于年龄 >45岁的宫颈鳞癌或任何年龄的宫颈腺癌，可选择宫旁广泛切除加阴道上段切除和和盆腔淋巴结切除术，有指征者行主动脉旁淋巴结取样，不保留卵巢。也可选择盆腔外照射放疗，加或不加同期化疗。

（3）有高危因素的ⅠA2和ⅠB1期的处理。对于年龄 <45岁的宫颈鳞癌，建议腹腔镜下卵巢移位后行根治性放疗，加或不加同期化疗。对于年龄 >45岁的宫颈鳞癌或任何年龄的宫颈腺癌，推荐选择根治性放疗，加或不加同期化疗。

（4）ⅠB2期及以上分期的处理。如果是外生型ⅠB2期子宫颈

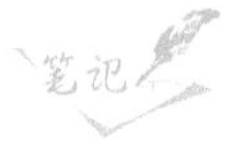

癌，因肿块超过4cm，术前检查应能发现，故这种情况一般不会发生。但对于内生型或颈管型子宫颈癌，因宫颈外口变化不明显，术前有可能漏诊。若真发生这种情况，推荐根治性放疗加同期化疗。ⅡA期子宫颈癌全宫术后阴道残留病变，ⅡB期子宫颈癌全宫术后宫旁切缘应该阳性，这是术后需要补充放疗指征，故推荐根治性放疗加同期化疗。Ⅲ期或Ⅲ期以上的子宫颈癌初始治疗就是放疗，根治性放疗加同期化疗是唯一选择。

子宫颈鳞癌 · 子宫颈癌保留卵巢

病例 1

患者，44岁，锥切病理结果提示中分化鳞癌，浸润深度为5mm，宽度为7mm，没有淋巴脉管浸润，请问做个次广泛够吗？卵巢只留一侧呢，还是全切了，44岁的年龄，切了卵巢又有点可惜。

答：恶性肿瘤的治疗理念是"适度治疗"，治疗"不足"导致复发率高，危及患者生命。治疗"过度"增加治疗的并发症，降低患者的生活质量。在不能做到"适度"治疗的情况下，与其"不足"，不如"过度"。本例在分期临界的情况下，手术范围宜大不宜小，按ⅠB1期行广泛全宫加盆腔淋巴结切除为宜。两侧卵巢均可保留，早期宫颈鳞癌保留卵巢的指征是45岁以下。

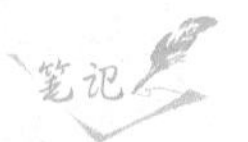

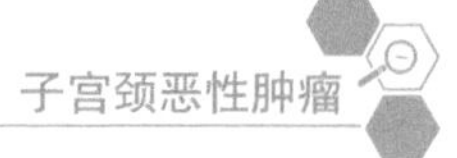

病例 2

患者，39 岁，宫颈腺癌ⅠB1（锥切后病理宽度大于 7mm，深度 3 ~ 5mm，具体如下），拟行子宫颈癌根治术，请问是否可以保留卵巢？

病理诊断：

（宫颈锥切标本）宫颈微小浸润性腺癌（深度 <5mm，宽度 >7mm），周围宫颈黏膜慢性炎，伴纳氏囊肿形成，局灶低级别子宫颈鳞状上皮内病变（CIN Ⅰ）。宫颈内、外口切缘未见病变累及。

答：可以留卵巢切除输卵管。

问：现在对卵巢的处理原则，宫颈腺癌和鳞癌是不是没区别？

答：宫颈鳞癌的发病与雌激素无关，早期患者卵巢转移率低（<2.5%），故ⅠB1/ⅡA1 期及以前的 <45 岁绝经前患者可以保留卵巢，ⅠB2/ⅡA2 期及以上的患者不推荐保留卵巢。宫颈腺癌的发病与雌激素是否相关未有定论，以前的资料显示卵巢转移率平均约为 10%，多不主张保留卵巢。最近的资料表明宫颈腺癌的卵巢转移率为 3.7%，我科的资料是 4.79%。有卵巢转移者均为期别较晚或存在中、高危因素的患者。

关于宫颈腺癌保留卵巢的逸仙推荐是ⅠB1/ⅡA1 期及以前的 <40 岁绝经前患者，不存在中、高危因素的宫颈腺癌患者可以保留卵巢，切除输卵管，同时保留的卵巢不移位。保留的卵巢不移位是基于如下理由，上述提到的宫颈腺癌转移到卵巢的 3.7% 发生率的资料中，所有发生卵巢转移的患者均存在有高危因素或中危因素。换句话说，存在有高危因素或中危因素者不宜保留卵

巢，这些患者同时也是术后需要放疗的患者，即可以保留卵巢患者是不需要补充放疗的患者，需要放疗的患者是不宜保留卵巢的患者。

子宫颈鳞癌 · 子宫颈癌保留生育功能

病例

患者，33 岁，子宫颈癌ⅠB1 期患者，没有生育，SCCA 8.0ng/ml。盆腔磁共振提示侵犯宫颈深肌层，双侧盆腔淋巴结无肿大，患者有生育要求，行保留生育功能的子宫颈癌根治术是否合适？如果术后病理侵犯宫颈深肌层，需要后续化疗吗？

答：能否行保留生育功能的手术关键是病灶与宫颈内口之间的距离最好达到 8mm 以上，至少达到 5mm 以上，与侵犯宫颈间质深层没关系。术后按照 Sedlis 标准结合“四因素模型”确定是否需要补充治疗。本例有三个问题：

（1）病理类型不明确。保留生育功能最好限于鳞癌，不推荐恶性腺癌和小细胞神经内分泌癌。当然这个病例 SCCA 高，临床上也是鳞癌占多数（约 75%），估计也是鳞癌。

（2）术后补充治疗方法的选择，在不保留生育功能的病例，以放疗为主。但是放疗会破坏生育功能，当存在 1 ～ 2 个中危因素时，

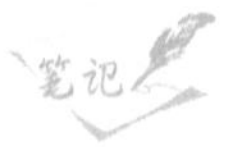

可尝试考虑以化疗来代替放疗，同时用 GnRH-α 保护卵巢。如果存在高危因素（淋巴结转移、宫旁浸润、切缘阳性），就不能保留生育功能了，应该切除保留的子宫体并进行卵巢移位，术后同期放化疗。如果术后病理才发现有高危因素，可以腹腔镜下行卵巢移位术，术后补充同期放化疗。

（3）关于“宫颈深肌层”这个名词的问题，大家都习惯这么叫了，包括好多病理报告单也是这么写。严格上讲，应该称“宫颈间质深层”。大家都知道子宫分黏膜层（子宫内膜）、肌层和浆膜层。肌层由平滑肌组成。平滑肌在子宫体部分很厚，所以子宫内膜癌可以分ⅠA（侵犯浅肌层）和ⅠB期（侵犯深肌层）。但是，越到宫颈部位，平滑肌越来越少，到接近宫颈外口这部分，就完全看不到肌层了，只剩下宫颈腺体和间质。所以，称宫颈“肌”层是不合适的，图 12 是一张正常宫颈的组织切片，可以清楚说明这个问题。

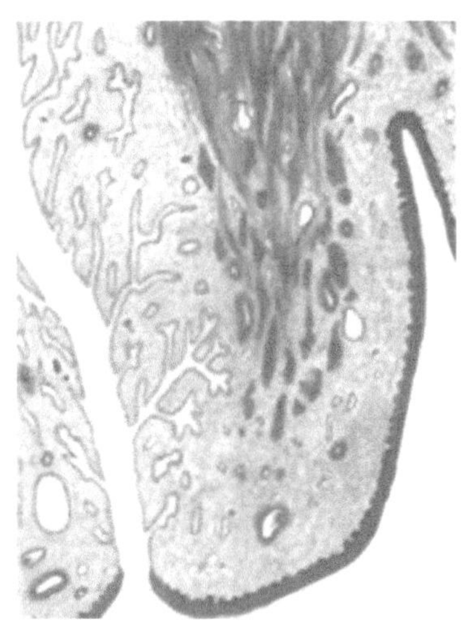

图 12　正常宫颈组织切片

子宫颈鳞癌 · 子宫颈癌合并妊娠

病例 1

患者妊娠 27 周加 4 天，合并宫颈鳞癌 I B2，要求保留胎儿。如何处理？

答：TC 先化疗 2 个疗程，同时地塞米松促胎肺成熟。33 周左右剖宫产同时加广泛子宫切除和盆腔淋巴结切除，术后加放疗。

妊娠期、产褥期和产后 6 个月内发现的子宫颈癌都归为“妊娠合并子宫颈癌”，发生率约为 1.2 ∶ 10 000。有 1% ~ 3% 的子宫颈癌在妊娠期被诊断。发达国家中的病例主要为早期，特别是微小浸润癌，I 期占 69% ~ 83%。我国则 IB 期较多。虽然妊娠期合并子宫颈癌较少见，但其仍是妊娠妇女最常见合并的恶性肿瘤，也是育龄妇女主要的死因之一。

传统认为，妊娠期间盆腔血流丰富，会促进子宫颈癌的发展、加速癌细胞的转移。实际上，妊娠期间由 CIN 进展为浸润癌的概率极低。相反，妊娠期激素水平变化等因素使 HSIL 有很大概率转化为 LSIL，使 LSIL 转为正常。可见妊娠并不会提高子宫颈癌的分期。妊娠合并子宫颈癌患者的预后与同期别不合并妊娠子宫颈癌患者相比较无明显差异。妊娠一旦合并子宫颈癌，就会涉及产科、肿瘤科、新生儿科等多方面的问题，因此在诊治过程中，不但要积极治疗子宫颈癌，提高其治愈率，更要兼顾到提高围产儿的存活率，因而在治疗方法上与非妊娠妇女有所不同。

妊娠期放疗和化疗均对妊娠有一定的影响。妊娠期放疗会导致

胎儿死亡、畸形、神经系统发育迟缓、白血病等。孕 1 周内，放疗会导致着床失败、胚胎死亡。孕 2 ～ 8 周，放疗多会导致畸形。孕 8 ～ 25 周，每 1Gy 的放射量会降低新生儿 IQ 21 分、神经系统发育延缓 40%。孕 25 周后敏感性下降。放疗剂量达到 34 ～ 40Gy 会出现流产。

接受放疗后发生流产的时间。Sood A K，Sorosky J I，Mayr N，et al. Cervical cancer diagnosed shortly after pregnancy：prognostic variables and delivery routes[J]. Obstetrics & Gynecology，2000，95（6 Pt 1）：832. 等报道 3 例，流产发生在放疗后 24 天内。Prem Konald A. Prem，Edgar L. Makowski，et al. Carcinoma of the uterine cervix associated with pregnancy.[J]. American Journal of Obstetrics and Gynecology，1966，95（1）：99-108. 等报道，发生流产的平均时间为放疗后 34 天。化疗对妊娠也有影响，已有明确的证据证明，所有化疗药均可通过胎盘进入胎儿体内。化疗引起的不良反应主要与孕周有关。孕前 10 天为胚胎植入期存在“全或无”现象，化疗可杀死胚胎，胚胎也可以发育成正常胎儿。孕 10 天到孕 8 周为胎儿器官形成期是胎儿形成过程中最为敏感的时期。各器官主要在此阶段成形，此时化疗的使用极易导致各种畸形的产生。孕 8 周后为胎儿期，胎儿对致畸因子的敏感程度降低，但 14 周前神经系统、血液系统、生殖系统、眼仍在发育。此阶段使用化疗致畸作用仍较强。孕 13 周后使用化疗是比较安全的，但其远期毒性现在暂时无人评估。目前一致认为妊娠合并子宫颈癌时，为防止畸形产生，化疗应在孕 13 周后进行。

妊娠期化疗药物的选择。化疗药主要分为四类：烷化剂、抗代谢剂、有丝分裂微管抑制剂、拓扑异构酶抑制剂。目前较确定的致畸性较高的药物主要有：MTX、5-FU、阿糖胞苷、白消安、

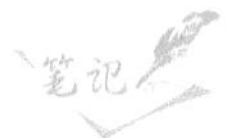

环磷酰胺、苯丁酸氮芥。有文献报道，妊娠合并子宫颈癌的化疗方案以铂类为主。

对早期妊娠合并子宫颈癌是否继续妊娠延缓治疗尚有争议，因为对妊娠期肿瘤是否进展尚不能取得一致意见。FIGO 指南指出应根据诊断子宫颈癌时的孕周，决定立即治疗或延迟手术或放疗。要求生育者，可酌情延期手术使胎儿有存活能力。是否延缓治疗取决于肿瘤期别、病灶大小、组织类型、分化程度、至胎儿能存活需等待的周数、孕母对胎儿去留的决定以及家庭对孩子的期望等。在延迟手术或放疗期间，IB2 期及以上可考虑化疗并促胎肺成熟。妊娠 13 周后使用顺铂和紫杉醇是安全的，推荐顺铂 + 紫杉醇小剂量，短间隔方案。分娩方式以剖宫产 + 广泛全宫切除和盆腔淋巴结切除术为宜。

妊娠期根治性子宫切除术有两种术式，一是不先娩出胎儿，连胎儿一起行广泛子宫切除术，该手术主要适应于妊娠 20 周以前不保留胎儿者。二是先娩出胎儿，再行广泛子宫切除术，适应于延迟治疗胎儿能存活的患者，先做剖宫产，娩出胎儿及胎盘后，再行广泛子宫切除术。

下面介绍剖宫产同时广泛子宫切除术的手术方法和注意事项。这些病例剖宫产的时机多选择在妊娠 33 ~ 34 周进行。此时子宫下段已形成，故一般可采用子宫下段剖宫产。娩出胎儿和胎盘后，宫下段的子宫切口可以连续缝合止血，然后开始进行广泛子宫切除术。由于妊娠子宫较大妨碍盆腔侧壁的手术操作，故一般先切除子宫之后再切除盆腔淋巴结。

剖宫产同时行广泛子宫切除术主要有两个特点，一是妊娠期盆腔充血、血管增粗，手术操作难度较大，手术时容易出血。二是子宫大，妨碍手术操作；宫旁韧带宽，需分多次切断组织。且此，术中

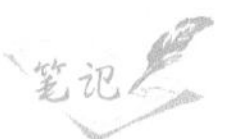

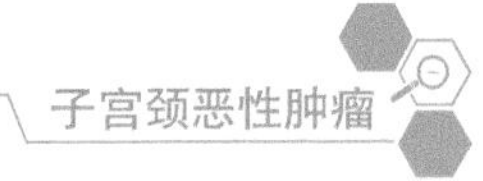

需注意止血，缝线结扎牢靠。切断组织时可能需要分次钳夹、切断。另外，因血管较粗，如有出血一般比较凶猛，故手术操作需快速、准确，方能顺利完成。其手术步骤和手术方法与非妊娠子宫的根治性切除术基本相同，详细手术步骤和手术技巧请参见林仲秋、张三元著《子宫颈癌手术难点和手术技巧图解》相关章节。

各期子宫颈癌结合孕周的处理原则如下：

（1）ⅠA1 期：可行宫颈锥切，锥切切缘阴性者，随访至孕晚期并经阴道分娩。

（2）ⅠA2 期及以上者：①孕 20 周前确诊者，不考虑推迟治疗，即行手术或放疗。②孕 28 周后确诊者，要求保留胎儿者，积极促胎肺成熟后手术。③孕 20 ~ 28 周间确诊者，ⅠA2、ⅠB1 和ⅡA1 期可以推迟至胎儿成熟再行治疗，不影响预后。ⅠB2 期可考虑化疗，待胎儿成熟时终止妊娠。ⅡB 期及以上不宜推迟治疗。④所有终止妊娠的时间不应超过 34 周。

病例 2

患者，38 岁，已生育 2 胎。现孕 22 周余，宫颈中低分化鳞癌，宫颈见一直径 7cm 病灶，无生育意愿。如果先引产，可否有宫颈大出血可能？是否先化疗，缩小病灶后引产再做手术更好？

答：连同子宫做广泛全宫和盆腔淋巴结切除术。根据术后病理确定是否补充治疗。

病例 3

患者，36 岁，做过两次剖宫产，现在怀孕 20 周，从 1 月中开始

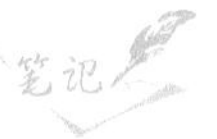

一直有不规则阴道流血，宫颈活检提示低至中分化宫颈鳞癌，妇检：7cm×7cm×6cm 肿块，阴道触诊正常，宫旁感觉没浸润，请问如何处理？剖宫取胎后同期放化疗？

答：参照本节病例 2 回答。

问：7cm 病灶都切得干净？术后再加放疗？

答：宫颈病灶可以切得干净。这种病例常常合并高危因素和中危因素，有 50% ~ 80% 的患者术后需要补充放疗。

问：如果同期放化疗，可行吗？

答：如果是因为高危因素补充放疗的，加同期化疗。如果是因中危因素补充放疗的，加化疗是否有益尚无证据。

病例 4

患者足月妊娠合并 IB1 期子宫颈癌，请问怎么处理？

答：剖宫产同时广泛全宫切除加盆腔淋巴结切除。

病例 5

患者，孕 38 周，宫颈口有赘生物脱出，直径 3.5cm。取活检，提示是子宫内膜癌。这个患者第四次怀孕，之前都是顺产，能否让她顺产后再处理？还是要剖宫产时一起手术？

答：本例不大可能是子宫内膜癌，宫颈管腺癌可能性大。子宫颈有恶性病灶不宜顺产。原因有四：第一，可能肿瘤会妨碍宫口扩张，影响胎头下降。第二，顺产时胎头挤压肿瘤，可能会促进肿瘤的扩散。第三，胎头挤压肿瘤，可能造成肿瘤脱落大出血。第四，肿瘤污染胎儿，未知有无影响。本例要剖宫产，在剖宫产的同时行

广泛全宫切除和盆腔淋巴结切除。

病例 6

患者，32 岁，妊娠 25 周合并宫颈中低分化鳞癌患者，宫颈 7cm × 6cm × 6cm 大菜花样病灶，盆腔 MRI 考虑髋骨及腰椎有骨转移，肺 CT 考虑有栓塞，患者已生育两胎，现在这胎是不打算要的，现已觉得腰和左腿痛都无法行走，这种情况该怎么办？

答：先评估一下，如果肺部情况可以手术，有两个手术方式可以选择：单纯筋膜外全宫连同胎儿一起切除或者剖宫取胎，术后加放化疗。不能手术，直接放化疗，迟些再引产，多会自然流产。

子宫颈鳞癌 · 晚期和复发子宫颈癌

病例 1

患者，51 岁，宫颈低分化鳞癌ⅡB 期，在当地医院接受了新辅助化疗后，又接受了 TP 方案 2 次化疗，治疗经过不清。因病灶缩小不佳，某大医院建议放疗，患者因个人意愿坚决拒绝放疗，自行来本院要求手术。距离最后一次化疗时间 31 天，目前出现宫颈创面出血，反复劝说无效，坚决要求手术，本人求生欲望非常强烈，她要

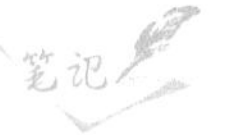

求手术后再接受放疗，请问这种患者坚决不接受放疗怎么办？能否止血后手术？

问（林仲秋）：宫旁情况如何？子宫可以活动不？

答（医生）：宫旁有间隙，子宫可活动，左侧韧带片状增厚达盆壁，无结节感，双侧主韧带与宫颈有 0.5 ~ 0.8cm 间隙。核磁共振结果如下：影像表现，临床提示子宫颈癌ⅡB 期，新辅助化疗后复查：子宫后位，三径 4.8cm × 3.7cm × 7.8cm，宫颈区见 4.7cm × 4.7cm × 5cm 软组织肿块累及宫颈前、后唇，T1W1 呈等信号、T2W1 呈稍高信号，直肠前脂肪间隙模糊，肿块侵犯宫体下段，内膜信号部分存在，肿块突入阴道上 1/3 腔内；子宫后壁、直肠前壁未见增厚，盆腔内未见肿大淋巴结，陶氏腔见长 T2 液体信号，盆腔结构未见异常。

诊断结果：

①子宫颈癌ⅡB 期，新辅助化疗后改变；②子宫肌瘤；③盆腔少量积液。

答（林仲秋）：按以上描述，ⅡB 期可能性大，而且是内生巨块型，即使手术，术后也需补充放疗。故原则是不该手术，手术有害无利，经常有同行提到患者要求这样那样的问题，如果不符合治疗原则或规范的，医生要舍得花时间和患者充分沟通，大多数患者最终还是听从医生的建议的。

病例 2

患者，26 岁，剖宫产后 6 月，宫颈包块直径 4cm，低分化鳞癌，内生型。阴道检查意外发现前壁近尿道外口 1cm 处，1.0cm × 0.5cm

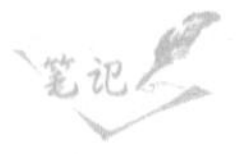

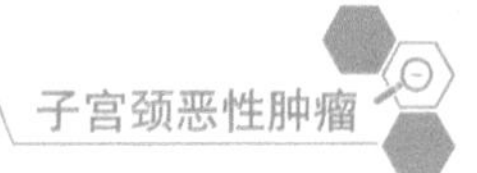

孤立不规则包块。做了广泛全宫切除加盆腔淋巴结切除术，同时切除尿道外口肿物，活检示癌转移（未切净）。术中发现剖宫产原切口癌累及至浆膜面。请教术后如何处理？同期放化疗？阴道转移灶伤口能愈合吗？

答：该患者临床分期ⅢA期。剖宫产原切口癌累及至浆膜面、阴道前壁近尿道外口处转移灶未切净都是放疗指征。建议术后补充同期放化疗。先做盆腔外照射，待阴道伤口愈合后再加阴道近距离放疗（后装）。阴道转移灶伤口能否愈合难以判断，能愈合者较多。

病例 3

患者子宫颈癌晚期肺转移，发现子宫颈癌后未做任何治疗，现在阴道出血多，阴道不能扩开，用卵圆钳填塞压迫止血。这样的患者只能对症治疗吗？

答：ⅣB期子宫颈癌采用姑息支持治疗，化疗也可用，减少阴道出血，化疗起效较慢。采用阴道近距离放疗可以较快减少、控制阴道出血。介入栓塞治疗也是有效的止血方法。

病例 4

患者，68岁，曾因子宫颈癌ⅡB期行放化疗后10多年，头3年随访，后失访。2个月前妇科复查，阴道壁黏膜薄，宫颈萎缩消失，阴道顶端糜烂样改变，TCT：HSIL，阴道镜活检病理CIN Ⅲ，ECC炎症。超声：子宫较小，宫颈未见占位性病灶。盆腔MRI：放疗

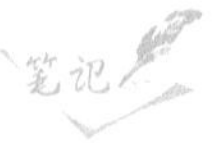

后改变。估计宫颈锥切难度大。请问下一步的处理?

答：妇科检查评估一下子宫活动度，阴道松紧度，如子宫活动好，阴道松软，考虑切除子宫和部分阴道上段。如觉得子宫不好切，考虑阴道近距离放疗。

病例 5

患者子宫颈癌ⅠB期，手术病理切缘、脉管、淋巴均阴性。SCC小于1.5。患者术后半年复查SCCA 2.6，其余检查均正常。请问是否1 ~ 2月后再复查SCCA？

答：SCCA检测影响因素较多，如果标本被汗液、唾液污染，可出现假阳性结果。本例可以1 ~ 2周后复查SCCA，如继续高就要做影像学检查。对于复发子宫颈癌，诊断复发最好有病理结果，可根据怀疑复发部位的不同，采用在影像学指导下穿刺活检等方法获取病理标本。

病例 6

患者，54岁，宫颈鳞癌ⅡA1期，行了半量放疗、广泛子宫切除及盆腔淋巴结切除。术后7个月出现腰骶及臀部胀痛，排便困难。MR提示盆腔左侧壁5.0cm × 4.0cm肿块，SCCA 8.0 ng/ml。诊断意见：①子宫颈癌放疗后；②复发？请问下一步如何处理？

答：影像学和SCCA提示可能是复发了，最好是先在B超或CT引导下细针穿刺活检确定诊断，NCCN2018子宫颈癌指南的一个更新就是复发的诊断最好有组织病理学的证据。如为复发，靠盆壁

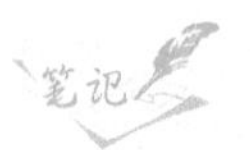

病灶一般不能手术切除，出现腰骶及臀部胀痛，排便困难可能有肿瘤多处转移，请放疗科会诊看能不能加局部靶向放疗，或者用粒子植入，然后化疗。

有一个“三联征”是复发子宫颈癌的手术禁忌证，即：下肢水肿、疼痛和同侧输尿管上段扩张，这三个症状和体征同时存在提示复发的肿块压迫了静脉、神经和输尿管，靠近骨盆侧壁，没有切割的空间。手术不能达到理想，盆腔廓清术适合于中心性复发的患者，因为复发病灶多位于阴道顶端，可能侵犯膀胱后壁和直肠前壁。一般不会侵犯膀胱前壁和直肠后壁，膀胱腔和直肠腔就是天然的切除间隙。只要复发病灶不侵犯骨盆壁，切除部分膀胱后壁和直肠前壁之后往往可以完整切除复发病灶。当然，术中可能需要膀胱、直肠修补甚至尿路改道和结肠造瘘。

病例 7

患者，44 岁，因同房后阴道出血，于 2013 年 5 月 14 日在外院就诊，宫颈锥切快速病检提示宫颈中分化鳞癌，行次广泛全子宫切除术 + 双输卵管切除 + 盆腔淋巴结切除术。术后病检提示：宫颈中分化鳞癌，宫颈管，阴道残端，宫腔，左、右宫旁未见癌，盆腔淋巴结未见癌转移。术后恢复好。2015 年 12 月开始出现腰痛，2016 年 3 月在另一家医院就诊，盆腔 MRI 提示双侧髂血管区及腹膜后、右侧腹股沟区多发淋巴结转移。骶骨前方条片状影，炎性病灶较盆腔壁转移可能大。骨扫描：右侧骶髂关节骨代谢活跃。SCCA>100ng/ml。右盆腔包块穿刺标本：低分化鳞癌。于 2016 年 3 月 22 日第 1 次住本院，入院诊断：复发性子宫颈癌。给予 TP 方

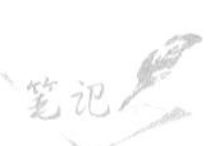

案化疗 1 个疗程后，行盆腔适形调强放疗，再补充 TP 方案化疗 1 个疗程。于 2016 年 7 月 15 日第 3 次住院，复查盆腔 MRI 提示：①盆腔右侧髂血管旁及右腹股沟小淋巴结；②骶骨异常信号性质待定；③双髋关节 MRI 扫描未见明显异常，SCCA 2.8ng/ml，盆腔肿块消退，有骨质代谢异常及盆腔淋巴结肿大，故继续给予化疗 + 唑来膦酸治疗。化疗时出现紫杉醇过敏，改行顺铂 +5–FU 化疗。现第 4 次入院后，复查 SCCA 6.5ng/ml，较前明显升高，故行 PET–CT（图 13）检查，请问下一步处理？

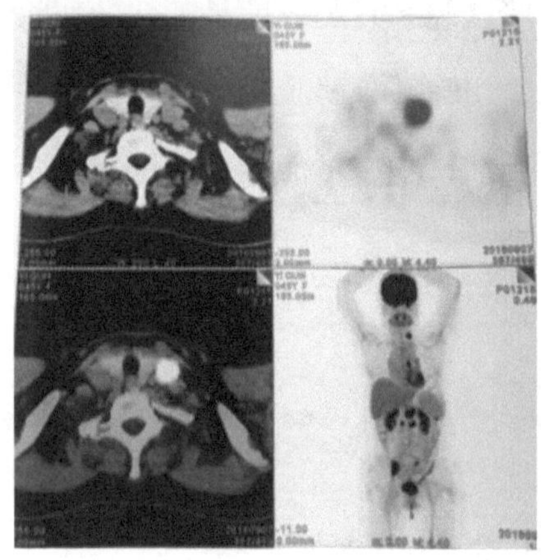
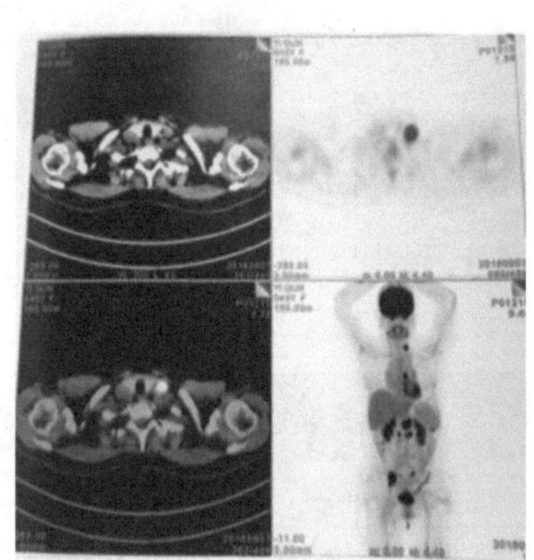

图 13　患者 PET–CT

影像学诊断：

PET–CT：子宫颈癌术后综合治疗后复查，子宫呈术后改变，局部未见明显组织肿块及异常放射性浓聚影。左锁骨上、后纵隔食道旁、腹膜后、左髂血管旁及右侧盆腔壁多发性淋巴结转移瘤。肝囊肿；脾稍增大并伴点状钙化灶。全身其他部位未见异常。

答：该患者已有远处转移，预后很差。中位生存期 7 个月。化疗是目前能用的主要治疗手段，可以在表 14 的二线化疗药物中选择药物组成新的方案，经济条件许可加贝伐单抗，配合姑息和支持治疗。

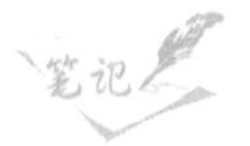

表 14　NCCN 推荐化疗方案

一线联合化疗	一线单药化疗	二线化疗
顺铂 / 紫杉醇 / 贝伐单抗	顺铂	贝伐单抗
顺铂 / 紫杉醇	卡铂	白蛋白紫杉醇
拓扑替康 / 紫杉醇 / 贝伐单抗	紫杉醇	多西紫杉醇
卡铂 / 紫杉醇（曾用过顺铂）		5–FU
卡铂 / 紫杉醇 / 贝伐单抗		吉西他滨
顺铂 / 拓扑替康		异环磷酰胺
拓扑替康 / 紫杉醇		伊立替康
顺铂 / 吉西他滨		丝裂霉素
		培美曲塞
		拓扑替康
		长春瑞滨

子宫颈腺癌

病例 1

患者，53 岁，不规则阴道出血半年余，在当地医院妇检见宫颈口菜花状结构，填满阴道穹隆，做了活检诊断为是宫颈腺癌，超声子宫体积明显增大 9cm × 8cm × 7cm，肌层侵犯大于 1/2。妇科检查：子宫颈外口外观正常，宫旁质软，病理会诊考虑子宫内膜腺癌宫颈转移。化疗 2 个疗程后行广泛子宫加双附件切除，盆腔淋巴结清扫。

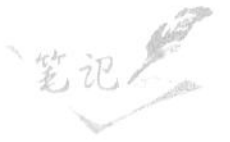

术后病检宫颈侵犯肌层1/2，宫体肌层全层侵犯，未达浆膜层，双附件、阴道断端、宫旁、淋巴均未见癌，术后怎么治疗？

答：本例很难鉴别肿瘤原发宫颈还是子宫内膜。一般来说，子宫内膜癌侵犯宫颈多于宫颈腺癌侵犯宫体。选择后续治疗需兼顾这两种可能性。若为原发子宫颈癌，分期为ⅠB2，有两个中危因素，需补充放疗。若为原发子宫内膜癌，为Ⅱ期，做了广泛全宫，术后可随访或加放疗。但是有肿瘤侵犯子宫体肌层全层，也有补充放疗指征，是需要切除腹主动脉旁淋巴结的指征，但本例手术没有做到腹主动脉旁淋巴结。

综合以上因素，建议先做个上腹部增强CT或MRI，若腹膜后腹主动脉旁淋巴结无增大，加盆腔放疗和全身化疗。若腹膜后腹主动脉旁淋巴结有增大，加盆腔和腹主动脉旁淋巴结区域放疗和全身化疗。当然，能细针穿刺病理证实腹主动脉旁淋巴结转移是最好，再做个PET-CT次之。但从本例来看，肿瘤没有扩散到子宫外，盆腔淋巴结阴性，腹主动脉旁淋巴结转移的可能性不大。

病例2

患者为宫颈腺癌ⅠB1期，术前检查肿物直径3.5cm。按Sedlis标准没达到术后辅助放疗的指征，但她是腺癌，是否也算入中危因素。指南上说有争议。请问是否加放疗？

病理诊断：

（子宫）宫颈高中分化腺癌，癌组织侵及肌壁大于1/2肌层，局部可见高级别子宫颈鳞状上皮内病变（CIN Ⅱ～Ⅲ）。宫颈管未见癌侵及。子宫内膜呈分泌期改变。

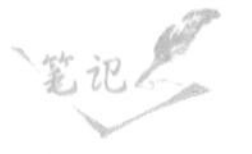

（输卵管）左侧输卵管系膜囊肿，卵巢未见癌。右侧输卵管及卵巢均未见癌，卵巢黄体囊肿。

（阴道）前、后、左、右局灶鳞状上皮增生活跃，未见癌。

（韧带）左、右主韧带残端，左右骶韧带残端，左右骶主韧带外侧段，左右主韧带内侧段，送检为纤维血管及脂肪组织，未见癌。

（淋巴结）左髂总 0/4、左髂外 0/2、左腹股沟深 0/1、左闭孔 0/3、左髂内 0/3、右髂总 0/1、右髂外 0/2，右腹股沟深 0/1、右髂内 0/2、右闭孔 0/2，均未见癌。

答：本例有三个中危因素：腺癌、肿瘤直径 3.5cm、侵犯宫颈外 1/3，建议加放疗。上述推荐和 Sedlis 标准不一致，原因是：

NCCN 子宫颈癌诊治指南从 2015 年后，在子宫颈癌手术后患者是否补充放疗的推荐中，引入了 Sedlis 标准（详见“宫颈鳞癌”）。2016、2017 指南均在 Sedlis 标准推荐下方新增角标：中危因素不限于 Sedlis 标准。也就是说，除了考虑 Sedlis 标准里面提到的三项中危因素外，还要考虑腺癌和肿瘤边缘靠近阴道切缘两个因素。

肿瘤靠近阴道切缘复发率高，这个好理解。NCCN 推荐肿瘤距离阴道切缘≤ 0.5cm 者术后需补充放疗。这个推荐依据文献 [Estape RE，Angioli R，Madrigal M，et al.Close vaginal margins as a prognostic factor after radical hysterectomy. Gynecol Oncol，1998，68（3）：229-232.]，该项研究的目的是病灶靠近阴道切缘（病理学测量，距离切缘最近的病灶，病灶距离切缘≤ 5mm）对于子宫颈癌患者的预后意义。采用回顾性队列研究方法，回顾分析 1223 例Ⅰ A2 ~ Ⅱ A 期患者，发现肿瘤靠近阴道切缘的发生率约为 2%，放疗可显著减少复发率（12.5% *vs.* 85.7%），未放疗患者的复发发生在术后 15 个月内。

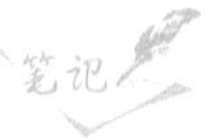

关于腺癌是否成为一个独立的中危因素，我们有必要了解 Sedlis 标准的由来和发展。Sedlis 标准包含的预后危险因素来自 Delgado 等在 1990 年领衔开展的 GOG 研究；Sedlis 等开展的 GOG 92 研究 [Sedlis A，Bundy BN，Rotman M Z，et al. A randomized trial of pelvic radiation therapy versus no further therapy in selected patients with stage IB carcinoma of the cervix after radical hysterectomy and pelvic lymphadenectomy：A Gynecologic Oncology Group Study. Gynecol Oncol，1999，73（2）：177–183.]，对这些预后因素进行了组合，形成了 Sedlis 标准，该研究证实了此标准的有效性。

2006 年 Rotman 等开展了另一项研究 [Rotman M， Sedlis A，Piedmont MR，et al. A phase Ⅲ randomized trial of postoperative pelvic irradiation in stage ⅠB cervical carcinoma with poor prognostic features：follow–up of a gynecologic oncology group study. Int J Radiat Oncol Biol Phys，2006，65（1）：169–176.]，该研究进一步证实了 GOG 92 的结论和 Sedlis 标准的意义，同时发现与鳞癌相比，腺癌患者接受放疗后获益更加显著。

2014 年韩国学者发表了两项研究结果，一项 [Noh JM，Park W，Kim YS，et al.Comparison of clinical outcomes of adenocarcinoma and adenosquamous carcinoma in uterine cervical cancer patients receiving surgical resection followed by radiotherapy：a multicenter retrospective study（KROG 13–10）. Gynecol Oncol，2014，132（3）：618–623.] 结论是：对于广泛全宫切除术后加放疗的患者，腺癌患者的预后比鳞癌和腺鳞癌患者更差，提示腺癌是预后不良的独立指标；腺癌对预后的不良影响在有淋巴结转移的患者中尤为显著。另一项研究 [Ryu SY，Kim MH，Nam BH，et al.Intermediate–risk grouping of cervical cancer patients treated with radical hysterectomy：a Korean Gynecologic

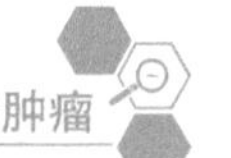

Oncology Group study. Br J Cancer，2014，110（2）：278–285.] 就是所谓的“四因素模型”，该研究结论是：四因素包括肿瘤直径 >3cm，淋巴脉管间隙浸润，肿瘤侵犯宫颈外 1/3 间质和腺癌。存在上述任何两个因素，术后加放疗均有益。

其他指南包括 ESMO 和 FIGO 指南的推荐，可以看到其推荐和 NCCN 指南有差别，但大同小异。综合这些指南推荐，提出一个“逸仙推荐”供大家参考（表 15）。

表 15　指南推荐的差别对比

ESMO 2012	FIGO 2015	逸仙推荐
1. 推荐的中危因素包括中外 1/3 间质受累、肿瘤直径≥ 4cm 和 LVSI 2. 指南中存在前后不一致，文中也提到 G3 也是考虑放疗的因素	1. 推荐的中危因素包括外 1/3 间质受累、肿瘤直径≥ 4cm 和 LVSI 2. 提到放疗 ± 化疗对腺癌尤为有益。	1. 鳞癌患者采用 Sedlis 标准 2. 腺癌患者采用“四因素模型” 3. 切缘≤ 0.5cm 为独立因素，加阴道后装放疗

病例 3

患者，63 岁，绝经 10 余年，锥切疑微腺癌，建议病理会诊，没做，行腹腔镜下全宫切除。请问下一步如何处理?

病理诊断（原锥切后）：

①见宫颈腺体扩张，腺上皮轻度异型，此腺体浸润至宫颈管外 1/3 层内，未排除微小偏离性腺癌，建议上级医院会诊做免疫组化染色和黏液染色进一步明确诊断。②子宫内膜、双侧卵巢及输卵管呈老年性生理萎缩改变。

会诊诊断意见：

（宫颈）慢性宫及宫颈内膜炎，可见小灶增生的小腺体。建议

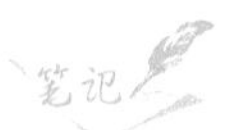

免疫组化 CEA、P53、Ki67、P16、ER、PR 协诊除外肿瘤。

答：两个病理结果不一致，一个是癌，一个不是癌，还是要做进一步的病理检查明确诊断后再定后续治疗方案。

病例 4

患者，51 岁，宫颈低分化腺癌术后，宫颈肿瘤病灶 5cm，术后放疗 50Gy/25f，放疗期间考虑术后机体虚弱没有同步化疗增敏，现放疗结束后一个月要求化疗，可以化疗吗？

答：本例不推荐再加化疗。关于子宫颈癌放疗加化疗怎么选择的问题，有几点共识：①同期放化疗是有益的。②放疗前的化疗是无益甚至有害的。③放疗结束后已达临床缓解者再加化疗也是无益的。④术后补充放疗者，因高危因素补充放疗者加化疗是有益的，因中危因素补充放疗者加化疗是未肯定的。

病例 5

患者，36 岁，一年前因宫颈腺癌 IB 期行广泛子宫切除加双附件切除术，当时 HPV18 阳性，术后予 TP 方案化疗 6 次，术后随访发现 HPV 转阴，但每隔 3 月随访阴道细胞学检查共 3 次均提示见非典型鳞状细胞，阴道残端未见异常，阴道镜下阴道残端活检一次提示阴道残端慢性炎伴鳞状上皮增生，请教下一步该怎么处理？

答：HPV 阴性、细胞学 AS-CUS，活检又是慢性炎症，可以继续随访。

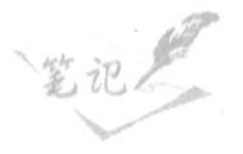

子宫颈神经内分泌癌和其他类型子宫颈肿瘤

病例 1

患者诊断为宫颈神经内分泌癌Ⅱ A，请问治疗是手术还是放疗、化疗为主?

答：本例尽快手术，术后即 EP 方案化疗 6 个疗程，是否放疗看有没有高中危因素。本病罕见，美国一年新诊断本病 <100 例。病因未明，发病可能与 HPV 不相关。一般发现均较晚，就诊时宫颈多为巨块型病灶。侵袭性高，很早即有骨、肺、肝、脑等远处转移，少数患者有神经内分泌症状：低血糖、Cushing 综合征，肌无力、类癌综合征等。

由于本病少见，诊疗难以积累循证医学证据，故目前没有明确指南指引。NCCN 子宫颈癌诊治指南明确指出不包括神经内分泌癌。宫颈神经内分泌癌对放疗不敏感，对化疗敏感。我们的经验是：能手术者尽快手术治疗，不推荐保留生育功能，也不推荐保留卵巢。所有病例术后均给予化疗，一般用 EP 方案（VP16 加顺铂或卡铂）或 VCR/ADM/CTX 方案。适当放宽术后辅助放疗指征。MD. Anderson 的做法是：宫颈病灶小者采用手术后放化疗，宫颈大病灶者采用同期放化疗后再化疗。

病例 2

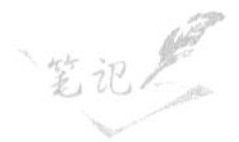

患者，48 岁，按宫颈低分化鳞癌Ⅱ A 期做了广泛全宫、双附件

切除加盆腔淋巴结切除，术后病理为宫颈神经内分泌癌，脉管阳性，切缘、宫旁、淋巴结阴性。请问术后如何处理？可否术后2周开始3个疗程EP，接着放疗，再3个疗程EP？

答：处理参照本节病例1。可以术后2周开始3个疗程EP，接着放疗，再3个疗程EP。

问：随访是否需增加血NSE？您用的电刀电凝是多少瓦呢？放疗是全放吗？要后装吧？

答：可以用NSE随访，我平常用威利电刀，电切和电凝的功率都是40W，但是不同电刀不一样，在开腹时要进行调试。放疗是盆腔外照射加阴道近距离后装放疗。

病例3

患者孕31周，宫颈高级别神经内分泌癌，局部肿物8cm×7cm×3.5cm，表面坏死，阴道可扪及结节，双侧宫旁软，胸片多发肺部结节，疑肺转移。是否可以先打1个疗程化疗，剖宫产时同时广泛全宫合适吗？

答：先打1个疗程化疗，因为已经有肺转移，广泛全宫切除意义不大，孕33周剖宫产时同时全宫双附件切除就行了，然后再化疗。化疗后如果肺部病灶消失，再考虑加盆腔放疗。

问：好的。打EP对胎儿没事儿吧？

答：应该没问题，同时用地塞米松促胎肺成熟。

问：明白，刚才查患者感觉患者呼吸有些困难了。

答：化疗尽快上。

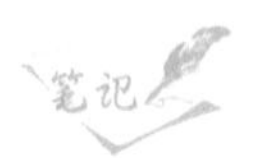

病例 4

患者，50 岁，于外院行宫颈锥切术，术后病理切片经 2 家医院会诊均为 CIN Ⅲ，累及腺体，6 周后本院行腹腔镜下全子宫加双侧输卵管切除术，但术后病理为 CIN Ⅲ累及腺体，局部为小细胞神经内分泌癌，请问下一步怎么办?

答：卵巢还没切，建议再次手术切除双侧卵巢及盆腔淋巴结，术后 EP 方案化疗 6 个疗程。

问：请问该患者只是再切卵巢，还是必须做根治术呢?

答：CIN Ⅲ累及腺体，局部为小细胞神经内分泌癌，不需要做广泛，加切卵巢和盆腔淋巴结就可以了。之所以强调要切除卵巢，是有教训的。大概 20 年前，我首次碰到这种病例，一个 IB2 期 30 岁患者，先给 TP 新辅助化疗 2 个疗程后行广泛全宫加盆腔淋巴结切除术，术中卵巢外观正常，考虑患者年轻保留了卵巢。患者肥胖，术后 10 天因腹壁伤口全层裂开进行二次缝合时，发现两个卵巢已长成 10cm 大小，切卵巢送冰冻诊断为转移癌，术后再加化疗，患者还是半年内就病逝了。自此之后，不管多年轻，碰到这类患者卵巢一个不留，能手术者赶紧手术，也不术前化疗，术后全部 EP，根据有无高危因素加或不加放疗，效果就好得多，已有多例长期生存的病例。因为该病很早就会发生转移，本例尽管早期仍推荐切除双侧盆腔淋巴结。

病例 5

患者，47 岁，术前活检宫颈小细胞恶性肿瘤，ⅠB2，行了广

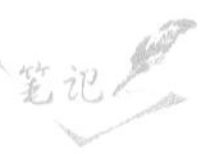

泛子宫 + 双附件 + 盆腔淋巴结切除术。术后病理提示宫颈中分化腺癌，部分小细胞未分化癌，侵及颈管肌层 9mm，该处肌层 18mm。个别脉管有癌栓，余无异常。宫颈小细胞神经内分泌癌和宫颈小细胞未分化癌的临床处理有什么区别吗？拟定参照小细胞神经内分泌癌，给予 EP 3 个疗程后，盆腔外照射，再 EP 3 个疗程，不知是否可行？

答：有时候两者病理上难区别，可以一样处理，夹心疗法可以的。

病例 6

患者于当地医院取了宫颈赘生物，病理活检报宫颈小细胞癌，本院病理会诊亦是。入院查体宫颈仅见指甲大小红色区域，做了腹腔镜次广泛全宫切除，术后病理子宫未见残留病灶，按常规还是要化疗？

答：任何期别的小细胞癌都要化疗，EP 方案。

病例 7

有个早孕合并子宫颈癌（怀疑恶性黑色素瘤）的患者，想做宫颈部分切除，如果冰冻提示恶性黑色素瘤，请问如何处理？

答：广泛全宫切除和盆腔淋巴结切除，术后化疗或靶向治疗。

病例 8

笔记

患者 4 年前患白塞氏综合征，现在正常，因子宫颈癌ⅡA 期需

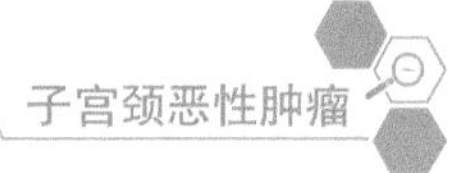

要手术，现抗链球菌溶血素 O 606，能否手术，术中需要注意什么？还需要什么检查？

答：链球菌溶血素 O（streptolysin O，SLO）是溶血性链球菌的代谢产物之一，具有溶血作用和抗原性。人受溶血性链球菌感染后 2 ~ 3 周，体内便产生抗链球菌溶血素 O 的抗体。本实验基于抗原抗体中和试验的原理，用具有溶血能力的还原型溶血素 O 检验血清中有无中和抗体产生。凡查出患者血清中次抗体效价显著升高，超过 400 单位，可认为患者近期被溶血性链球菌感染过，并用以辅助诊断风湿热、肾小球肾炎等病患。只是感染过，无须改变计划，但需要排除现症感染。本例可以照常手术，如果不放心就术前请风湿科会诊。

病例 9

患者，37 岁，述乏力，阴道疼痛 1 月余。妇科检查：宫颈外观大小正常，光滑，在宫颈右外侧可扪及一大小约 8cm 的包块，包块大部分突出阴道并向下 1/3 阴道延伸，质硬，不能推动。CT：考虑为子宫颈癌侵犯膀胱、阴道及直肠。TCT：无异常。HPV-DNA：阴性。活检：符合非霍奇金淋巴瘤。现在患者出现发热、恶液质的表现。有 2 个问题：①这个包块来源是宫颈还是阴道？②这个病出现在生殖器很罕见，该怎么处理？

答：有两种可能，第一种情况是全身淋巴瘤，宫颈阴道病变只是全身病变在局部的表现，先请血液科或肿瘤科会诊明确诊断，然后转给他们化疗。第二种情况是原发于宫颈的淋巴瘤，非常少见。常见的症状包括阴道流血、排液和盆腔痛。宫颈淋巴瘤常见于黏膜下层，宫颈刮片很难发现病变。多数需进行大块活检

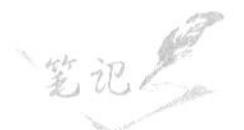

或锥切术方能诊断。尚缺少统一的治疗方案。多数病例均有接受全身联合化疗的指征。常用的方案包括 CHOP 方案（环磷酰胺、多柔比星、长春新碱、泼尼松）。手术可作为化疗的辅助治疗手段，尤其对于Ⅰ期和Ⅱ期患者，化疗前或化疗后均可进行手术。如果患者肿瘤体积较大、化疗后未达到完全缓解、疾病早期且患者拒绝或无法切除子宫，可选择化疗后放疗。有生育要求者，推荐锥切后化疗，化疗时选择对生育功能影响小的药物，并密切随访。有治疗后成功妊娠的报道。

病例 10

患者，55 岁，因宫颈鳞癌Ⅱ B 期综合治疗后 30 月余，检查发现盆腔巨大包块行巨大包块切除术 + 肠造瘘手术，术中探查包块巨大，与直肠、结肠关系密切，包绕肠管及髂血管，其余未见累及。

影像学诊断：

①盆腔巨大肿块，结合临床，考虑子宫颈癌术后复发。②左髂内外动脉与腹腔肿物紧贴，局部轻度包绕。腹主动脉及右侧髂总动脉、髂内外动脉未见异常。③少量腹腔积液。④左肾盂积水。⑤左肾囊肿。

病理诊断：

（盆腔包块、腹壁、膀胱、乙状结肠、回肠远端）低度恶性间叶组织来源的肿瘤，病变符合腹腔和肠系膜纤维瘤病，未见鳞癌组织。免疫组化瘤细胞：Vim（+）、广谱 CK（+）、CK5/6（–）、P63（–）、EMA（–）、CD34（–）、Des（–）、MYOD-1（–）/ Ki67 约 10%。

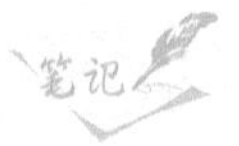

某上级医院会诊结果：（盆腔、腹腔）送活检组织梭形细胞增生，伴明显胶原化，浸润脂肪组织及肠壁，诊断为肠系膜纤维瘤病。

术后病理提示如上，请问这个患者后续治疗有什么好的方案吗？预后如何？

答：我查过一些资料，资料分析不管放疗化疗效果都不好。本病为低度恶性疾病，对化疗和放疗都不敏感。因为病灶广泛，无法放疗，随访可以。

笔记

子宫内膜增生

病例 1

患者，44 岁，平素月经规则，近不规则阴道流血 20 天仍未干净，诊刮提示“子宫内膜息肉伴子宫内膜单纯性增生及灶性复杂性增生”。这种情况需要切除子宫吗？还是可以上曼月乐环或是用孕激素呢？

答：关于子宫内膜增生的分类，以前分单纯性增生、复杂性增生和不典型增生。2014 年 WHO 女性生殖道肿瘤分类已取消单纯性增生和复杂性增生的分类，只分两类，即子宫内膜不典型增生和无不典型增生的子宫内膜增生。

本例患者属于无不典型增生的子宫内膜增生。无生育要求者，治疗方法可以采用曼月乐（宫腔内左炔诺酮释放系统，LNG-

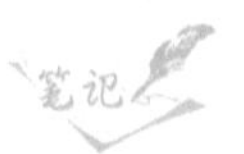

IUS），也可连续口服孕激素，不推荐孕激素周期用药。首选上曼月乐环，因为该环放置于子宫腔，恒定释放孕激素，药物高浓度直接作用于子宫内膜，全身吸收量少，不良反应小，患者依从性好，不存在漏服药问题。治疗时间需持续半年以上，最好达5年。间隔6个月连续两次诊刮阴性方可停药。

2016年2月英国皇家妇产科医师学院（RCOG）和英国妇科内镜学会（BSGE）联合发布的《子宫内膜增生管理指南》的相关内容要点如下。

无不典型性的子宫内膜增生在20年内进展为子宫内膜癌的风险低于5%，大多数病例均能在随访中自发缓解。另应关注一些可逆性的危险因素，如肥胖和激素补充治疗（HRT）等。对于无不典型性的子宫内膜增生，尤其是那些存在明确的、可逆的危险因素的病例，可以考虑观察和定期组织学随访，以确定内膜增生状态是否得到了缓解，但是孕激素治疗能够获得更高的缓解率；对于随访中没能自发缓解或存在异常子宫出血症状的病例，推荐应用孕激素治疗。

能够使子宫内膜增生状态获得有效缓解的药物，包括连续口服孕激素和宫腔内局部应用孕激素（宫腔内左炔诺酮释放系统，LNG-IUS）。LNG-IUS比口服孕激素能够获得更高的缓解率，LNG-IUS的治疗相关性出血事件更易于被接受，不良反应较少，因此作为首选。拒绝接受LNG-IUS治疗的病例可以选择连续口服孕激素（醋酸甲羟孕酮10～20mg/d或炔诺酮10～15mg/d）。不推荐周期性口服孕激素。口服孕激素或LNG-IUS治疗的时间至少应达到6个月。如果对不良反应可以耐受且无生育要求，推荐应用LNG-IUS 5年，可以降低复发风险。

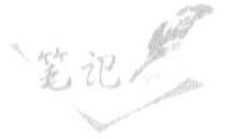

根据病例具体的临床表现进行个体化的随访，随访间隔至少为

6个月。在至少有连续2次间隔6个月的组织学检查结果为阴性后，方可考虑终止随访。如果在治疗结束后再次出现异常出血，则提示可能复发，建议行进一步治疗。对于存在复发高危因素的女性（如体重指数大于35或口服孕激素），应每隔6个月进行内膜组织学评估，连续2次获得阴性结果后，可将后续组织学评估间隔延长至1年。

孕激素治疗能够使绝大多数病例获得组织学和症状的缓解，子宫切除手术不应作为无不典型性的子宫内膜增生的首选治疗。对于无生育要求的女性，只有存在以下因素时才考虑切除子宫，包括：①随访中进展为内膜不典型增生；②接受药物治疗12个月以上无组织学缓解；③孕激素治疗完成后再次出现内膜增生；④流血症状持续存在；⑤拒绝进行内膜随访或药物治疗。绝经后女性如要求手术治疗，应在切除子宫的同时切除双侧输卵管以降低以后卵巢癌的发生率。是否同时切除卵巢应进行个体化选择。

在子宫内膜增生的治疗中，不推荐应用子宫内膜消融术，因为这一治疗方式不能保证完全和持久破坏子宫内膜，而且术后继发的宫腔粘连会对以后的子宫内膜组织学监测造成障碍。

在子宫内膜增生患者中，还会碰到几种特殊情况：

（1）希望保留生育和不适于手术的子宫内膜不典型增生的处理

应充分告知希望保留生育功能的女性，子宫内膜不典型增生存在潜在恶性和进展为子宫内膜癌的风险。在进行治疗之前，应进行全面评估，以除外子宫内膜浸润癌和可能合并存在的卵巢癌。应进行多学科会诊，结合组织学、影像学特征和肿瘤标志物表达情况，制定管理和随访方案。首选的保守治疗应为LNG-IUS，其次为口服孕激素。鉴于保守治疗较高的复发率，一旦患者放弃保留生育功能，应进行手术切除子宫。

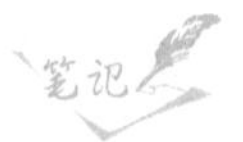

在开始尝试受孕之前，至少应该有一次组织学评价以证实疾病已缓解。建议到生殖医学专家处咨询，了解尝试怀孕的相关事项、未来的评估内容及必要的治疗等。推荐借助辅助生殖技术，因为与自然受孕相比，它可以提高活产率，并且可以避免子宫内膜增生的复发。

（2）激素补充治疗与子宫内膜增生

对于有子宫的女性不推荐单独应用雌激素进行激素补充治疗。应确保所有进行 HRT 的女性在出现异常出血情况时及时就诊。应用序贯性 HRT 的女性一旦发现子宫内膜增生，如果希望继续 HRT，建议改用 LNG-IUS 进行连续孕激素治疗或连续性雌孕激素联合 HRT 治疗。应用连续性联合 HRT 的女性发现子宫内膜增生后，如果有意愿继续 HRT，应该重新评价其继续进行 HRT 的必要性。

（3）子宫内膜增生合并子宫内膜息肉的处理

应手术切除子宫内膜息肉，同时行子宫内膜活检，之后依据子宫内膜增生的组织学分类进行相应的处理。

病例 2

患者绝经 2 年，阴道出血一次，子宫内膜腺瘤性增生，雌激素小于 5，宫腔镜检查未见异常，下一步处理？

答：子宫内膜腺囊性增生和腺瘤性增生是比单纯性增生和复杂性增生更早的分类。按 2014 年 WHO 分类，本例属于无不典型增生的子宫内膜增生。

本例已绝经 2 年，看患者的意愿，可选择全宫双附件切除，也可选择上个曼月乐，半年后复查。

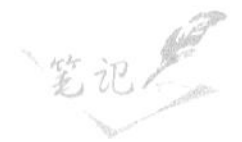

病例 3

患者，46 岁，子宫内膜非典型复杂性增生局部部分癌变，术中是否做冰冻快检？

答：子宫内膜不典型增生发展为癌的风险较高，无生育要求者，标准的治疗方法是全子宫切除术。本例有局部癌变，切除子宫的指征更充分。切下子宫后剖开子宫看病灶大小和肌层浸润深度，肉眼判断无把握就送冰冻协助诊断。需要指出的是，冰冻切片对于子宫内膜不典型增生和高分化子宫内膜样癌的鉴别有时比较困难，准确度不太高。

本例患者 46 岁未绝经，如果只是子宫内膜不典型增生，可以切除输卵管，保留卵巢。如果是癌，同时切除双附件。绝经后女性应在切除子宫的同时切除双侧输卵管和卵巢。同样，不推荐应用子宫内膜消融术，理由同上。

病例 4

患者，47 岁，月经延长，小肌瘤。子宫内膜活检结果：子宫内膜组织大部分自溶，剩余组织考虑子宫内膜息肉样增生，间质细胞增生活跃。宫腔赘生物活检结果：子宫内膜呈增生期改变，局部腺体增生，排列密集，不除外复杂性增生，组织自溶。请问这种情况如何处理？

答：47 岁绝经前的无不典型增生的子宫内膜增生，建议予曼月乐治疗。

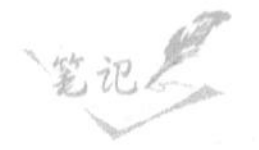

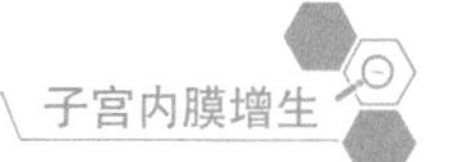

病例 5

某患者行诊刮后，病理为：①宫腔刮出物：示流血期子宫内膜，组织破碎，呈单纯性增生过长，间质见出血及炎性细胞浸润。②宫颈管刮出物：示血凝块内见少量破碎的腺上皮及炎症细胞。请问诊断为无不典型性的子宫内膜增生？还是子宫内膜增殖症？

答：按新分类，诊断为“无不典型性的子宫内膜增生”。

病例 6

患者，43 岁，阴道不规则流血 40 天，子宫内膜病理：复杂性增生异型，局部可疑癌浸润。请问下一步处理？

答：若没有生育要求，可做全子宫和双侧输卵管切除，卵巢是否切除根据子宫切下来后标本的肉眼和冰冻病理判断后个体化处理。

问：如果病理报：子宫内膜复杂性增生伴异型。下一步如何处理？

答：可放置曼月乐治疗。

问：定期孕激素撤退可以吗？

答：不主张周期性用药。

问：有长期口服的孕激素方案吗？

答：如果只是子宫内膜增生，可连续口服孕激素（醋酸甲羟孕酮 10 ~ 20mg/d 或炔诺酮 10 ~ 15mg/d）。如果是早期癌，甲地孕酮 160mg，qd 或甲羟孕酮 300 ~ 500mg，qd。

问：口服孕激素后怎么复查？

答：子宫内膜增生的确定诊断依靠内膜组织学检查结果，所需

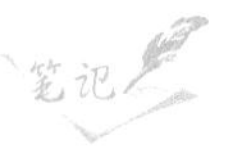

的组织学标本主要通过内膜活检获得。宫腔镜比普通的刮宫更有优势。当普通内膜活检发现息肉内或分散的病灶内存在内膜增生，可以在宫腔镜直视下进行内膜定位活检。经阴道超声多普勒对子宫内膜增生具有诊断意义，而 CT、MRI、生物标志物的诊断价值证据不充分，不推荐常规应用。

非手术治疗的子宫内膜不典型增生的常规的监测随访内容主要是进行子宫内膜活检，时间计划可以依据具体情况进行个体化的制定。每隔 3 个月随访 1 次，直至获得连续 2 次阴性组织学结果。对于无症状的、组织学证实缓解的病例，如果已经获得连续 2 次阴性结果，可以将随访间隔延长至 6 ~ 12 个月直到可以手术切除子宫为止。如果是子宫内膜样腺癌的药物保守治疗，则每 3 个月到半年复查 1 次，最好用宫腔镜检查。

笔记

子宫体肿瘤

子宫肌瘤及子宫腺肌症

病例 1

患者，43 岁，痛经 12 年，月经量增多 5 年，无生育要求，诊断为子宫腺肌病，中度贫血。4 年间打达菲林 2 个疗程，现子宫太大，建议子宫切除手术，患者不同意，而打算去行磁波超声治疗，请教该病例的治疗意见？

检查项目：经腹及经阴道子宫附件、胸腹彩超。

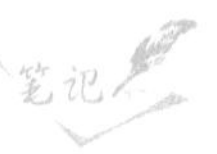

超声诊断：

子宫前位，形态饱满，包膜光滑，大小 100mm × 91mm × 90mm（上下径 × 左右径 × 前后径），子宫肌层回声增粗、不均匀，前壁厚约 58mm，后壁厚约 30mm，宫壁见数个低回声团，大小约 13mm × 11mm，边界欠清，回声不均匀，CDFI 示其内见点状血流信号。内膜厚约 6mm（单层），宫腔扩张 8mm，呈液性暗区。宫颈不厚，内见多个无回声，较大约 10mm × 9mm，边界清，内透亮好。双附件区未见明显包块。盆腔未探及游离液性暗区。

答：本例诊断子宫腺肌症可能性大。有手术指征：痛经时间长、月经过多并贫血、药物治疗无效。无生育要求，建议全子宫和双侧输卵管切除。术前需子宫颈细胞学检查排除子宫颈恶性疾病，诊刮或宫腔镜检查排除子宫内膜病变。

对于子宫腺肌症的治疗，手术是疗效最确切的治疗方法。磁波超声等治疗方法尚处于试用阶段，未被主流接受。

子宫切除方法可选择经腹、经阴道和腹腔镜切除，该患者子宫较大、病史较长、痛经明显，估计子宫后壁与直肠前壁有粘连，直肠窝封闭。经阴道和经腹腔镜难度较大，建议选择经腹手术。但这与医生的技术水平和技术专长有关，由主刀医生根据自己的技术水平确定选用何种方法。

自从卵巢癌起源“二元论”的诞生，在因妇科良性病变需切除子宫时，同时切除双侧输卵管、保留卵巢来预防卵巢癌的观念已越来越被妇科医生所接受。已有文献表明，切除输卵管并不会引起术后卵巢功能提早衰退，也不会增加手术难度和手术并发症，增加的手术时间可以忽略不计。在美国，已有超过一半的妇科医生会建议患者同时切除双侧输卵管。

笔记

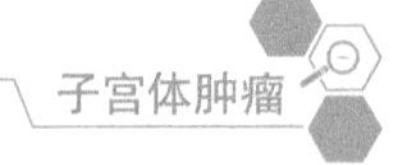

病例 2

患者，45 岁，8 年前由于子宫腺肌瘤、盆腔子宫内膜异位症、右侧输尿管梗阻、右肾积液行了盆腔探查术，术中发现右输尿管壁子宫内膜病灶侵犯严重，盆腔严重粘连。当时建议行子宫切除术，患者不同意，只做腺肌瘤剔除，盆腔异位病灶切除，手术非常困难。现再次出现同样症状，她仍要求行保守性手术，请教该患者应用何种术式？

答：子宫腺肌瘤并不是真正的肿瘤，是弥漫性子宫腺肌症的子宫内膜异位病灶相对集中形成一个瘤样的区域，周围没有明确边界，挖除不干净，术后常复发。本例本次手术方式建议全子宫切除和异位病灶清除，如果残留病灶较多无法切除，建议同时切除双侧附件。再次剔除术不但不能缓解症状，还面临再次复发的风险，反复多次手术会形成严重粘连，再复发时手术恐怕连腹都开不进去了。

病例 3

患者，80 岁，无症状，无阴道出血和排液。1 年前体检发现子宫腔内占位性病变。近期体检发现病灶有所增大，直径 1.5 ~ 4.5cm，核磁与彩超检查提示子宫肌瘤玻璃样变性。是否需要手术？

答：子宫肌瘤是雌激素依赖性疾病，绝经后妇女由于雌激素水平下降，肌瘤应该逐步缩小而不是增大。影像学检查只能提示有个异常包块，不能提示包块的性质。病理结果是诊断的金标准。本例虽然没有症状，有可能是良性增生，还是有必要做个宫腔镜检查，必要时取活检明确病变的性质。

笔记

病例 4

患者，62 岁，已绝经无阴道出血，无白带异常。既往未做体检，近期阴道彩超发现子宫增大，子宫大小 7.2cm × 7.5cm × 6cm，可见较丰富血流信号，子宫内膜显示清晰，厚度 3mm。该患者诊断为子宫肌瘤，术前需做宫腔镜下诊刮吗？手术方式是全子宫 + 双附件切除吗？

答：对于术前诊断为子宫良性病变，拟行子宫切除术的患者，为了避免出现意外发现的子宫内膜癌和子宫颈癌，术前常规检查排除子宫内膜、子宫颈病变是很有必要的。排除子宫颈癌可以做 TCT（液基薄层细胞学）和高危型 HPV 检测。排除子宫内膜病变可用诊断性刮宫、宫腔镜和阴道 B 超。诊断性刮宫因是盲刮、容易遗漏，目前已较少使用。宫腔镜应用已日趋普及，可直视下观察宫腔情况，还可以在宫腔镜指导下取活检，比诊断性刮宫有优势。但是宫腔镜检查毕竟是侵入性检查方法，检查费用相对较高。对于无阴道出血的患者来说，筛查子宫内膜病变的首选检查方法是阴道 B 超。

对于绝经后无症状，无阴道出血的女性来讲，阴道 B 超测量子宫内膜厚度小于 4mm 者，基本可排除子宫内膜病变。本例患者子宫内膜厚度 3mm，术前无须再做宫腔镜检查，可以直接全子宫 + 双附件切除。

需要提醒的是，切下子宫后，需剖开子宫标本，肉眼观察，必要时冰冻切片排除子宫恶性疾病，如有恶性可能，按相应肿瘤的处理原则处理。

切除子宫的方式有开腹、经阴道、腹腔镜（包括机器人腹腔镜）

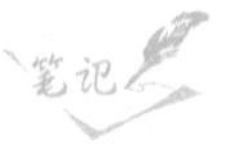

三种手段。本例患者子宫不大，若估计无粘连，根据医生的技术水平，选择腹腔镜或经阴道比较合适。要注意的是，使用腹腔镜切除子宫后，不要用碎宫器，应将子宫经阴道完整取出，以免万一是恶性病变时造成医源性播散。

关于是否同时切除附件的问题，应该反复强调以下基本共识：①妇科恶性肿瘤保留器官应特别慎重，肿瘤剔除仅限于良性和卵巢交界性肿瘤。②全宫双附件切除是绝经后子宫或卵巢良性病变的基本术式。③因子宫良性病变需切除子宫者，强烈推荐绝经后，一般推荐未绝经但年龄超过 50 岁者同时切除双侧附件。④绝经后一侧或双侧卵巢良性肿瘤者均推荐切除双侧附件，经子宫颈、子宫内膜筛查和影像学及术中探查子宫无异常者，子宫可以切除也可以保留。

病例 5

患者，54 岁，绝经 2 年，不规则阴道少量流血 10 天，妇科检查子宫如孕 2 月大，B 超提示黏膜下肌瘤，直径约 3cm，子宫内膜厚约 6mm，请问宫腔镜检查好？还是直接切子宫好呢？

答：有症状（阴道出血）、子宫内膜厚度超过 4mm，应先做宫腔镜检查明确宫腔病变性质后再考虑手术方法。如果只是黏膜下子宫肌瘤，宫腔镜下肌瘤电切也可以解决这个问题。

笔记

子宫内膜癌·子宫内膜样腺癌（Ⅰ型）

病例 1

患者，52 岁，已绝经 3 年。因子宫肌瘤行全子宫切除，未行卵巢切除，术后病理示“子宫内膜中、高分化腺癌，侵及内 1/3 肌层，颈管无受累；子宫肌瘤”，该患者必须再切除卵巢吗？是否可以监测性激素六项，若达绝经水平就不用二次手术？

答：针对本例，有几个问题提出来和大家讨论：子宫良性病变切除子宫前，应该先排除子宫颈和子宫内膜恶性病变，以避免出现意外发现的子宫颈癌或子宫内膜癌。该患者已绝经 3 年，即使是子宫良性病变，初次手术时也建议同时切除双附件。

子宫内膜样癌保留卵巢的指征，目前没有统一标准，有一个随访了 16 年的资料表明，在ⅠA 期绝经前患者保留卵巢并不影响其长期生存率。其他的研究也提示在早期内膜癌保留卵巢是安全的。逸仙推荐：肿瘤 G1 级、肿瘤直径小于 2cm、侵犯肌层小于 1/2，非特殊类型的年龄小于 45 岁，没有 BRCA/Lynch 家族史的子宫内膜样腺癌患者，可切除输卵管保留卵巢。本例患者年龄超过 45 岁，G2，不建议保留卵巢。淋巴结也没有切除，故建议再做一次全面的分期手术，包括卵巢也一并切除。

病例 2

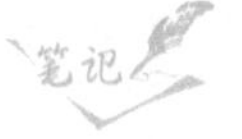

患者，27 岁，因右卵巢囊肿破裂出血急诊行腹腔镜下右卵巢囊

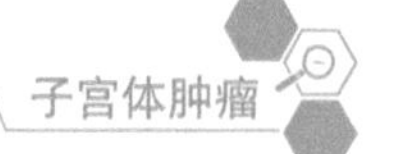

肿剥除术，术中见左侧附件外观正常，术后病理为中高分化子宫内膜样腺癌，行诊刮术，病理示“子宫内膜复杂型非典型增生伴鳞状化生，局灶呈高分化子宫内膜样癌改变”。患者有生育要求，该患者是否可保留生育功能，后续该如何治疗？

病理诊断：

（右卵巢肿物）子宫内膜样腺癌，中高分化；小区卵巢组织内见异位良性子宫内膜，考虑本例为发于卵巢异位子宫内膜的子宫内膜样腺癌。免疫组化：癌组织 CK-P（+），Vimentin（+），CK7 灶（+），CK20（-），CA125（+），ER 约 15%（+），PR 约 15%（+），CDX2（-），EMA（+），E-cad（+），Catenin-β（+），P53（-），WT-1（-），Ki-67 约 45%（+）。

（宫腔刮出物）子宫内膜复杂型非典型增生伴鳞状化生，局灶呈高分化子宫内膜样腺癌改变。免疫组化：病变区 Vimentin（+），ER（++），PR（++），P53 强弱不等（+），PTEN（-），Ki-67（+，约 40% ~ 50%）；P16 磷化区（+）。

答：本例为双癌（由子宫内膜异位症恶变而来的卵巢子宫内膜样癌和原发子宫内膜样癌），还是原发于子宫内膜，转移到卵巢？本人更倾向于后者。考虑子宫内膜样癌ⅢA 期，不能保留生育功能，也不能保留卵巢，建议再做一次全面的分期手术。

病例 3

患者，56 岁，术前行盆腔 MRI 及诊刮提示子宫内膜腺癌，术中行全子宫 + 双侧附件切除术。术中未行冰冻。术后病理示“高分化子宫内膜腺癌，右侧宫角及宫体灶性浅肌层浸润，颈体交界及双

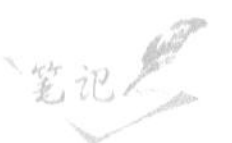

侧附件未见癌累及”。是否需要后续治疗?

答：本例未行全面分期手术，手术分期未明。按术后病理判断，可能为Ⅰ期。符合下列条件：病灶小于2cm、G1、浸润浅肌层、淋巴脉管间隙阴性者，可不切除淋巴结（详见本节病例8）。故请病理科完善病理检查。确定是否需要再次手术切除淋巴结。

Ⅰ期患者术后是否补充治疗除了考虑分期和组织分化外，还需结合高危因素：年龄>60岁、淋巴脉管间隙浸润、肿瘤直径大于2cm、子宫下段或子宫颈表面腺体浸润。因此，完善病理检查对确定术后补充治疗同样重要。如果是ⅠA，G1，淋巴转移风险只有1.4%。可以随访。Ⅰ期患者术后补充治疗参考表16。

表16 Ⅰ期患者术后补充治疗

分期	高危因素	G1	G2	G3
ⅠA	无	观察	观察或加阴道近距离放疗	
	有	观察或阴道近距离放疗	观察或阴道近距离放疗和（或）盆腔放疗	
ⅠB	无	观察或阴道近距离放疗		观察或阴道近距离放疗和（或）盆腔放疗
	有	观察或阴道近距离放疗（或）盆腔放疗		盆腔放疗和（或）阴道近距离放疗 ± 化疗

病例4

患者，62岁，绝经后少量阴道出血，内膜厚度8mm，宫腔镜诊刮病理为高分化子宫内膜样癌，MR提示病变位于内膜层，淋巴结

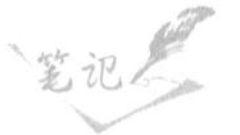

无异常。CA 125 正常。做了腹腔镜全子宫 + 双附件切除，术后病理示"高分化子宫内膜样癌，病灶 1.5cm × 1.0cm，位于内膜层，肌层无侵犯。腹腔洗液可见异性细胞团，考虑为腺癌细胞团"，接下来如何处理?

答：本例属于可以不切除淋巴结的范畴（详见本节病例 8）。诊断：ⅠA 期，G1。只有 62 岁这个高危因素，根据表 16，可选择观察或加阴道近距离放疗。至于腹腔洗液可见异性细胞团考虑为腺癌细胞团问题，因患者做了宫腔镜检查，有可能是膨宫液把子宫内膜的癌细胞通过输卵管带到腹腔的。已有证据表明腹水细胞学阳性与淋巴结转移无关，与预后也不相关。故 2009 年 FIGO 子宫内膜癌手术病理分期已删除腹水细胞学这一项。另外，针对腹水细胞学阳性的处理各家医院各不相同，有加化疗、放疗的，但是多数意见还是采用观察。综上所述，本例可选择随访或加阴道近距离放疗，本人建议随访即可。

病例 5

患者，52 岁，外院行宫腔镜检查、诊刮，诊断为子宫内膜样腺癌Ⅰ级，本院会诊也是子宫内膜样腺癌Ⅰ级，行全子宫 + 双附件切除 + 盆腔淋巴结切除。术后病理示"子宫内膜复杂性非典型增生，局部癌变（子宫内膜样腺癌伴鳞状分化，Ⅰ级），肿瘤最大径分别为 2.1cm、2.3cm，右侧肿瘤侵及浅肌层（<1/3 肌层），浸润深度约 0.2cm，双侧宫角未见癌组织，盆腔淋巴结未见癌转移；腹水细胞学查见腺癌细胞"。现是否需要补充治疗?

答：本例有一个高危因素是肿瘤最大径超过 2cm，但是做了

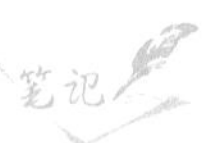

盆腔淋巴结，结果阴性，术后病理示“子宫内膜复杂性非典型增生（按 2014 年 WHO 分类为子宫内膜不典型增生），局部癌变”。随访即可。

病例 6

患者，51 岁，术前分段诊刮，病理示“子宫内膜低分化腺癌，宫颈管累及”，行开腹广泛子宫切除 + 双附件切除 + 盆腔淋巴结清扫 + 腹主动脉旁淋巴结取样术，术后病理示“子宫内膜低分化腺鳞癌，侵犯肌层小于 1/2，淋巴阴性，宫颈管未累及”，但是病灶 5cm，超过宫腔面积一半，又是低分化，术后是否补充放化疗，还是单纯化疗?

答：分期ⅠA 期。G3，病灶较大，有高危因素，指南推荐：观察或阴道近距离放疗和（或）盆腔放疗。因是腺鳞癌，对放疗较敏感，建议补充阴道近距离放疗。

病例 7

患者子宫内膜癌的部分病理报告如下，子宫内膜样腺癌Ⅰ级，伴神经内分泌成分，累及输卵管子宫部，各组淋巴结未见癌转移。腹腔冲洗液未见癌细胞。究竟为Ⅰ期还是Ⅲ期?

病理诊断：

冰冻报告：①送检：“全宫 + 双附件”14cm × 12cm × 6cm，左输卵管长 7cm，直径 1cm，左卵巢 2.5cm × 2.5cm × 1.5cm，右输卵管长 12cm，直径 0.5cm，右卵巢 3.5cm × 3cm × 2cm，切开宫腔内近右

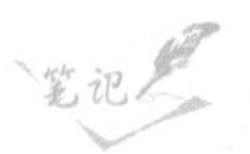

宫角处见一个 2.5cm × 2cm × 2cm 肿物，另见 2 个灰白色结节，直径 0.8cm 及 2cm。诊断为“子宫宫角”子宫内膜样腺癌，累及输卵管子宫部；宫颈管未见癌。②送检：“腹腔冲洗液”。诊断为“腹腔冲洗液”未见癌。石蜡报告：诊断为“子宫宫角”子宫内膜样腺癌，Ⅰ级，伴神经内分泌成分，累及输卵管子宫部；宫颈管未见癌。免疫组化：癌组织 ER（85%+），PR（95%+），Her–2（1+），P53（约 40%+），Ki–67（热点区约 80%+），P16（+），CgA（部分 +），Syn（–）。

答：输卵管分四部分，即间质部、狭部、壶腹部和伞端。从解剖上看，输卵管间质部实际上是被子宫角的子宫壁所包绕，本例子宫腔病灶本身位于子宫角。诊断为Ⅰ期比较合理。

病例 8

患者，46 岁，中分化子宫内膜癌，宫腔病灶最大径线 4cm，大部分位于子宫内膜，局部浅肌层浸润，仅行了全子宫 + 双附件切除。术前影像学检查淋巴结不大。术后建议化疗 3 个疗程，然后再放疗。已化疗 1 个疗程，患者不愿意再化疗。请问该患者是否应该继续化疗？

答：关于子宫内膜癌分期手术中淋巴结切除的指征，如下观点供参考：

（1）切除淋巴结的分期和指导辅助治疗意义大于其治疗价值。

（2）切除任何增大 / 转移的淋巴结非常重要。

（3）病灶局限于子宫的低危患者，可根据梅奥标准不切除淋巴结以减少手术并发症：①没有增大的淋巴结；②肿瘤侵犯肌层小于

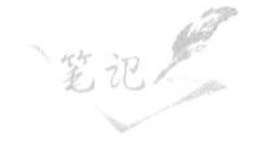

1/2，没有侵犯宫颈；③肿瘤直径小于 2cm；④ G1 和 G2。

（4）具备下列任一条件需切除腹主动脉旁淋巴结并达到肾血管水平：①盆腔淋巴结阳性；②深肌层浸润；③ G3；④浆液性腺癌、透明细胞腺癌或癌肉瘤。

（5）其他情况可仅盆腔切除淋巴结，如病灶 >2cm，浅肌层，G1-2。

（6）前哨淋巴结活检技术值得进一步研究。

本例患者肿瘤直径 4cm，应该做淋巴而没做，需加放疗或者补做全面分期手术，化疗无指征。

病例 9

患者，67 岁，子宫内膜癌，原有下肢静脉栓塞、颈动脉斑块，没有切除腹膜后淋巴结，G2，深肌层浸润，小肠系膜几个小粟粒赘生物为腺癌，子宫表面、附件及其他地方无异常，腹水见子宫内膜间质细胞，诊断是Ⅲ期还是Ⅳ期？处理是化疗还是放疗？

答：肠系膜有肿瘤，按 2009 年 FIGO 子宫内膜癌手术病理分期，转移到腹腔算ⅣB 期。从这个病例可看到 FIGO 分期也有其不合理性，因为小肠系膜几个小粟粒赘生物就分到ⅣB 期，实际上有可能就是因为腹水细胞学阳性，在肠系膜种植而已，充其量就是类似于卵巢癌ⅢB 期。本例子宫除了有深肌层浸润外，没有扩散到子宫外。可仅补充阴道腔内近距离放疗。小肠对射线的耐受性低，肠系膜部位病灶不适合放疗，可加 TC 方案化疗 6 个疗程。可先化疗，待阴道顶端愈合后开始阴道腔内近距离放疗。两者可同时进行。

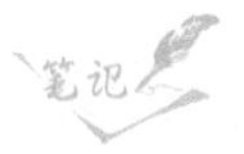

病例 10

某患者术前宫腔镜结果如下：

病理诊断：

（宫腔刮出物）子宫内膜复杂性增生伴重度非典型增生，局灶癌变。

（宫颈刮出物）送检物为少量黏液及炎性渗出物。

做了腹腔镜全子宫＋双附件切除术，术中肉眼观：内膜少许质腐组织，送了冰冻，术中冰冻切片病理会诊意见：符合子宫内膜复杂性增生，伴重度非典型增生及考虑小灶性原位癌变。术中等冰冻结果时已做了一侧淋巴，但结果回来后就没再做下去，但术后石蜡结果：

镜下所见：子宫内膜样腺癌，G2，肌层浸润深度＞1/2 肌层，浸润深度 0.8cm（肌层厚度 1.5cm），子宫颈管未见癌，阴道壁切缘未见癌累及，（左、右韧带切缘）均未见癌累及，淋巴管－血管未见侵犯。免疫组化：ER 约 70%（＋），PR60%（＋），P53：5%（＋），Ki-67 约 20%（＋），P16（＋），Vimentin（＋）。

病理诊断：子宫内膜样腺癌，病理学分期：pT1bN0Mx [FIGO ⅠB]。

免疫组化：ER（约 70%+），PR（约 60%+），P53（5%+），Ki-67（约 20%+），P16（＋），Vimentin（＋）。

问：我联系了放疗科，但是否放疗，意见不统一。对于这类病例，在病理的角度，是否临床医生能做得更细致，让之前的病理更准，或病理有更好的方法更早更准？

答：切除的淋巴病理结果呢？

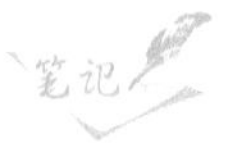

问：只清了一边，是阴性的，术前 MR，盆腔可见小淋巴结，子宫颈没有侵犯，只是 G2，深肌层，当时只是看到冰冻报是原位，就没有再扫另一边和腹主。

答：术前病理因素是子宫内膜癌手术中是否行选择性淋巴结切除的重要指标。术前子宫内膜活检结果与最终手术标本病理常常有差异。有一项研究对 2010—2014 年单中心子宫内膜癌手术患者进行了回顾性横断面分析，所有的患者均有术前内膜取样活检资料。评估术前后病理差异对手术时淋巴结切除决策变化的潜在影响。术前内膜病理为 G1 或 G2 级别，肌层侵犯深度≤ 50%，原发病灶直径≤ 2cm 者，不行淋巴结切除术。

结果：共有 352 例子宫内膜癌患者，其中 44 例因无术前病理或术后无病灶残留而剔除。存在病理差异的患者有 64/308 例（20.8%；95% *CI*：16.2 ~ 25.3）。术前病理为子宫内膜样癌的患者有 272 例，其中有 17 例患者术前病理为 G1 或 G2，但术后病理为 G3（6.3%；95% *CI*：3.4 ~ 9.1）；而 3 例患者术前为 G3 降级为 G1 或 G2（1.1%；95% *CI*：0 ~ 2.3），由于术前的肿瘤直径大于 2cm 已行淋巴结切除。影响术中淋巴结切除决策的病理学差异只有 2 例（0.7%；95% *CI*：0 ~ 1.8）。

结论：在单中心的回顾性研究中，术前术后病理差异发生率约为 20%，而能影响是否行淋巴结切除决策的差异只有 0.7%。在淋巴结选择性切除的标准中，肌层侵犯和肿瘤大小比术后病理更有影响力。[文献引自：Corr BR，Carrubba A，Sheeder J，et al.Histopathology discrepancy of preoperative endometrial sampling and final specimen：how does this influence selective lymph node dissection？ Int J Gynecol Cancer，2017，27（2）：297-301.] 由此资料可见，临床医生对判

笔记

断肿瘤组织分级无能为力，但判断肿瘤大小完全可以通过大体标本的测量做得到。肿瘤浸润肌层的深度有时肉眼也能判断，当然误差会大于肿瘤大小的判断。临床医生参与判断可减少这种误差。本例患者侵犯深肌层，需扫腹主而没有扫。影像学及切除下来的一侧淋巴结阴性，不考虑外照射放疗照射淋巴区域，但需补充化疗，针对未切除可能有潜在转移风险的腹膜后淋巴结及针对侵犯深肌层的阴道近距离放疗。

病例 11

患者，67 岁，因腹痛入院，B 超提示子宫后方一囊性暗区，宫腔内未见异常，腹腔镜探查发现是子宫肌瘤变性，做了子宫 + 双附件切除，因为子宫不大，就用标本袋存放，组织被切割搅碎后没有刻意去找内膜，送了快速病理提示子宫肌瘤变性，术后提示子宫内膜高中分化腺癌，肌层浸润 > 1/2，还侵犯宫颈管腺体。请教下一步处理?

答：侵犯宫颈管间质算Ⅱ期，腺体算ⅠB，算高危因素。故本例诊断ⅠB 期有高危因素，不全分期手术后。

建议先做影像学检查，重点了解腹主动脉旁有没有淋巴结增大。如果腹主阴性，选择加盆腔放疗和阴道近距离放疗和 TC 方案化疗。如果腹主阳性，再加腹主动脉区域放疗。也可选择再次行全面分期手术。

关于子宫内膜癌的化疗，阿霉素类化疗药联合顺铂一直被认为是子宫内膜样腺癌的标准化疗方案。GOG 0209 研究结果表明卡铂 + 紫杉醇（TC 方案）疗效不比多柔比星 + 顺铂差，但是 TC 方案患者

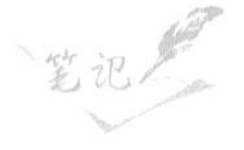

耐受性更好。特殊类型的子宫内膜癌如浆液性癌、透明细胞癌和癌肉瘤，其首选化疗方案也是TC。TC已成为子宫内膜癌的标准辅助化疗方案。

病例12

患者，B超提示子宫腔直径3cm肿块，宫腔镜检查示肿块位于前壁下段，宫颈管光滑，取活检提示子宫内膜腺癌，但未行宫颈管活检，请问接下去手术多大范围呢，筋膜外还是广泛呢?

答：不像子宫颈癌采用临床分期，治疗前有一个明确分期，可以根据临床分期确定采用手术或放疗或支持疗法，子宫内膜癌采用手术病理分期，手术后才能确定分期。治疗前不能根据分期确定治疗方案。对于子宫内膜癌患者，只能在治疗前分三种情况：肿瘤局限于子宫体、肿瘤侵犯子宫颈和肿瘤超出子宫外。

对于子宫及宫旁的切除范围来讲，只有肿瘤侵犯子宫颈才需要行根治性子宫切除术，也称广泛子宫切除术（是否需要广泛子宫切除仍有争议，NCCN推荐广泛子宫切除，FIGO、ESMO等推荐次广泛子宫或筋膜外全宫切除术，术后加放疗）。肿瘤局限于子宫体和肿瘤超出子宫外的患者均行筋膜外全宫+双附件+全面分期手术或减瘤术，不需行广泛全宫切除术。本例虽然肿瘤病灶较大，但没有侵犯子宫颈，采用筋膜外全宫切除+双附件+全面分期手术，广泛子宫切除术是不需要的。

病例13

患者，50岁，因月经多行诊刮，病理示中分化子宫内膜样腺

笔记

癌，行腹式全宫 + 双附件切除 + 盆腔淋巴结切除术，术后病理提示：肿瘤侵犯肌层 <1/2，没有累及淋巴脉管间隙，累及宫颈上皮，肿瘤没有侵犯间质，附件和淋巴结阴性，腹腔冲洗液没有肿瘤细胞，分期应该是ⅠA，G2，请问累及宫颈上皮及 G2 是否辅助治疗呢?

答：本例ⅠB/G2，还要看看有没有其他高危因素，如肿瘤大小。选择观察或补充阴道腔内近距离放疗 / 盆腔外照射。本人倾向于选择单纯补充阴道腔内近距离放疗。

问：宫颈上皮受累，间质未受累，应该还属于ⅠA 期，不过存在累及下段的高危因素需要阴道近距离放疗。您说属于ⅠB 期是笔误还是其他呢?

答：1988 年 FIGO 子宫内膜癌分期是内膜癌侵犯宫颈腺体为ⅡA，侵犯宫颈间质为ⅡB，2009 分期中，Ⅱ期不再分ⅡA 和ⅡB，肿瘤侵犯宫颈间质归Ⅱ期。正文中Ⅰ期以浸润肌层深度来分ⅠA 和ⅠB，没有提到浸润宫颈腺体，但是在分期的说明里面有提到肿瘤侵犯宫颈腺体分为ⅠB。故本例分期是ⅠB 期而不是ⅠA 期。

病例 14

患者，病理结果如下，请问这个患者术后需不需要放疗?

病理诊断：

（全切子宫及双侧附件）符合（子宫底、体部）子宫内膜样腺癌，高分化，弥漫型，肿瘤侵及子宫浅肌层，宫颈、阴道残端及左右侧宫旁组织未见肿瘤累及，双侧输卵管及卵巢组织

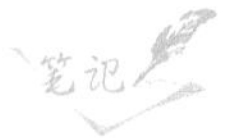

未见肿瘤累及。

（左、右侧盆腔淋巴结）未见淋巴结（左 0/14、右 0/16），未见肿瘤累及。

答：病例资料不全。根据这个患者分期ⅠA，G1，弥漫型估计病灶（面积）直径超过 2cm，有高危因素，已行全子宫、双附件、盆腔淋巴结切除，可以考虑不再次手术切除腹主动脉旁淋巴结，随访或加阴道近距离放疗即可。

病例 15

子宫内膜腺癌患者，术前诊刮确诊，术前 MRI 提示宫颈间质受侵，淋巴未见转移征象，行广泛子宫切除及双附件切除和腹主及盆腔淋巴切除术，术后病理报告提示子宫内膜腺癌，宫颈转移，腹主动脉旁淋巴结 1 枚转移，盆腔淋巴结阴性。此例患者如术前应用 PET–CT 检查出腹主淋巴结转移，手术方案应该怎么定？是否不应该做广泛子宫全切呢？该患者术后如果化疗，该化疗几个疗程合适呢？今年 NCCN 针对腹主淋巴结转移的Ⅲ期子宫内膜癌主张化疗 + 放疗，具体该如何做呢？

答：第一个问题：不论是宫腔镜还是 MRI，术前只能提示侵犯宫颈，不能提示侵犯宫颈腺体还是间质。从图 14 可以看到，宫颈腺体可以很深，间质可以很浅，不能以侵犯深浅来区分侵犯宫颈腺体还是间质。因为术前难以区分，按肿瘤情愿过度、不可不足的处理习惯，只要怀疑子宫颈受累，均行广泛全宫切除。

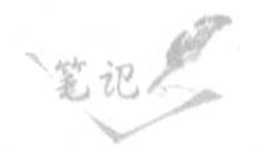

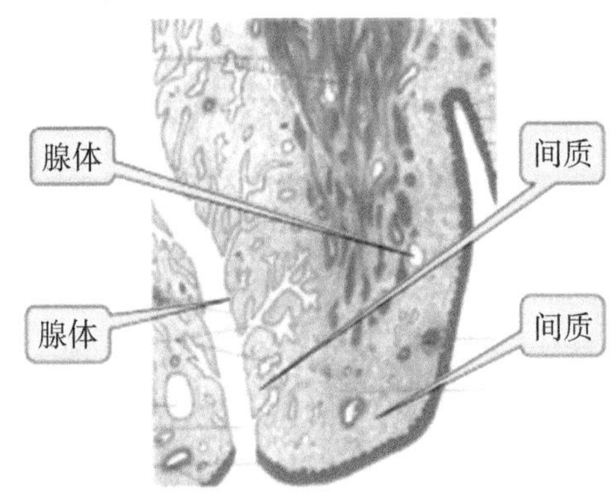

图 14　宫颈组织示意

第二个问题：腹膜后淋巴结转移并非子宫内膜样癌的手术禁忌证，此例患者如术前应用 PET–CT 检查出腹主淋巴结转移，还是应该做广泛子宫切除。

第三个问题：腹主淋巴结有转移，不排除有更高部位的转移，化疗肯定要上，一般 TC6 个疗程。

第四个问题：Ⅲ期子宫内膜癌主张化疗 + 放疗是 ESMO 指南。本例腹主动脉旁 1 枚淋巴结转移，可在该处调强放疗。子宫颈有转移已做了广泛全宫，如果宫旁阴性，可以随访也可以补充阴道近距离放疗。

综上所述，本例的术后处理是 TC 化疗 6 个疗程 + 腹主动脉旁淋巴结区放疗 ± 阴道近距离放疗。

病例 16

子宫内膜腺癌ⅢC2 期，存在盆腔和腹主动脉旁淋巴结转移，术后辅助治疗应该如何掌握?

答：如果已做了盆腔和腹主动脉旁淋巴结切除术，盆腔淋巴结阳性，腹主淋巴结阴性，多采用放疗。腹主淋巴结阳性，多采用化疗。

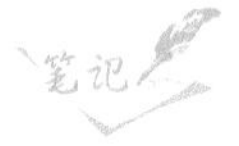

原因是腹主淋巴结阳性，可能有更高位置的转移，单靠放疗不能到达这些部位。盆腔放疗并发症较少，腹主动脉旁周围有小肠和肝、肾、胰腺等重要器官，放疗并发症大，放疗剂量有限。不过近来 ESMO 等推荐化疗和放疗一起上，效果优于单纯化疗或单纯放疗。表 17 为 NCCN 指南对Ⅲ期患者的术后处理的推荐，Ⅲ期只需考虑分期无须考虑组织分级。

表 17　Ⅲ期子宫内膜癌的术后处理

分期	Ⅲ期患者术后处理无须考虑肿瘤分级
Ⅲ A	可选择：①化疗 ± 放疗或②肿瘤靶向放疗 ± 化疗或③盆腔放疗 ± 阴道近距离放疗
Ⅲ B	初治方式一般选放疗。选手术者术后加化疗和（或）肿瘤靶向放疗
Ⅲ C	化疗和（或）肿瘤靶向放疗

病例 17

患者 37 岁，术前为子宫内膜不典型增生，术后为子宫内膜样腺癌，只做了全子宫 + 双输卵管切除，是不是一定要做双侧卵巢切除？

病理诊断：

子宫内膜样腺癌，Ⅰ级，侵犯子宫浅肌层（浸润深度 4.0mm），脉管（–），未侵犯子宫颈、子宫颈管、子宫深肌层、子宫浆膜层、双侧输卵管。

免疫组化：CK（+），CK20（–），ER（+，75% 肿瘤细胞），PR（+，90% 肿瘤细胞），Ki-67（+，50% 肿瘤细胞），P53（–），Vimentin（–），CA125（灶性 +），WT- Ⅰ（–），Pgp（–），GST- Ⅱ

笔记

（+，90% 肿瘤细胞）、Topo Ⅱ（–）。

答：差一个指标：病灶宽度。

问：病灶宽度 3.75mm。

答：本例为子宫内膜样腺癌、G1、临床 IA 期，年龄 <60 岁、脉管（–）、病灶直径小于 2cm，可以保留卵巢。关于年轻子宫内膜样腺癌患者保留卵巢的问题尚有争议。理论上讲Ⅰ型子宫内膜样腺癌的发生发展与雌激素相关，全宫 + 双附件切除是标准的手术方式。但已有多项研究表明早期子宫内膜癌患者保留卵巢不影响预后，有一个随访了 16 年的资料表明在ⅠA 期绝经前患者保留卵巢并不影响其长期生存率。其他的研究也提示在早期内膜癌保留卵巢是安全的。

逸仙推荐：肿瘤 G1 级、肿瘤直径小于 2cm、侵犯肌层小于 1/2，非特殊类型的年龄小于 45 岁、没有 BRCA/Lynch 家族史的子宫内膜样腺癌患者，可切除子宫和输卵管，保留卵巢。

病例 18

患者，54 岁，一周前做了筋膜外全子宫 + 双附件切除术，现在病检报告为子宫内膜腺癌，侵犯肌层 < 1/2，右卵巢有一个 4cm 囊实性肿瘤，也报告为腺癌，腹腔冲洗液阴性，术中探查大网膜及盆腹腔肉眼未见异常。宫颈没有侵犯。现在是再次手术切除网膜加淋巴结清扫？还是直接化疗呢？

答：已经是Ⅲ期，最好再次全面分期手术，术后化疗。

问：那手术时间呢？现在会不会水肿厉害？

答：不会，手术不困难，随时可以做。

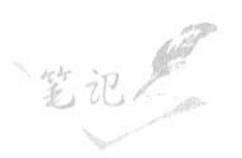

病例 19

患者，42 岁，今年 6 月发现乳腺癌手术切除并行淋巴结活检未见转移，计划行化疗 6 次，但在今年 9 月宫腔镜 + 分段诊刮，考虑高 – 中分化子宫内膜样腺癌，宫颈未见特殊，目前准备手术，请教这种情况行手术治疗后，需要放疗或者化疗吗？

答：术后可按乳腺癌化疗计划化疗，乳腺癌的化疗药物和子宫内膜样癌类似，都是以铂和紫杉醇为主的化疗方案。术后是否加放疗要看这次手术后的分期、组织学分级和有无高危因素。需要注意的是，乳腺癌在切除子宫时，不论是良性还是恶性病变，均建议同时切除双侧卵巢输卵管。

病例 20

患者，52 岁，诊刮提示子宫内膜样腺癌，MRI 未见明显肌层受累，但右侧宫旁发现一枚淋巴结，考虑转移。请教是否应该手术？如果手术找不到这枚淋巴结怎么办？

答：如上所述，腹膜后淋巴结增大不是子宫内膜样癌的手术禁忌证。本例应该手术，做全面的分期手术。宫旁阔韧带前后腹膜要打开，必要时按次广泛或广泛全宫切除术的手术范围切除右侧宫旁组织，应该能够找到增大的宫旁淋巴结。如果这样做还找不到，说明 MRI 有误差。

病例 21

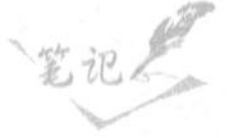

患者，61 岁，诊刮标本提示子宫内膜样腺癌，做了全子宫双

附件切除＋盆腔淋巴结切除术，术中见宫腔内布满癌组织，病灶之一来源于子宫后壁，直径约 2cm；另一病灶来源于宫底，直径约 1cm。术后病理回报：子宫高、中分化子宫内膜样腺癌，大小为 5.5cm × 5cm × 1.4cm，侵及 < 1/2 肌层，未见明确脉管神经侵犯，宫颈管及左右宫旁未见癌累及，淋巴结未见转移癌。请教后续是否加用辅助放疗?

答：该患者诊断ⅠA 期 G1 ～ G2，有两个高危因素：年龄 >60 岁、肿瘤直径 >2cm，根据指南可随诊或放疗。本例建议补充单纯阴道后装放疗。

病例 22

子宫内膜高分化腺癌，ⅠA 期，没有高危因素，但术中腹腔冲洗液是阳性（宫腔镜术后的），您写的 2017 年 NCCN 指南解读好像没有对腹水阳性的患者后续治疗有更多说明。这个患者需要进一步补充化疗吗?

答：本例患者可以随访。宫腔镜检查特别是膨宫介质采用液体膨宫确实可以增加腹水细胞学的阳性率。但现在尚没有足够的数据说明腹腔细胞学阳性与复发风险和治疗效果有何关系。2009 年 FIGO 子宫内膜癌手术病理分期已取消了腹水细胞学这项内容。对腹水细胞学阳性的处理也有不同做法，随访、放疗、化疗都有人用，更多的观点是随访。

病例 23

患者，50 岁，不规则阴道出血 4 年，诊刮病理提示高分化子

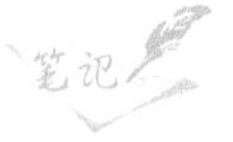

宫内膜样腺癌，盆腔核磁结果提示：子宫内膜恶性肿瘤侵及肌层 > 1/2，子宫颈恶性富血供肿瘤，大小约 3.6cm × 3.6cm × 4.7cm，盆腔及腹股沟多发淋巴结，较大者短径约 1.4cm，TCT 未见异常。行广泛全子宫双附件切除和盆腔淋巴结切除，加腹主动脉旁淋巴结切除，术中见一枚右侧腹股沟深淋巴结增大，质脆，考虑转移。术后病理结果如下，请问患者现术后 7 天，恢复好，下一步该怎么治疗，夹心化放化疗，还是同步放化疗？目前分期为ⅣB 期，预后是不是很差？但患者现在一般情况很好。

病理诊断：

①中分化子宫内膜样癌，伴坏死，浸润肌壁 < 1/2，待免疫组化进一步诊断，累及子宫下段，累及宫颈，浸润宫颈壁 > 1/2，可见脉管瘤栓。②子宫平滑肌瘤伴变性，细胞增生丰富。③左卵巢浆液性腺纤维瘤，右卵巢皮质包含囊肿伴囊性滤泡，双侧输卵管呈慢性炎。④双侧宫旁未见特殊，双侧宫颈旁未见特殊。⑤左侧盆腔淋巴结：检见转移 1/9；右侧盆腔淋巴结：未见转移 0/9；腹主动脉旁淋巴结：未见转移 0/5；腹股沟淋巴结：检见转移 2/4。

答：为什么分Ⅳ期？

问：腹股沟淋巴结阳性不是算是ⅣB 期吗？

答：确实腹股沟淋巴结转移是ⅣB 期，但是这个指的是位于腹股沟韧带下方的股三角周围的淋巴结，是外阴癌的区域淋巴引流区。但是子宫颈癌和子宫内膜癌经腹腔、腹膜后切除的习惯称为“腹股沟深淋巴结”，严格来讲应该叫“髂外血管下部淋巴结”，属于盆腔淋巴结，属Ⅲ C1 期。建议加盆腔放疗加阴道后装放疗 ± 化疗。

问：指南上Ⅲ期也是化疗为主，您建议放疗为主吗？

笔记

答：本例盆腔淋巴结转移、浸润深肌层、脉管阳性，有放疗指征。腹主动脉旁淋巴结阴性，病灶局限在盆腔，以补充盆腔放疗为主。当然，也不能排除有肉眼看不到的隐匿性病变远处转移，为稳妥起见也可以考虑加预防性化疗，疗程数可以减为 4 个。ESMO 也提出Ⅲ期患者术后化疗加放疗预后较好。

病例 24

患者，48 岁，诊刮病理为复杂性子宫内膜增生过长，患者担心会癌变要求手术，术前子宫内膜厚 17mm，行腹腔镜下全子宫切除 + 双侧输卵管切除术，术后病理为子宫内膜样腺癌 G2，癌灶局限于子宫内膜，需补充手术吗？

答：做个腹部和盆腔增强 CT 或 MR，如果淋巴结不大可随访。

第一，本例术前检查不完善。诊断性刮宫容易漏诊，目前宫腔镜已经很普及，对于该类患者，术前还是应该做个宫腔镜检查，并在宫腔镜引导下取活检明确诊断。这样就可能不会出现目前这种情况。

第二，子宫内膜癌术后组织分级升级是常见的，达 15% ~ 20%。即术前刮宫标本为不典型增生，术后常规病理诊断为癌，或术前为 G1，术后为 G2 或 G3。

第三，这是不全分期手术病例。根据术后病理，没有侵犯子宫颈，不需做广泛全宫切除。没有切卵巢，按逸仙推荐，有两个地方不符：G2 和 48 岁。没有切淋巴结，本节病例 8 讨论了淋巴结切除指征问题，本例如果没有增大的淋巴结，属于允许不切除的范围。故需要做腹部和盆腔增强 CT 或 MR，看看淋巴结有没有增大。影像学结果如果有淋巴结增大，建议再次手术切除淋巴

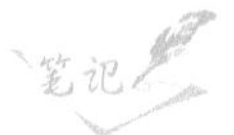

结，同时切除卵巢。如果影像学没有发现淋巴结增大，只是因为不符合“G2 和 48 岁”这两个条件，而且其中“48 岁”是相对条件，实际上就是只有“G2”这个条件去切卵巢而再次手术，似乎意义不大，故推荐随访。

病例 25

患者，52 岁，活检提示中分化子宫内膜样腺癌。病灶局限在宫腔内，没有侵犯宫颈管。但是这个患者心脏瓣膜是断裂的，射血分数 66%。术前麻醉科评估属于高危患者，但心脏内科会诊，评估患者是可以耐受手术的，肺功能检查提示可耐受腹部大手术。核磁共振提示病灶局限在宫腔内，病灶面积超过宫腔面积 1/2，直径超过 2cm。这个患者主观感受没有什么不舒服，自己平时在家里面做家务、上下楼活动不受限。手术选择广泛全子宫双附件切除同期做淋巴结清扫？还是直接做个全宫双附件切除，术后辅助放疗？

答：安全第一。目前在评估子宫内膜癌侵犯宫颈方面，最准确的方法是 MRI 和宫腔镜。该患者核磁共振提示病灶局限在宫腔内，没有侵犯到宫颈。这个结果还是可以信任。子宫方面仅做个筋膜外全宫即可，不需要广泛切除。病灶面积超过宫腔面积 1/2，直径超过 2cm，有至少切除盆腔淋巴结的指征。建议先做全子宫双附件切除，切下子宫后剖开子宫，看看宫腔病灶大小和肌层浸润深度，确定是否需要切除淋巴结。如果有切除淋巴结指征（参照本节病例 8），患者术中情况稳定继续做盆腔淋巴结切除和（或）腹主动脉旁淋巴结切除术，如不能耐受就切除子宫双附件后停止手术，术后再补充放疗或化疗。术中请心内科医生在手术室和麻醉师一起监测。

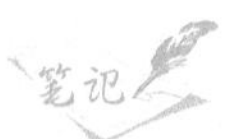

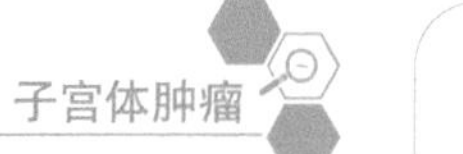

病例 26

患者，70 岁，病理提示子宫内膜复杂性非典型增生，不排除高分化子宫内膜样腺癌。这个患者比较特殊的是，第一，高龄 70 岁。第二，并发症比较多，有高血压史十几年，现在吃 4 联降压药。患者一般情况好，家务劳动、上下楼活动不受限，但患者比较胖。心脏彩超评估心脏功能佳，射血分数正常。影像学检查考虑病灶局限在宫腔内，直径超过 2cm，面积基本达到整个宫腔。这个患者我顾虑的问题是，第一，患者比较胖，术后伤口容易长不好。第二，患者高龄，加上又有高血压并发症，时间比较长，属于高危患者。那这个患者是做开腹好，还是做腔镜好，另外就是是否要切除淋巴结？

答：我觉得腹腔镜好。先做全宫双附件切除，如果术者技术熟练，术中患者生命体征稳定，继续切除淋巴结，先做盆腔淋巴结。腹主能做就做，不能做就不勉强。留待术后补充治疗。

病例 27

患者五天前宫腔镜检查，刮宫病理为子宫内膜癌，想要第六天手术，适合吗？会不会盆腔充血很严重啊？

答：宫腔镜检查没影响，可以手术。

病例 28

患者，58 岁，绝经后阴道流血，术前超声提示：前壁内膜单

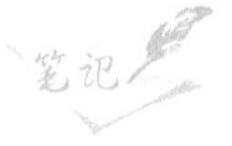

层厚 7mm，宫腔线分离 5mm，近宫腔底部见强光团 9mm × 6mm，提示子宫内膜增厚伴占位（病变？），术前诊刮病理示：子宫内膜重度异型增生，考虑癌变。行全子宫双附件切除术，术中未及肿大淋巴结，术中剖视子宫：内膜刮宫后改变，未见明显病灶，送术中冰冻，于左侧宫角处随机取样，提示中高分化子宫内膜样腺癌，侵及 < 1/2 肌层，故未行淋巴结清扫。术后病理回报：子宫高分化子宫内膜样腺癌，大小为 2.5cm × 2.5cm，侵及 < 1/2 肌层，未见明确脉管神经侵犯，左右附件及宫旁均未见明显病变。免疫组化：PR（3+ 80%），Ki-67（+60%），ER（3+50%）。根据病理，可考虑子宫高分化子宫内膜样腺癌ⅠA 期，但病灶大小为 2.5cm × 2.5cm，未行盆腔淋巴结切除，请问是否需后续治疗？

答：病灶超过 2cm 是切除腹膜后淋巴结指征，建议再做一次全面分期手术切除淋巴结，如果切下来的标本都阴性，术后可随访。

病例 29

患者，44 岁，诊刮病理为子宫内膜样癌，分化差，术前 MR 提示内膜 9mm，行腹腔镜子宫内膜癌分期手术，术后病理如下，请问术后是否需要辅助治疗？

病理诊断：

子宫大小 14cm × 10cm × 4cm，宫颈外口尚光滑，宫体切开可见内膜弥漫粗糙，厚约 0.1 ~ 0.5cm，切面灰白灰褐色，质中，内膜全包，镜下：子宫内膜腺体广泛不典型增生，灶性上皮内癌，考虑小灶黏膜内癌（内膜样腺癌Ⅱ ~ Ⅲ级）；区域淋巴结未见癌转移（左盆扫 0/16，右盆扫 0/22）；宫颈未见癌。

慢性宫颈炎，灶性糜烂。

双侧输卵管、卵巢组织未见明显病变。

（腹腔冲洗液）找到少量轻度核异细胞。

答：子宫内膜癌术后组织分级升级为多，降级要考虑宫腔病灶被刮宫刮掉了。把术前“分化差”的病理切片再仔细看一下，如仍是 G3，是做腹主动脉旁淋巴结切除术指征，本例做了盆腔没做腹主，如果术前没有做上腹部 MRI，补做一个看看有没有主动脉旁淋巴结增大，如果有增大，补充手术。没有淋巴结增大，不手术但补充化疗。

问：需要几个疗程?

答：因考虑小灶黏膜内癌，4 个疗程可以了。

病例 30

患者诊刮子宫内膜样腺癌，没有做宫腔镜，做了腹腔镜全面手术分期，术后病理除了腹水细胞学阳性，无其他高危因素，目前子宫内膜癌腹水阳性不影响分期，需要术后化疗吗?

答：不需要。参考本节病例 4 讨论。

病例 31

患者，49 岁，术前诊刮提示（宫颈及宫腔）高 – 中分化子宫内膜样腺癌，小灶似有浆液性乳头状腺癌分化。故行广泛子宫切除 + 双附件切除 + 盆腔淋巴清扫 + 腹主动脉旁淋巴活检 + 大网膜切除术。术后病理：子宫颈管及峡部高分化子宫内膜样腺癌，灶性乳头状生长。子宫体宫内膜复杂性非典型增生，部分低 – 中分化子宫内膜样

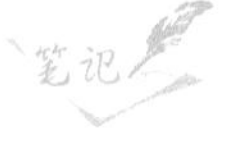

腺癌改变，宫颈宫腔肿瘤均侵犯浅肌层。（腹主动脉旁＋盆腔）淋巴结未见癌转移，大网膜未见癌转移。请教是否需要考虑术前诊刮病理，补充后续治疗？

答：术后病理为准。本例为Ⅱ期，术后处理需结合手术方式和组织分级，但不需考虑高危因素。参考表 18，可以随访或加阴道近距离放疗。

表 18　Ⅱ期子宫内膜癌的术后处理

手术方式		G1	G2	G3
筋膜外子宫切除术		阴道近放疗和（或）盆腔放疗		盆腔放疗＋阴道放疗 ± 化疗
广泛全宫切除术	切缘阴性＋淋巴结阴性	观察或同上处理		
	切缘阳性和（或）淋巴结阳性	已升级为Ⅲ期，按Ⅲ期处理		

病例 32

某患者术前宫腔镜活检的结果如下：

（宫腔）出血期宫内膜，部分腺体复杂性增生，间质纤维化，部分内膜表面可见乳头、微乳头结构。细胞具异型性，局灶可疑间质浸润，高度疑癌，建议借原单位切片会诊及行免疫组化检查，进一步判断类型。

行了全宫双输卵管切除。术后病理结果：肉眼所见子宫前壁灶性区域肉眼稍粗糙，面积 1.5cm × 1.3cm，余内膜呈诊刮后改变。

病理诊断：

子宫内膜上皮内病变，癌变，Ⅰ型子宫内膜癌形成，浸润间质。

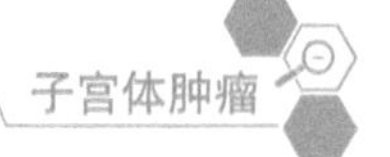

左、右宫旁未见癌累及，宫颈慢性炎伴糜烂、鳞化，输卵管管壁充血明显，其中一侧输卵管可见系膜副中肾管囊肿。

免疫组化：Vimentin（+），ER（+），PR（+），Ki-67（+，阳性率约 20%），PTEN（-），P53（弱 +，阳性率约 < 1%），CEA（-），Her-2（-），β-Catenin 膜浆（+），CA125（+）。

因为看了你的 NCCN 2017 子宫内膜癌指南解读，而且患者也希望保留卵巢，所以没切卵巢。问题是，保留卵巢的术后患者，需不需要药物治疗（高效孕酮，GnRH-α 之类）？还有就是术后怎么随诊？

答：①关于子宫内膜增生，参见“六、子宫内膜增生”。新的分类没有“复杂性增生”。子宫颈鳞状上皮内病变则相当于不典型增生。②本例资料不全，年龄？浸润子宫肌层深度？淋巴脉管间隙是否阳性？故无法判断是否可以保留卵巢。③早期患者术后常规大剂量孕酮治疗早已被证实对提高生存率无益。内分泌治疗主要用于晚期和复发病例，近年来也用于极早期年轻未生育保留生育功能的患者。保留卵巢不是增加内分泌治疗的指征。④子宫内膜癌的随访：5 年内每 3 ~ 6 个月随访一次，5 年后每年一次。复查项目：每次询问病史、体格检查、妇科检查、CA 125，B 超，根据临床症状及复发 / 转移选择其他影像学检查；Ⅲ ~ Ⅳ期建议治疗结束后 3 个月、之后每 6 个月，第 2 ~ 3 年每 6 ~ 12 个月行胸部 / 腹部 / 盆腔 CT，怀疑有转移者选择性做 PET-CT。每年一次阴道抹片。

病例 33

患者，52 岁，三个月前因子宫内膜癌行“腹腔镜全子宫 + 双附件切除术”。术中见子宫正常大小，术中剖开见宫底部及近宫颈

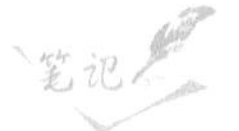

管两处 1cm 菜花状病灶。术后病理示“子宫内膜腺癌，病灶大小 1.5cm × 0.5cm × 0.5cm，G1 级，浸润子宫肌壁 <1/2，累及宫颈管黏膜；颈管肌层、宫颈、宫旁软组织、双卵巢及输卵管（–）；Ki–67 约 30%（+）”。现术后三个月复查，发现阴道残端 3cm 菜花灶，病理活检考虑恶性肿瘤复发。此患者是否需要二次补充手术 + 术后化疗；如果不手术，单纯化疗是否合适？

答：本例侵犯宫颈管，初次手术应行广泛子宫切除，或者术后补充放疗。目前阴道顶端复发，看选择手术切除阴道顶端病灶然后加放疗，或者不手术直接放疗。

问：子宫内膜癌阴道残端复发，如果手术，可需要扩大范围？是否必须切除宫旁，淋巴结是否需要清扫？

答：子宫内膜癌阴道复发的病例常常是多处复发，有些是亚临床复发，肉眼看不到。单纯手术容易再次复发，故以放疗为主。切除病灶只是为了减少放疗剂量，相当于减瘤术。局部切除病灶后补充放疗，不需扩大手术范围。

子宫内膜癌 · 高危组织类型子宫内膜癌

病例 1

患者，65 岁，因“绝经后阴道水样分泌物 1 月余”入院。

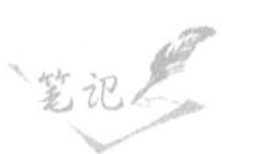

刮宫提示中分化子宫内膜浆液性腺癌，术前彩超提示宫腔积液。磁共振提示子宫内膜增厚。行“筋膜外全宫＋双附件＋盆腔淋巴结＋大网膜切除＋腹主动脉旁淋巴结活检”。最终病理宫腔内未见肿物。左侧输卵管浆液性乳头状腺癌。请问该如何诊断？后续处理？

大体病理：

子宫一个约 8cm × 4.5cm × 3.5cm，宫腔光滑，未见肿物；左输卵管约 8.5cm × 2cm × 1.5cm，表面见米粒大小结节，腔内含液体及乳头状物；左卵巢约 4cm × 1.5cm × 1cm；右输卵管约 6cm × 1cm × 1cm，表面见米粒大小结节，管腔未见肿物；右卵巢约 2.5cm × 1.5cm × 1cm。分别取材制片。

病理诊断：

①送检子宫，镜检未见癌。②左侧输卵管浆液性乳头状腺癌，管壁未见癌；左卵巢未见癌。③右侧附件未见癌。

免疫组化：Vim（－），CEA（－），EMA（＋），CA125（灶性＋），CA199（－），CK7（＋），CK20（－），K67 约 20%（＋），P53 约 3%（＋），CgA（－），NSE（－），Melan-A（－），ER 约 90%（＋），PR（－），Inhibin-α（－）。

大网膜组织约 15cm × 10cm × 3cm，未见结节；阑尾组织约 4.5cm × 1cm × 1cm；另送盆腔清扫淋巴结（左髂内、右髂内、左髂外、右髂外、左闭孔、右闭孔、左髂右髂总、左腹股沟深、右腹股沟深、腹主动脉旁）共 11 份。

病理诊断：

①送检（大网膜）组织，未见肿瘤组织转移。②送检（盆腔）淋巴结 11 份，分别制片，镜下均未见癌转移。③慢性阑尾炎。

答：该患者病理输卵管表面见米粒大小结节，管腔未见肿物，

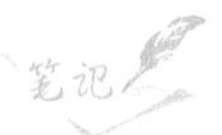

管壁未见癌，如果这个患者术前做了宫腔镜检查，不排除输卵管病灶是随膨宫液冲出去的。如果输卵管没病变，本例分期ⅠA，术后宫腔没有发现病变，说明原来病灶很小，可能刮宫时把病灶刮掉了，可以观察不化疗。如果是扩散到输卵管，则分期为子宫内膜浆液性癌ⅢA，需化疗。让病理科医生再复阅病理切片，看看能不能从病理上鉴别上面两种情况，而分别处理。如不能鉴别，以加 TC 方案 6 个疗程较稳妥。

问：为什么不考虑原发的输卵管癌？

答：子宫内膜癌转移至输卵管卵巢多于输卵管卵巢癌转移到宫腔。诊断不一样，但是治疗方法基本一样，均以化疗为主。

问：这样就理解为我们术前刮宫已把宫腔的病灶全部刮掉了。

答：有这种可能性。

问：像这样的病例是否行宫腔镜检查后再刮宫更好？

答：理论上是这样，但是我们选择辅助检查项目也是从简单到复杂。

病例 2

NCCN 2016 指南里写到Ⅱ型子宫内膜癌行大网膜活检，现在是主张部分活检呢，还是大网膜切除？

答：不同指南有不同的推荐，我个人意见大网膜切除不难，切除为好。

病例 3

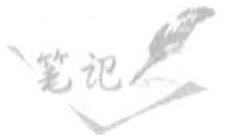

某患者术前病理为子宫内膜样腺癌，按Ⅰ型子宫内膜癌做了

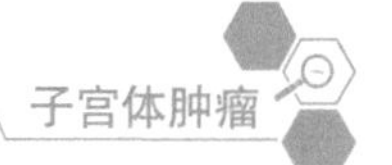

腹腔镜全面手术分期，腹主动脉旁淋巴结只做了右侧，肠系膜下动脉水平。术后病理为子宫内膜浆液性癌，侵及浅肌层，肿瘤直径5cm，淋巴结阴性。请教后续处理，再次切除大网膜？还是化疗+放疗？

答：直接加TC方案化疗可以了。

问：再行大网膜切除后，加TC化疗行吗？

答：不切大网膜直接化疗也可以的，因为病灶还是局限在子宫，转移到大网膜机会不大，而且后续已经加上了预防性化疗，故没有必要只为切大网膜而再次手术。如果术前已知是浆液性癌，术中一并切除大网膜。

病例 4

NCCN 2016子宫内膜癌指南中指出，子宫内膜透明细胞癌ⅠA期，可以观察。NCCN 2017指南，ⅠA期，有高危因素者，可观察（适合切除标本无肿瘤残留者），或化疗 ± 近距离放疗或放疗。请问患者化疗6个疗程的指征是怎么界定？

答：透明细胞癌属于特殊类型，不需考虑高危因素，多数要化疗。观察只限于切除子宫后病理完全阴性的患者。

病例 5

子宫内膜癌患者，术中冰冻子宫内膜样癌，术后病理透明细胞癌，手术做了全子宫双附件，盆腔淋巴结+腹主动脉旁淋巴结取样，都是阴性，但是网膜没切，现在术后该如何处理？

答：直接上化疗。关于子宫内膜癌何时切除大网膜的问题，转移到卵巢的子宫内膜样腺癌和各期浆液性癌均推荐切除。ESMO等

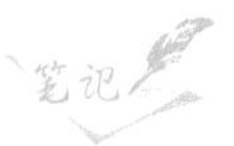

指南则认为透明细胞癌、子宫内膜未分化癌、癌肉瘤不需切除大网膜。该患者为子宫内膜透明细胞癌，也可以不切大网膜，但是需要加化疗，建议 TC 方案 6 个疗程。

病例 6

绝经后阴道出血患者，宫腔镜见宫腔内有两块突起物，电切送病理回报：鳞癌。请问有子宫内膜癌有鳞癌这个病理类型吗？

答：有的，少见。表 19 是 WHO 2014 子宫内膜癌分类。

表 19 WHO 2014 子宫内膜癌分类

子宫内膜癌分类
上皮肿瘤和癌前病变
癌前病变
增生
不典型增生 / 子宫内膜上皮内病变
子宫内膜癌
子宫内膜样腺癌
鳞状分化
绒毛腺管样
分泌性
黏液性腺癌
浆液性子宫内膜上皮内癌
浆液性腺癌
透明细胞癌
神经内分泌癌
低级别神经内分泌肿瘤
类癌
高级别神经内分泌癌
小细胞神经内分泌癌
大细胞神经内分泌癌
混合细胞腺癌
未分化癌
去分化癌

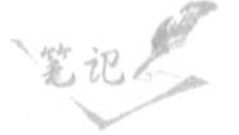

病例 7

子宫内膜鳞癌患者，手术进行了 1 小时、只清了左侧盆腔淋巴结时，突然出现血压下降，皮肤发红，考虑药物过敏，当时输了一半琥珀酸明胶。子宫未切，右侧盆腔淋巴结未扫，手术就停了。术后患者家属仍要求再次手术，拒绝放化疗。请问麻醉可以再打不？子宫内膜鳞癌 5 年生存率极低是吗？

答：能否再次手术要跟麻醉科等相关学科多学科会诊讨论而定。子宫内膜鳞癌预后比腺癌差。针对这个患者，选择放疗好一些。

问：那天请了某市级肿瘤医院的一个妇科主任协助手术，她们那的所有子宫内膜癌都行改良根治性子宫切除术，我问 I 期的不是全子宫双附件就行，她说分期都是手术病理分期，要做大，怕遗漏病变。我有点疑惑。

答：子宫内膜癌手术分期及评估原则如下：

①评估腹膜、横膈膜及浆膜层有无病灶，在任何可疑部位取活检以排除子宫外病变。②仍推荐取腹水细胞学并单独报告。③全子宫 + 双附件切除术和淋巴结评估是最基本的手术方式。某些有转移患者也可行全宫双附件切除。④可经腹、经阴道或腹腔镜或机器人腹腔镜切除子宫，需完整取出子宫，避免用粉碎器碎宫器和分块取出子宫。⑤侵犯宫颈者可行广泛全宫切除术和分期手术。也可行筋膜外子宫切除术，但术后需补充放疗。⑥切除可疑或增大的盆腔和主动脉旁淋巴结排除转移非常重要。⑦病变局限于子宫者，淋巴结切除术也是分期手术的重要部分。淋巴结切除可以判断预后，为后续治疗提供依据。⑧深肌层浸润、高级别癌、浆液性腺癌、透明细胞腺癌和癌肉瘤需切除主动脉旁淋巴结。⑨某

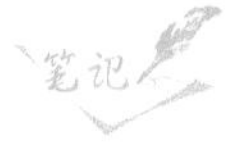

些患者可考虑前哨淋巴结活检。⑩某些患者可能不适合做淋巴结切除术。⑪浆液性腺癌、透明细胞腺癌和癌肉瘤需行大网膜切除活检。

病例 8

患者，63 岁，子宫内膜腺鳞癌腹腔镜下分期手术，术后病理宫颈管、阴道残端、附件、淋巴都阴性。术后 1 月复查无特殊，现 2 个月发现左阴道下段近阴道口肿块 3cm，活检为转移癌，而阴道残端及盆腔无异常，转移位置从未见过，难道是腹腔镜的影响？接下来如何处理？按阴道癌手术吗？或放化疗？

答：时间这么短，可能术前已有隐匿性转移没有发现。其实，子宫内膜样癌转移到阴道是比较常见的，特别是复发的病例。复发子宫颈癌的复发部位反而是阴道顶端、盆腔内比较多，阴道下段比较少。本例患者如没有碎宫或分块取出子宫，应该和腹腔镜关系不大。最好先做个 PET-CT，看看全身有没有其他地方转移。如转移局限于阴道，评估一下阴道复发灶是否孤立、能否切除，能切除就局部切除后全阴道照射放疗加全身化疗，不能切除就直接开始放疗和化疗。

病例 9

患者，51 岁，已绝经，因“下腹隐痛伴尿频 10 天”入院。外院 B 超提示：子宫后方实性占位 13.2cm × 10.5cm × 9.5cm，考虑卵巢癌可能。查体：下腹部可扪及 15cm × 16cm × 12cm 不均匀包块，边界欠清，有压痛及反跳痛。专科查体：由于腹膨隆，双合诊宫体

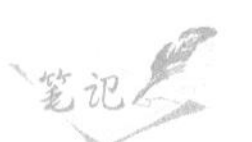

及双附件触诊不清，有压痛，三合诊直肠黏膜光滑，指套无血染，主、骶韧带明显增厚，未扪及明显结节。入院后行全腹 CT 平扫＋增强示：①双侧附件区见多发囊实性肿块，考虑卵巢癌。②肝内多发钙化灶。“左附件”灰白灰红色组织，12cm × 9cm × 2cm，切面灰白灰黄色，质脆，局部可见坏死，上可见输卵管，长 6cm，直径 0.4 ～ 0.6cm。患者病理诊断如下，考虑卵巢癌侵犯到子宫内膜，还是子宫内膜癌转移到附件？

病理诊断：

常规石蜡：（双侧卵巢）符合卵巢中分化浆液性乳头状腺癌，癌组织侵犯包膜。

免疫组化：ER（－），PR（－），P53（＋），P16（＋），CA125（＋），CEA（－），Vimentin（－），CK7（＋），CK20（－），Ki67（20%+），WT-1（小灶状＋）。

已切开全子宫，9cm × 5cm × 2cm，宫颈光滑，内膜稍增厚，切开肌壁未见明显异常。

（子宫）子宫局灶内膜表层腺体异型增生，符合浆液性乳头状腺癌。免疫组化：WT-1（5%+），Vimentin（－），P53（＋），P16（＋），Ki-67（3%+），ER（－），PR（－），CA125（＋）。

左侧宫旁纤维组织可见少量癌组织侵犯，右侧宫旁未见癌侵犯，肠系膜结节见浆液性乳头状腺癌组织转移，阴道壁残端、大网膜、阑尾、腹壁结节未见癌侵犯。

淋巴结 47 枚，其中 12 枚见癌组织转移，分别为：腹主动脉旁（8/8 枚），左侧：髂总（0/2 枚），髂外（1/1 枚），髂内（0 枚），闭孔（1/6 枚），腹股沟（0/0 枚）；右侧：髂总（2/9 枚），髂外（0/1 枚），髂内（0/1 枚），闭孔（0/7 枚），腹股沟（0/7 枚）。

笔记

（盆腹腔冲洗液）其中可见少量细胞呈重度异型增生，符合浆液性乳头状腺癌细胞。

答：临床上子宫内膜癌转移到附件的多，反过来可能性比较小，可以结合免疫组化指标来帮助判断肿瘤来源。如检测 WT-1（Wilms tumour 1 gene）可以帮助判定浆液性癌的来源（证据水平Ⅳ；推荐级别 A）。原发于卵巢的高级别浆液性癌中 WT-1 的表达为 80% ~ 100%，原发于子宫内膜的浆液性癌中 WT-1 的表达仅 7% ~ 20%。本例患者 WT-1（5%+），原发于子宫内膜的可能性大。

问：患者诊断子宫内膜癌ⅢC 期，术后处理是化疗和（或）肿瘤靶向放疗。也就是说只用化疗也足够了？用 6 个疗程吗？在没有放疗科的情况下，子宫内膜癌ⅢC 期也可以只做化疗吗？什么情况下是化疗和放疗都要做？是序贯吗？

答：本例患者肠系膜结节见浆液性乳头状腺癌组织转移，要看看这个肠系膜是哪个部位的肠系膜，位于盆腔还是腹腔？如果在盆腔，分ⅢC2 期，如果是位于腹腔的肠系膜，则分 IVB 期。不过不论分哪一期，这个患者都可以按下表处理。如果患者需要放疗而当地没有放疗设备，建议转诊到上级医院放疗，尽量不采用替代治疗方法。本例估计有肿瘤残留，并且有肯定的淋巴结转移，需补充化疗和放疗。Ⅲ期子宫内膜癌的术后处理可参考表 20：

表 20　Ⅲ期术后处理只需考虑分期

分期	Ⅲ期患者术后处理无须考虑肿瘤分级
ⅢA	可选择：①化疗 ± 放疗或②肿瘤靶向放疗 ± 化疗或③盆腔放疗 ± 阴道近距离放疗
ⅢB	初治疗方式一般选放疗。选手术者术后加化疗和（或）肿瘤靶向放疗
ⅢC	化疗和（或）肿瘤靶向放疗

笔记

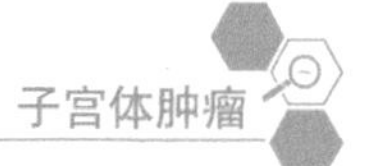

问：那是化疗 2 ~ 4 个疗程后放疗，再化疗 2 个疗程吗？

答：可以采用这种“夹心”疗法，即先化疗 2 ~ 3 个疗程后放疗，然后继续化疗到总共 6 个疗程。也可以采用序贯疗法，即先同期放化疗，然后接上 4 疗程静脉化疗。

病例 10

患者，47 岁，因阴道不规则出血 3 年，术前诊刮病理提示：子宫内膜复合性增生伴轻度非典型增生，高度怀疑小圆细胞肿瘤，子宫内膜间质肿瘤可能性大。术中行“全子宫切除 + 双附件切除 + 盆腔淋巴结清扫术”。术后病理送某肿瘤医院会诊，结果显示：子宫内膜原始神经外胚层瘤。请教术后如何治疗？如需要化疗，请教化疗方案？

术后病理会诊意见：

（子宫内膜）原始神经外胚层瘤。

免疫组化：瘤细胞 Syn（+），CD56（+），Cg–A（核旁点状 +），Ki–67（+，约 90%），myogenin（部分 +），CD99（–），CD10（–），ER（–），PR（–），SMA（–），Des（–），CD3（–），CD20（–），AE1/AE3（–），Vim（–），CK7（–）、myoD1（–）。

宫内膜另见病变：复杂性不典型子宫内膜增生过长。

（宫体）平滑肌瘤。（宫颈）慢性炎。（双侧附件）未见肿瘤累及。

（左、右盆腔）淋巴结均未见肿瘤转移。

答：子宫内膜原始神经外胚层瘤是一类小圆细胞，高度恶性的恶性肿瘤，具有不同程度的神经元、神经胶质、室管膜及髓上皮分

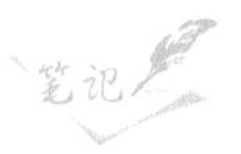

化等组织学特征。按特殊类型子宫内膜癌处理，化疗是必需的，可用 BEP 或 TC 方案。

问：请问化疗几个疗程为好？

答：一般 6 个疗程。

病例 11

高级别子宫内膜浆液性癌，病灶局限在子宫黏膜，子宫肌层、颈管、脉管、附件、淋巴、腹水均无异常，观察？化疗？放疗？

答：特殊类型子宫内膜癌只有在术后所有标本（包括子宫内膜）都找不到病灶的情况下才可以不化疗，其他患者均需化疗。该患者目前分期为 I A 期，子宫内膜仍有病灶，需补充 TC（紫杉醇 + 卡铂）方案化疗 6 个疗程。

子宫肉瘤 · 子宫平滑肌肉瘤

病例 1

患者，24 岁，术前宫腔镜活检提示高度恶性子宫平滑肌肉瘤，术中见大网膜，肠表面广泛病灶，考虑Ⅲ期，行全子宫双附件切除、

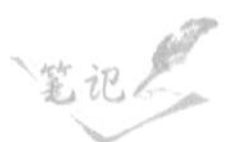

大网膜切除、阑尾切除、淋巴结部分切除（图 15）。请问诊断是否达Ⅳ期，化疗方案是否是多西他赛 + 健泽？

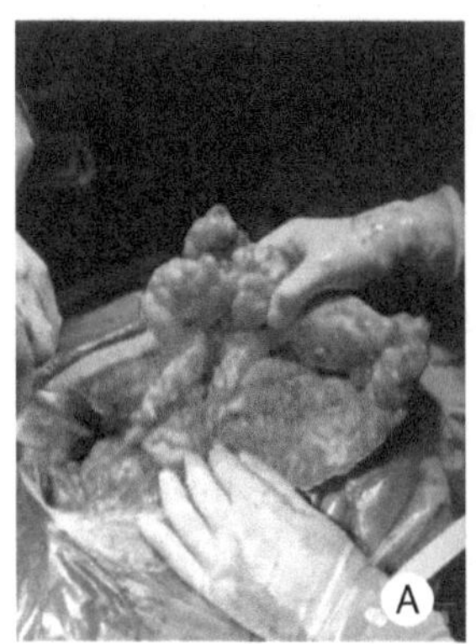

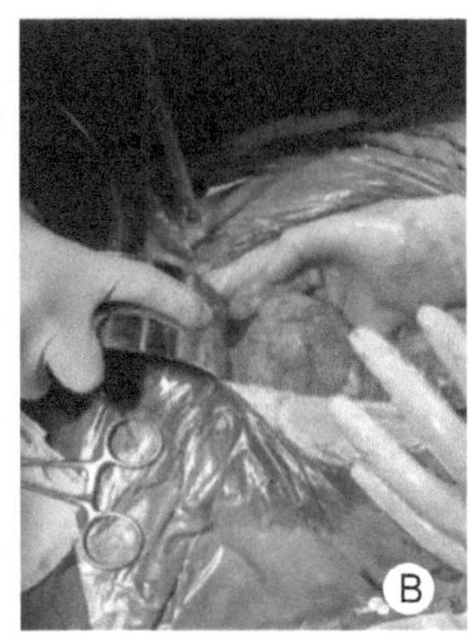

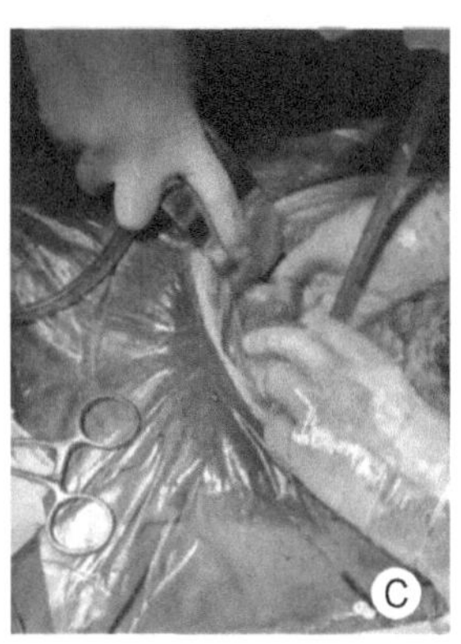

注：A：大网膜切除；B：子宫双附件切除；C：卵巢切除。

图 15　手术切除术

答：子宫肉瘤采用 FIGO 分期（表 21）。本例分期资料不详细，转移到腹腔至少是Ⅲ期，化疗方案首选多西他赛 + 健择（吉西他滨），该方案疗效较好，耐受性较好。有报道四药联合有效率更高，但毒性太大，患者难以耐受。

表 21　FIGO 子宫肉瘤分期

	分期	肿瘤范围
	平滑肌肉瘤和子宫内膜间质肉瘤	
Ⅰ		肿瘤局限于子宫
	ⅠA	≤ 5cm
	ⅠB	> 5cm
Ⅱ		肿瘤扩散到盆腔（仍局限于盆腔）
	ⅡA	累及附件
	ⅡB	累及其他盆腔组织
Ⅲ		肿瘤侵犯腹腔组织（并非仅仅突向腹腔）
	ⅢA	一个病灶
	ⅢB	多个病灶
	ⅢC	转移到盆腔和（或）主动脉旁淋巴结

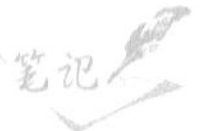

续表

	分期	肿瘤范围
Ⅳ	ⅣA	肿瘤侵犯膀胱和（或）直肠
	ⅣB	远处转移
	癌肉瘤	
	癌肉瘤的分期参照子宫内膜癌 FIGO 2010 分期	

注：与卵巢 / 盆腔子宫内膜异位病灶相关的同时发生于子宫体和卵巢 / 盆腔的肿瘤应分别诊断为原发性肿瘤。

病例 2

患者，43 岁，术前诊断“子宫肌瘤”，行全子宫切除术。术中冰冻提示子宫平滑肌肿瘤，不排除平滑肌肉瘤，跟病理科沟通，认为低度恶性可能性大，建议保留卵巢。当时征求家属意见，保留了双侧卵巢。术后病理报告为子宫平滑肌肉瘤，请问下一步怎么办?

答：平滑肌肉瘤没有低度、高度恶性之分，和某些特殊类型的子宫肌瘤鉴别见“子宫肌瘤和子宫腺肌症”。子宫平滑肌肉瘤的发生发展和雌激素没有直接相关关系，没有扩散到子宫外的绝经前患者，可以保留卵巢。从临床判断本例病灶应该局限在子宫，43 岁，可以保留卵巢。淋巴结切除有争议，不是非切不可。如果补充放疗，保留的卵巢功能会受到破坏，下一步处理宜密切随访。

子宫平滑肌肉瘤被认为是真正的肉瘤和最常见的子宫肉瘤。约每 800 例子宫平滑肌肿瘤中有 1 例为平滑肌肉瘤。发病年龄常 > 40 岁，多发于围绝经期或绝经后期。未用激素替代治疗的绝经后妇女出现子宫肌瘤增大应引起警惕。没有特异性症状：异常阴道出血（56%），盆腔包块（54%）和（或）盆腔疼痛（22%）。其他症状体征和平滑肌瘤相似，术前鉴别诊断困难。超声和 PET 都难以分辨平滑肌肿瘤的良恶性。

笔记

子宫平滑肌肉瘤基本的手术方式是经腹全子宫切除术。如果肿瘤累及子宫外，则同时行减瘤术。

是否切除卵巢和淋巴结存在争议，因为仅有少数患者出现转移。早期平滑肌肉瘤的绝经前患者可考虑保留卵巢。

是否切除淋巴结也有争议。两项研究对平滑肌肉瘤患者进行了淋巴结切除术，发现淋巴结转移的发生率分别为 6.6% 和 11%。在第一项研究中，淋巴结阳性患者的 5 年生存率为 26%，而淋巴结阴性患者则为 64.2%。我们推荐在初次手术时切除盆腔淋巴结。下面引用的文献则不赞成切除淋巴结。

术后辅助治疗能否延长生存尚无明确的结论。放射治疗可能对控制局部复发有帮助，复发或者晚期肿瘤采用以阿霉素为主或者多西他赛 / 吉西他滨的化疗，反应率 27% ~ 36%。性激素受体阳性者可能对激素治疗有效。他比特啶等靶向治疗已用于晚期或者转移性平滑肌肉瘤的治疗中，并取得了较好的疾病控制率。

一项观察性队列研究根据美国国立癌症数据库的资料对 1998—2013 年间 7455 例子宫平滑肌肉瘤患者进行预后和生存进行了研究 [Seagle B L，Sobecki-Rausch J，Strohl A E，et al. Prognosis and treatment of uterine leiomyosarcoma：A NationalCancer Database Study. Gynecol Oncol，2017，145（1）：61-70.]。敏感性和匹配性队列分析用于评估卵巢切除、淋巴切除和化疗对于早期患者的价值，以及化疗对于转移性平滑肌肉瘤的效果。

结果发现，所有患者诊断时的中位年龄是 54 岁（四分位范围 48-63）。在未匹配队列分析中，高龄、更高的并发症评分、黑人、分期晚或级别高、肿瘤直径大、淋巴结受累、诊断时发生转移、切缘阳性、辅助性化疗和近距放疗是降低生存的独立因素。私人保险则增加生存。在匹配性队列分析中，省去卵巢切除并不影响≤ 51

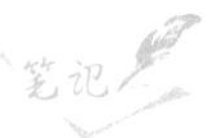

岁患者的生存 [事件时间率（ETR）为 1.06，95% *CI*：0.90 ~ 1.25，*P*=0.48]。对于任何年龄的患者，省去淋巴结切除并不影响生存（ERT 1.02，95% *CI*：0.94 ~ 1.10，*P*=0.60）。对于 I 期患者，辅助性化疗并不能改善生存（ETR 0.91，95% *CI*：0.78 ~ 1.05，*P*=0.18）。对于转移性平滑肌肉瘤，化疗能够显著改善患者的生存：化疗和不化疗患者的中位生存分别为 19.4 个月（95% *CI*：16.4 ~ 23.0）和 10.9 个月（95% *CI*：7.7 ~ 14.3）（ETR 1.66，95% *CI*：1.46 ~ 1.90，*P*<0.001）。

由此可见，早期并完全切除病灶是子宫平滑肌肉瘤最确证的治疗方案。对于临床诊断的局限于宫体的子宫平滑肌肉瘤，卵巢不切除和淋巴结切除似乎是安全的。化疗能够改善转移性子宫平滑肌肉瘤患者的预后。

病例 3

患者，60 岁，行“全宫 + 双附件切除术”，术后病理提示子宫平滑肌肉瘤，为 ⅠB 期，究竟是化疗还是观察好呢?

答：本例分期 ⅠB，说明肿瘤没有超出子宫，可以密切随访。放射治疗可能对控制局部复发有帮助，但不能改善总生存率。NCCN 推荐的子宫平滑肌肉瘤术后处理见表 22。

表 22　NCCN 推荐的子宫平滑肌肉瘤术后处理方案

分期	处理
Ⅰ	观察或考虑化疗（2B）
Ⅱ、Ⅲ	考虑化疗和（或）肿瘤靶向放疗
ⅣA	化疗 和（或）放疗
ⅣB	化疗 ± 姑息性放疗

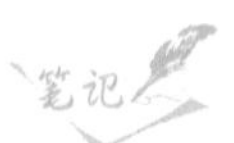

病例 4

患者，因子宫肌瘤行手术，术中冰冻病理未提示恶性，术后病理提示子宫平滑肌肉瘤，行二次手术，行筋膜内子宫切除术 + 双附件切除术 + 盆淋巴清扫术，术后病理提示子宫平滑肌肉瘤，子宫附件及盆腔淋巴无转移，术后未化疗，现在术后三个月，可以做其他肿瘤细胞的靶向治疗吗？如艾坦片，对 VEGF2 发挥作用，是否可以用这个药降低复发的风险？

答：既然病理已经提示为子宫平滑肌肉瘤，第二次手术就不应该做筋膜内子宫切除，而应行筋膜外子宫切除术。

子宫肉瘤目前有他比特啶等靶向治疗，已用于晚期或者转移性平滑肌肉瘤的治疗中，并取得了较好的疾病控制率。理论上抗血管生成药物对所有实体瘤应该有效。该患者第一次手术应该是“肌瘤”剔除术，不知道是开腹还是腹腔镜做？如果是腹腔镜，有没有用碎瘤器？如果用了碎瘤器，有造成腹腔播散的可能，加上化疗好一些。

子宫肉瘤 · 子宫内膜间质肉瘤

病例 1

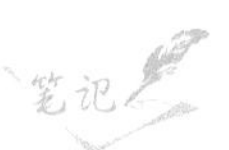

患者，52 岁，术前诊断子宫黏膜下肌瘤，术前分断诊刮术示

分泌期子宫内膜，行全子宫＋双侧输卵管切除术，见黏膜下瘤体3cm×3cm大小，包膜完整，局限宫体，术后病理示子宫内膜间质肉瘤，需补充手术或其他治疗吗？

答：超过50岁全宫切除术患者，不管是良性还是恶性病变，一般都推荐在手术的同时切除双侧附件。该病例初次手术如果选择全宫＋双附件切除，患者就不必遭受再次手术的痛苦。目前再次手术切除双侧卵巢是必需的。病理上应该区分低级别和高级别病变，术后处理是不同的。如果是低级别肿瘤，术后可随访或孕酮等内分泌治疗；如果是高级别肿瘤，术后一般需加化疗，内分泌治疗无效。

WHO 2014分类标准根据肿瘤与增殖型子宫内膜间质的相似度将子宫间质肉瘤进一步细分为以下三个类别：①低级别子宫内膜间质肉瘤；②高级别子宫内膜间质肉瘤；③未分化子宫内膜肉瘤。

低级别子宫内膜间质肉瘤生长缓慢，预后良好。特征性表现是肿瘤的晚期复发，即使在Ⅰ期患者也如此，因此，需要进行长期随访。约1/3的患者出现复发，最常见于骨盆和腹腔，也可见于肺部和阴道。临床分期是最重要的预后指标。手术分期一旦超过Ⅰ期，则提示预后不良。Ⅰ期和Ⅱ期患者的5年生存率为90%，Ⅲ期和Ⅳ期患者为50%。主要治疗手段是手术，即全子宫切除术＋双侧输卵管卵巢切除术。肿瘤对激素通常敏感，保留卵巢的患者有非常高的复发率（可达100%）。淋巴结切除可能并无必要。其他治疗包括辅助性放疗，以及孕激素、芳香化酶抑制剂等激素治疗。不推荐进行激素替代治疗（HRT）。

高级别子宫内膜间质肉瘤发病罕见，肿瘤的生物学行为和预后介于低级别子宫内膜间质肉瘤和未分化肉瘤之间。发病年龄28～67

笔记

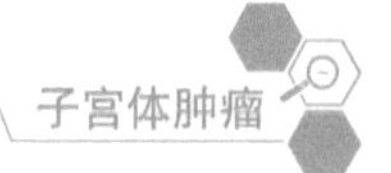

岁（平均 50 岁），常表现为异常阴道出血、子宫增大或盆腔包块。与低级别子宫内膜间质肉瘤相比，高级别子宫内膜间质肉瘤的复发率更高，复发时间更早，常在 1 年内复发，患者更可能死于该病。晚期或者复发患者应该放化疗。

未分化子宫内膜肉瘤发病罕见，患者一般为绝经后妇女（平均 60 岁），症状包括绝经后阴道出血，或者有继发于子宫外转移病灶的症状 / 体征。大约 60% 的患者诊断为晚期（Ⅲ / Ⅳ期）。诊断需具备：肌层浸润、核异型明显、有丝分裂相活跃和（或）肿瘤细胞坏死，且缺乏向平滑肌或子宫内膜间质分化的证据。该病侵袭度高，预后非常差，生存期一般少于 2 年。治疗包括全子宫双侧附件切除术，以及辅助性放疗和（或）化疗。

病例 2

患者为子宫内膜间质肉瘤，现在口服来曲唑治疗，请问来曲唑应该吃多久?

答：内分泌治疗仅用于低级别子宫内膜间质肉瘤，一般用 1 ~ 2 年。来曲唑为第三代芳香化酶抑制剂，用于绝经后或双侧卵巢切除术后患者的抗雌激素治疗，效果优于他莫昔芬，但是费用较高。

病例 3

患者，47 岁，行腹腔镜下“子宫肌瘤剔除术”，手术后病理提示不排除来自子宫内膜间质肿瘤（因无法判定与子宫肌层关系），20 天后补充全子宫 + 双侧附件切除术，快速病理结果提示考虑恶性

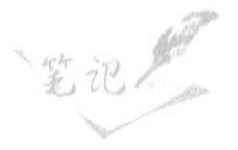

肿瘤，故行盆腔淋巴结清扫 + 大网膜切除术，手术后最终病理提示低级别子宫内膜间质肉瘤，局限在子宫肌层。但手术中见肠管与子宫前次切口有粘连，且用了碎瘤器，再补充放疗行吗？

答：用了碎瘤器，有引起腹腔内播散的可能，最好用腹腔热灌注化疗和口服大剂量孕酮。放疗只用于局部，全腹照射因不良反应太大现已弃用。

问：患者不愿去广州，已经开始外照射，行吗？

答：放疗只对盆腔病灶有效，用了碎瘤器可能导致的腹腔播散无效。还是建议化疗和内分泌治疗。

病例 4

患者，32 岁，因子宫腺肌症并腺肌瘤做了腹式全宫 + 双侧输卵管切除术 + 右卵巢活检 + 直肠前壁肿物切除。术后病理示：低级别子宫内膜间质肉瘤，侵犯子宫体、颈体交界处及子宫颈全层，脉管内可见癌栓，侵犯一侧输卵管肌层及浆膜层，宫旁组织可见肿瘤，右卵巢活检组织未见肿瘤，直肠前壁组织子宫内膜间质肿瘤。想问：①诊断是几期呢？②接下来的治疗方案需要再次手术切除双侧卵巢吗？③需要化疗，还是激素治疗？④放疗是必需的吗？

病理诊断：

①子宫及宫颈子宫内膜间质肉瘤（低级别），浸润子宫体、颈体交界处及子宫颈全层，宫体肿瘤 3 个，直径为 1.2 ~ 4cm，宫颈肿物大小约 5.5cm × 2.5cm × 2.5cm，较多脉管内可见瘤栓。侵犯一侧输卵管肌层及浆膜层，宫旁软组织可见肿瘤，免疫组化：ER

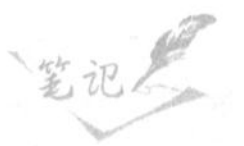

（+），PR（+），CD10（+），Ki67 约 2%（+），P53（+），CK、EMA、Inhibin-α、Actin、Desmin 及 Calponln 均（-），另一侧输卵管呈慢性炎。②（右）卵巢未见肿瘤。③（直肠前壁）子宫内膜间质肉瘤（低级别）。

答：本例直肠前壁和宫旁有侵犯，分期ⅡB，（参照本书子宫平滑肌肉瘤病例 1）。病灶超出子宫，需加盆腔放疗，放疗时卵巢也去势，故不需再次手术切除卵巢。ER（+），PR（+），再加内分泌治疗。

有个疑问：术中直肠前壁发现有肿瘤，应想到有恶性肿瘤的可能性，当时为啥不做冰冻呢？

病例 5

患者，31 岁，半年前发现右侧大腿有一直径约 15cm 的肿块，无明显增大，20 天前因腰痛就诊，B 超提示宫腔内膜液性分离 1.5cm，诊刮病理及相关检查如下，腿部肿物活检等病理中，D-二聚体明显升高，用着低分子肝素。无家族史。患者年轻，经济有限，只想延长生命 1 ~ 2 年。手术恐怕做不了，腹膜、大网膜、髂腰肌淋巴结均有转移，化疗什么方案好呢？放疗、内分泌是否同步进行呢？

会诊结果：

（子宫）恶性肿瘤，考虑为未分化癌或未分化子宫内膜肉瘤。

免疫组化：CA125（-），CK（-），DESMIN（-），ER（点彩+），Ki-67（+80%），P16（点+），P53（+），PR（点彩+），WT-1（+），PAX-8（-），LCA（+），CD10（-），EMA（-），

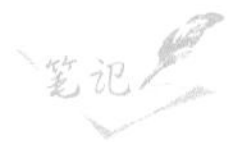

Bcl-2（+），Bcl-6（-），CD10（-），CD20（-），CD3（-），CD30（-），PAX-5（-），TdT（-）。

盆腔 MR 平扫 + 增强：子宫巨大肿物，考虑恶性肿瘤，子宫肉瘤或子宫内膜间质肉瘤；盆腔内双侧及右侧腹股沟区、右侧髂腰肌后方筋膜间隙多发肿大淋巴结，考虑转移；左侧髂腰肌水肿，转移不除外；腹膜、大网膜转移并腹盆腔积液。

答：该患者预后很差了，用什么治疗办法效果都很有限，延长 1 ~ 2 年生命的可能性很小。高级别和未分化子宫内膜肉瘤内分泌治疗无效，病灶广泛放疗也不合适，只能化疗或试试靶向治疗。治疗方法如下：①低级别：用孕激素治疗。②高级别和未分化：激素治疗无效，一般用化疗：异环磷酰胺 / 多柔比星；卡铂 + 紫杉醇；多柔比星 + 顺铂 + 异环磷酰胺；多柔比星 + 长春新碱 + 环磷酰胺；长期口服依托泊苷。

病例 6

未分化子宫内膜肉瘤患者，腹胀明显，昨日放腹水 1000ml，可否腹腔灌注化疗异环磷酰胺？之前全身化疗使用多柔比星和顺铂，另 MRI 示子宫动脉长入肿块内，可否行介入治疗？

答：可以用腹腔灌注化疗，顺铂较常用。也可行介入治疗，药物选择参考本节病例 5。

病例 7

某患者术后病理如下，请教后续治疗？

病理诊断：

（左侧盆腔腹膜后肿物）结合病史及免疫组化结果，符合低级别子宫内膜间质肉瘤－纤维黏液亚型。

肿瘤主体：ER（+），PR（+），CD10（+），Caldesmon（弱+），Desmin（染色不满意），特殊染色结果：网织纤维（染色不满意）；

盆腔腹膜病灶：CD10（+），ER（+），PR（+），Caldesmon（－），Desmin（灶性+），特殊染色结果：网织纤维（染色不满意）。

注复查看患者原子宫切除术切片，原腺肌症病灶周围的间质细胞增生较活跃，同本次的肿瘤细胞形态高度相似，故不除外子宫腺肌症/盆腔子宫内膜异位病灶内的间质恶变为子宫内膜间质肉瘤。

胸片：双肺结节，结合病史，考虑转移瘤。

问（林仲秋）：做了什么手术？

答（医生）：子宫腺肌病子宫全切术后（图16），腹膜后肿物，行比较彻底的减瘤术，切除残留双侧附件、大网膜及阑尾。

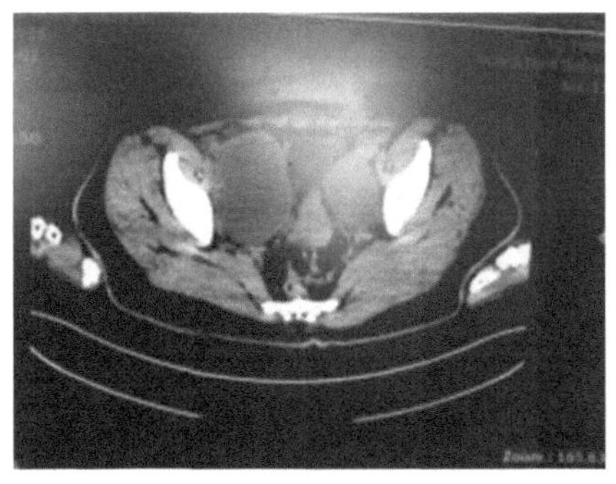

图16　患者影像学检查

病理诊断：

（左侧盆腔腹膜后肿物）结合免疫组化，考虑为微囊性间质瘤。

免疫组化：Vimentin（+），β－catenin（±），CD99（部分弱

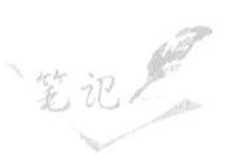

+），CD10（部分+），CD31（灶状+），CD34（个别+），Ki-67（+约 10%），F Ⅷ（-），CD21（-），CD35（-），S-100（-），CD117（-），CR（-），CKpan（-），Inhibin-α（-），SMA（-），HMB45（-）。

（左）卵巢黄体，（右）卵巢白体。（左、右）输卵管组织。

（大网膜）未见瘤组织。"右髂总"淋巴结慢性炎。

阑尾慢性炎。

影像学会诊诊断：

①子宫术后；②双侧附件囊实性占位，建议进一步检查；双肺多发结节灶，转移不除外；③肝囊肿；右肺上叶磨玻璃；双肺下叶局限性炎症。

问（林仲秋）：估计盆腔还有没有残留灶？

答（医生）：没有。

答（林仲秋）：因不排除肺转移，需加化疗。病灶超出子宫，虽满意减瘤，未排除镜下残留，建议加盆腔放疗，可用夹心疗法。临床缓解后继续口服大剂量孕激素持续治疗一年。

问（医生）：用什么化疗方案？

答（林仲秋）：参照高级别子宫内膜间质肉瘤化疗方案（如本节病例 5）。

病例 8

患者，45 岁，无生育要求，因"月经量增多，经期延长 4 个月"拟诊"黏膜下子宫肌瘤？"本月 21 号行宫腔镜下黏膜下肌瘤电切术，术后外送病理结果显示"子宫内膜间质肉瘤"（没分级别），现再

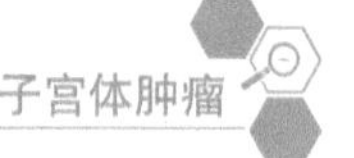

次入住我科要求手术治疗。患者血生化、胸部DR、腹部B超、泌尿系统B超均未提示异常；阴道B超也提示子宫附件未见异常（因患者没医保，且为特困户，家属不接受行盆腔、腹部MRI或CT检查，也不同意行病理会诊），现要求行手术治疗。请问在肿瘤性质不明是高级别还是低级别的情况下，选择何种术式较好？是行全子宫切除+双附件切除+转移病灶切除（若术中发现有转移病灶）呢？还是行全子宫切除+双侧附件切除+盆腹腔淋巴结清扫？您的《2016 NCCN子宫肿瘤临床实践指南》解读里提到子宫内膜间质肉瘤是否需行淋巴结切除尚存在争议。

病理诊断：

（子宫腔黏膜下）恶性肿瘤，考虑子宫内膜间质肉瘤，建议1号片做免疫组化（CK、EMA、Vim、CD10、Inhibin-α、Ki-67、P53、HMB45、Syn）进一步分析。

答：如果没有子宫外转移，切除淋巴结意义不大，可行全宫+双附件切除。有子宫外转移者需加病灶切除和盆腔淋巴结切除。

问：但是患者没有行MRI或CT检查，单凭B超和胸部DR检查，结果可靠么？

答：术中需仔细探查。腹主动脉旁淋巴结比较表浅，容易触摸。盆腔淋巴结特别是闭孔淋巴结位置比较深，最好打开盆侧腹膜后再触摸才比较准确。

病例9

患者做了腹腔镜子宫肌瘤剔除，术后病理是低级别子宫内膜间质肉瘤，准备二次入院补充手术，拟做全宫+双附件切除，要不要

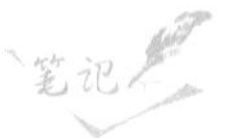

做淋巴结清扫？好像不同的书有不同的意见。患者 ER、PR 阳性，术后要高效孕激素治疗吗？怎么用？

答：低级别子宫内膜间质肉瘤早期病例可以不切除淋巴结；患者 ER、PR 阳性，术后可以高效孕激素治疗。一般用甲地孕酮 160mg，qd。或甲羟孕酮 300 ~ 500mg，qd，持续一年。该患者做了腹腔镜子宫肌瘤剔除，术中用了旋切器吗？如果用了，建议加腹腔热灌注或腹腔化疗。

病例 10

患者，37 岁，低级别子宫内膜间质肉瘤，行全宫 + 双附件 + 盆腔淋巴结切除术，术后诊断低级别子宫内膜间质肉瘤ⅠB 期。请问这类患者术后可以补充激素治疗吗？

答：低级别子宫内膜间质肉瘤和激素相关，不切除卵巢者几乎 100% 复发。术后如果补充雌激素，相当于保留了卵巢，会增加复发的风险，故不可以激素替代，可以用植物类非激素类药缓解症状。

病例 11

患者，21 岁，子宫内膜间质肉瘤，行腹腔镜下全子宫切除术，卵巢多点活检未见异常，没有切除。术前 2 次宫腔镜手术。请问下一步处理？

答：子宫内膜间质肉瘤和激素相关，不切卵巢复发率很高，早期子宫平滑肌肉瘤则可以保留卵巢。这个患者年轻，切除卵巢确实

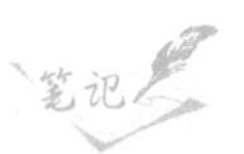

影响较大，但我仍建议切除双侧附件，然后用植物类非激素类药物缓解症状和雷洛昔芬预防骨质疏松（易维特 60mg，qd）。

问：这种患者情况的确让人纠结。不切除，容易复发转移致死；切除，21 岁，生不如死。患者非常痛苦，坚决要求保留卵巢。经济条件又差。

答：说生不如死，有点夸张，没那么严重。这么年轻切除卵巢确实可惜，不能激素替代也很痛苦。但是，和复发、丧失生命相比，生命还是比卵巢更重要。当患者复发时，作为当初手下留情不切卵巢的经管医生，看到患者强烈的求生欲望而自己又无能为力去挽救，心里会有什么感受？

问：还用化疗吗？

答：一般低级别子宫内膜间质肉瘤术后观察或用孕激素治疗，高级别和未分化子宫内膜间质肉瘤术后用化疗，要根据不同分期而定，见表 23。

表 23　低级别子宫内膜间质肉瘤术后处理

分期	处理
Ⅰ	观察或激素治疗（2B）
Ⅱ、Ⅲ、Ⅳ	激素治疗 ± 肿瘤靶向放疗（2B）
ⅣB	激素治疗 ± 姑息性放疗

病例 12

患者，40 岁，低级别子宫内膜间质肉瘤ⅠA 期，已做了子宫全切＋双附件切除，术后还需要注意哪些？需要放疗或者其他治疗吗？

答：随访即可。参考本节病例 11 的处理。

笔记

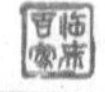

病例 13

患者，30 岁，G1P1，发现子宫肌瘤 4 个月，此次因超声提示肌瘤变性（脂肪变性？）入院行手术治疗，行腹腔镜下浆膜下子宫肌瘤切除术。术中见子宫左前壁近宫角处外凸肌瘤样结节（约 2/3 突出于浆膜下），直径约 5cm，质地软，双附件外观无异常。切开结节表面包膜见结节呈黄色，质软，略脆，切除部分瘤节送术中冰冻两次，提示梭形细胞肿瘤，初步考虑平滑肌瘤，后切除结节，因结节质地软、略脆，将结节置于拾物袋于穿刺孔分次钳夹取出。术后病理提示考虑混合性子宫内膜间质 – 平滑肌肿瘤（低分化子宫内膜间质肉瘤），免疫组化结果：ACTIN（平滑肌 +）；CD10（+）；Desmin（平滑肌 +）；ER（3+）；PR（3+）；SMA（平滑肌 +）；ki–67（+25%）。该患者病理我们将进一步请上级医院会诊，若病理相同，根据指南，尤其低级别子宫内膜间质肉瘤，切除子宫同时应行双侧附件切除术，该患者虽已生育，无生育要求，但年轻，仅 30 岁，能不能保留卵巢？下一步如何治疗？

答：等病理会诊结果。如果还是低级别子宫内膜间质肉瘤，建议全宫双附件切除，保留卵巢复发率非常高。大家对年轻患者的卵巢总下不了手，但是对这个病真的就是面临要保卵巢还是要保命的问题。意识到这一点，就不难做出选择了。因为，生命是最重要的。

病例 14

患者行低级别子宫内膜间质肉瘤术后，瘤体 5cm，侵及深肌层，

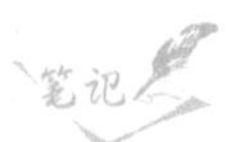

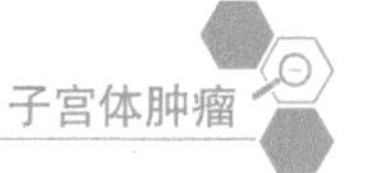

脉管见瘤栓，无其他危险因素，请问术后补充治疗方案？

答：建议补充放疗。

病例 15

患者，48 岁，4 个月前在当地乡卫生院开腹切除子宫，现一般情况尚可，全身转移来诊。妇查阴道中上段 3 个圆形结节，分别如乒乓球大小 2 个和枣样大小一个，盆腔多发固定包块，下腹壁纵切口长约 8cm，围绕切口瘢痕腹壁不规则质硬包块，肿瘤标志物无异常。该怎么处理？病理是原手术切片会诊。

盆腔 MR 平扫诊断：①双侧附件区囊实性肿物及阴道残端肿物，请结合临床病史进一步明确。②腹前壁稍增厚、局部多发异常信号改变，盆腔组肠管肠壁增厚、走行略僵直。③右侧输尿管积水。④双侧腹股沟多发淋巴结影像。⑤考虑 L_5 下缘、S_1 上缘终板变性。

病理诊断：

“子宫”梭形细胞肿瘤，结合免疫组化考虑低级别子宫内膜间质肉瘤。

免疫组化：ER（散在 +），PR（散在 +），CD10（弥漫 +），Ki-67（+，约 5%），Vimentin（+），SMA（+），Desmin（+）。

肺功能：常规通气肺功能正常。

B 超：盆腔内残端上方可及范围约 67mm × 34mm 的混合性回声，向双附件区延伸，局部呈迂曲状，内透声差，CDFI：可及少量血流信号；其内偏左侧可及范围约 22mm × 18mm 的无回声，内透声差，CDFI：未及明显血流信号。盆腔内可探及范围约 30mm × 10mm 的

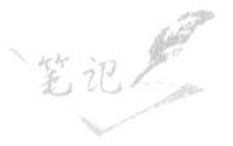

不规则液性暗区。

提示：子宫切除术后；盆腔内残端上方混合性回声；盆腔积液。

乳腺B超：右乳实性结节（BI-RADS 4A类）。

胸部+上腹部CT平扫：两肺多发结节，考虑转移；所示右肾积水并右侧上段输尿管扩张。

答：只能化疗了，又是一个悲哀的例子，不切卵巢导致复发的例子。子宫内膜间质肉瘤不切卵巢几乎100%复发。不知道是不懂还是心存侥幸，找各种借口留卵巢。

问：很令人痛惜的病患。化疗用TC方案？用不用阿霉素或吡柔比星？要不要加上内分泌治疗？右输尿管积水先上个输尿管支架吧？复发这么快，令人震撼。除了未切卵巢，第一次手术会不会有操作不当即未严格按无瘤原则执行？

答：按表24选择化疗方案。本例患者ER、PR仅散在阳性，内分泌治疗估计疗效不好。除了未切卵巢，第一次手术操作不当即未严格按无瘤原则执行也有可能，用碎瘤器的患者很多就像这个患者一样，腹腔广泛播散性复发。输尿管导管可试试能不能插上去。

表24　子宫内膜间质肉瘤全身治疗方案

治疗方案
低级别用孕激素治疗 高级别激素治疗无效，一般用化疗：异环磷酰胺/多柔比星 卡铂+紫杉醇 多柔比星+顺铂+异环磷酰胺 多柔比星+长春新碱+环磷酰胺 长期口服依托泊苷

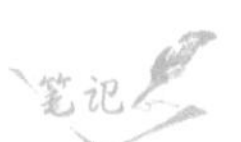

病例 16

患者，49 岁，因子宫肌瘤（黏膜下？）并感染和重度贫血入院。行抗感染及纠正贫血，患者体温恢复正常，贫血好转后行腹腔镜下子宫加双侧输卵管切除术，术中见组织糟烂，送快速病理和术后常规病理示如下。请问下一步治疗，需要进一步手术切除双侧卵巢加淋巴清扫吗?

冰冻病理诊断:

（子宫）送检宫腔组织大部呈变性坏死，少许区域见梭形细胞增生，间质水肿，考虑为内膜息肉，确诊待石蜡多取材及免疫组化以除外黏膜下肌瘤。

肌层内见梭形细胞肿瘤，考虑为平滑肌瘤。

石蜡病理诊断:

（子宫）结合形态及免疫组化，考虑低级别子宫内膜间质肉瘤（面积 8cm × 6cm），大都坏死，侵及浅肌层。子宫平滑肌瘤。子宫内膜息肉。子宫内膜单纯性增生，慢性宫颈炎，局灶腺体增生。双侧输卵管上皮轻度增生。C2：CK（–），CD10（部分 +），SMA（+），Desmin（–），Ki–67（+，局灶约 20%+）。E：CD10（部分 +），SMA（+），Desmin（–），Ki–67（+，约 10%）。

答：本例为低级别子宫内膜间质肉瘤，子宫已切除但卵巢没切，要再次手术补切卵巢。淋巴结切除意义未明，可切可不切。如果再次手术，切淋巴技术没问题的话，也可以一并切除盆腔淋巴结。病理加做免疫组化 ER 和 PR，以决定术后是否加内分泌治疗。

笔记

子宫肉瘤·子宫癌肉瘤

病例 1

子宫内膜癌肉瘤ⅠA 期，腹腔冲洗液阳性，是否需要后续治疗？

答：这个患者建议加化疗和盆腔放疗。

癌肉瘤又名“恶性苗勒管混合瘤”，由两种独特的肿瘤组织混合构成，即恶性的上皮性和间叶性成分。上皮性成分是指浆液性癌，其中约 2/3 为高级别，约 1/3 为子宫内膜样癌。最近的一项研究发现 10% 的癌肉瘤为 FIGO 1 级（组织学分级），10% 为 2 级，80% 为 3 级。癌肉瘤的同源性成分常为无明显分化的梭形细胞肉瘤，很多与纤维性肉瘤和多形性肉瘤相似。几乎所有患者均为高级别的肉瘤。最常见的异源性成分为恶性软骨或者骨骼肌组织，组织学与多形性横纹肌肉瘤或者胚胎性横纹肌肉瘤相似。

患者的平均年龄为 70 余岁（40 余岁到 90 余岁不等）。临床表现类似于子宫内膜癌，常表现为阴道出血，也常见脱出宫颈口的息肉样肿物。癌肉瘤恶性度比子宫内膜样腺癌高得多。Ⅰ期 G1 的子宫内膜样腺癌 5 年生存率≥ 80% 而癌肉瘤约为 30%，Ⅰ期患者（病变局限于子宫体）约为 50%。

手术是癌肉瘤的主要治疗方法，早期患者行全宫双附件切除术＋盆腔淋巴结切除术，也有人提倡进行大网膜切除术。晚期患者行肿瘤细胞减灭术，手术的彻底程度与总体生存率相关。

术后需补充化疗和全盆腔放疗。目前尚无理想的化疗药物，可以选择异环磷酰胺/顺铂、异环磷酰胺/紫杉醇和卡铂/紫杉醇等方案。

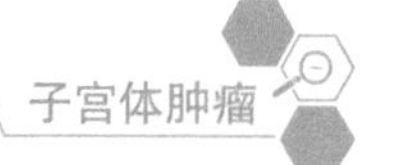

放疗可以控制盆腔病变。

子宫癌肉瘤的细胞起源一直存在争议，有单克隆与多克隆的三种学说：①单克隆干细胞起源，有两种学说。“联合学说”认为两种肿瘤成分均起源于普通上皮多能干细胞，在增殖过程中干细胞可分化为上皮和间质两种成分；“转化学说”则认为肿瘤起源于单克隆上皮细胞，其中肉瘤成分由癌细胞化生为肉瘤样成分。②多克隆起源，即“碰撞学说”，认为癌肉瘤分别由上皮和间质两种细胞成分分化而来，出现于同一肿瘤内。虽然部分研究表明，可能少数子宫癌肉瘤中两种肿瘤成分分别起源于上皮和间质成分。然而，更多的研究显示，子宫癌肉瘤中两种肿瘤成分有着相似的染色体畸变（1q、3q、5p、8q 和 12p），杂合性丢失，以及 p53 和 K-ras 基因突变。并且，在超过 60% 的肉瘤样肿瘤成分中可检测到上皮细胞标志物。大部分学者相信癌肉瘤是单克隆来源，可能源于苗勒管上皮干细胞，肉瘤成分可能是上皮细胞化生或未分化的表现。因此，有学者建议采用“肉瘤样癌”的名称。2009 年，国际妇产科联盟（FIGO）和美国国立综合癌症网络（NCCN）指南将子宫癌肉瘤归于子宫内膜癌的一种特殊类型，即Ⅱ型子宫内膜癌的一种类型，而不再属于子宫肉瘤的范畴。子宫癌肉瘤少见，发病率约为 0.82/10 万，占所有子宫恶性肿瘤的 2% ~ 3%（不超过 5%）。曾被归为最常见的“子宫肉瘤”（约占子宫肉瘤的 50%），其死亡数占所有子宫恶性肿瘤的 15% 左右。

大部分子宫癌肉瘤发生在年龄大于 50 岁的绝经后妇女，年龄多介于 60 ~ 70 岁，平均 62 岁。Bansal 等 [Bansal N，Herzog TJ，Seshan VE，et al. Uterine carcinosarcomas and grade 3 endometrioid cancers：evidence for distinct tumor behavior. Obstetrics & Gynecology，2008，112（1）：64-70.] 的一项大样本队列研究显示，与低分

化子宫内膜癌相比，子宫癌肉瘤的发病年龄更高（平均年龄 70 岁 *vs*. 66 岁，P<0.01），有更多的晚期（Ⅲ / Ⅳ期）患者，各期别子宫癌肉瘤患者的 5 年生存率更低。ⅠA 期子宫癌肉瘤患者的 5 年生存率也仅为 59%。该研究还发现，子宫癌肉瘤患者中，非白种人更多（23% *vs*. 15%，P<0.001）。然而，这一结论在其他研究中并未被证实。

子宫颈癌肉瘤比子宫癌肉瘤更为少见。一篇文献总结了 33 074 例宫颈肿瘤病例，宫颈肉瘤占 1%（323 例），癌肉瘤占宫颈肉瘤的 40%，其中Ⅰ期占 41.4%、Ⅱ期 15.6%、Ⅲ ~ Ⅳ期 31.3%。子宫颈癌肉瘤组织中多可检测到 HPV DNA，表明 HPV 感染可能在子宫颈癌肉瘤的发生中起到一定作用。与子宫癌肉瘤类似，更多学者倾向于子宫颈癌肉瘤也是单克隆来源，肉瘤成分可能为上皮细胞化生或未分化表现。上皮成分包括鳞癌、腺癌、子宫内膜样腺癌等，异源性肉瘤成分非常罕见，文献中约有 10 例报道。总的淋巴结转移率为 19%。

子宫颈癌肉瘤也多发生于绝经后妇女，文献报道平均发病年龄为 62.8 岁（12 ~ 93 岁）。最常见的症状是阴道流血、排液。因病例较少，治疗方法缺乏较好的循证医学证据。鉴于其组织学起源及生物学特点接近子宫癌肉瘤，治疗方法可综合子宫癌肉瘤治疗和子宫颈癌治疗的方法。一般多采用手术治疗（根治性子宫切除和盆腔淋巴结清扫），术后辅助放疗和化疗。

病例 2

患者，53 岁，右乳腺癌综合治疗后 4 年，因乏力 3 月余于 2017

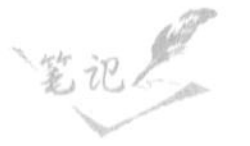

年6月12日入住院肿瘤科。患者一直口服他莫昔芬10mg，bid内分泌治疗。入院后行B超示：子宫内膜异常增厚，内膜内偏强回声团。行诊刮后病理回报：（宫内膜）送检子宫内膜腺体增生密集，符合子宫内膜复杂型增生，不除外高分化腺癌可能。盆腔CT示：①子宫腔内大量“混杂不均质密度影填充”，结合临床，考虑他莫昔芬所致子宫内膜改变可能。②子宫左前壁肌层内少许小囊样低密度影——子宫腺肌症？于6月22日行腹腔镜下全宫双附件切除+盆腔+腹主动脉旁淋巴结清扫术，术中见子宫后壁与盆腔粘连明显，双侧输卵管卵巢外观未见异常。盆腔及腹主动脉淋巴结无肿大，肝脾、大网膜、肠管表面未见结节及转移灶。术中剖视宫腔内充满菜花样息肉样异常病灶，蒂部位于子宫后壁，后壁可见一烂肉样病灶大小约0.5cm×0.5cm，宫颈管形态正常。术中冰冻：恶性肿瘤，考虑恶性中胚叶混合瘤，待常规分型。考虑子宫内膜恶性肿瘤。术后病检回报如下：

病理诊断：

常规：子宫体内膜恶性中胚叶混合瘤（又称癌肉瘤）。肿瘤大小约6cm×4.5cm×2cm，子宫肌层未见肿瘤浸润；镜下：肿瘤主要由软骨肉瘤和中分化内膜样腺癌混合构成，局部有鳞癌结构，多处取材未见肌层浸润。CK（+）、Vim（+）、S-100（+）、Syn（-）、CD99（-）、Ki67高表达。双侧卵巢、输卵管、宫颈内外口、宫旁未见肿瘤侵犯。请问接下来如何处理：观察？化疗？放疗？

答：这个患者建议加化疗和盆腔放疗。详见本节病例1讨论。

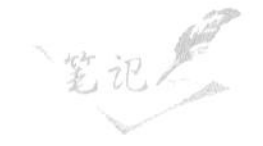

子宫肉瘤 · 子宫腺肉瘤

病例 1

患者，26 岁，宫颈腺肉瘤（多家医院会诊切片了），已生育 2 孩。如何处理最好？宫颈外口见肿物 3cm × 2cm，已切除宫颈肿物，现在宫颈外观正常。

答：子宫腺肉瘤可发生于子宫内膜和宫颈管内膜，无论发生于宫颈或子宫内膜，治疗方法是一样的。因与激素相关，治疗原则为全宫双附件切除。

FIGO 腺肉瘤的分期见表 25。

表 25　FIGO 子宫腺肉瘤的分期

分期		肿瘤范围
Ⅰ		肿瘤局限于子宫
	ⅠA	局限于子宫内膜 / 宫颈管内膜，无肌层浸润
	ⅠB	≤ 1/2 肌层浸润
	ⅠC	＞ 1/2 肌层浸润
Ⅱ		肿瘤扩散到盆腔
	ⅡA	累及附件
	ⅡB	累及子宫外的盆腔组织
Ⅲ		肿瘤侵犯腹腔组织（并非仅仅突向腹腔）
	ⅢA	一个病灶
	ⅢB	多个病灶
	ⅢC	转移到盆腔和（或）主动脉旁淋巴结
Ⅳ	ⅣA	肿瘤侵犯膀胱和（或）直肠
	ⅣB	远处转移

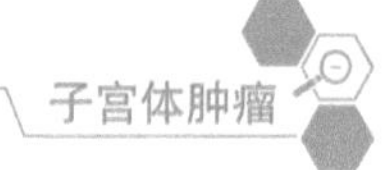

子宫腺肉瘤也称苗勒管腺肉瘤，占所有子宫肉瘤的5% ~ 10%，是一种具有低度恶性潜能的混合性肿瘤，由良性的腺上皮和低级别肉瘤紧密混合而成，肉瘤常为子宫内膜间质成分。肿瘤主要发生在绝经后妇女（平均58岁），但在青春期或者年轻女性也有发生（30%）。绝大多数的腺肉瘤来源于子宫内膜（包括子宫下段），少数发生于宫颈管内膜（5% ~ 10%）以及子宫外部位。

腺肉瘤外观为息肉样肿瘤，直径约5 ~ 6cm（1 ~ 20cm不等），肿瘤占据子宫腔，并使宫腔膨大。如果肉瘤成分过度增生，则腺肉瘤的体积可能更大，外观鱼肉状、出血，并且切面有坏死灶，比常见的腺肉瘤更容易侵犯肌层。

镜下见致密的环绕腺体的基质成分，形成腺体周围富含细胞的袖口状结构。高分化肿瘤可能仅有轻度的核异型性，间质成分中的有丝分裂相少见或者消失。这种特征性的袖口状结构有助于鉴别诊断腺肉瘤和与其相对应的更为罕见的良性肿瘤——腺纤维瘤。在10% ~ 15%的病例中可以发现异源性的间叶成分（常为横纹肌肉瘤）。大约25% ~ 30%的患者在5年内出现阴道或者盆腔的复发，几乎均表现为子宫肌层的浸润和肉瘤成分的过度增生。约15%的患者出现肌层浸润，但仅有5%为深部浸润。肉瘤的过度增生定义为镜下可见单纯的肉瘤成分，通常是高级别的，不含腺体成分，且至少占到肿瘤的25%。据报道，出现肉瘤成分过度增生的患者占子宫腺肉瘤的8% ~ 54%。

与常见的腺肉瘤相比，出现肉瘤成分过度增生的腺肉瘤会表达更强的细胞增殖相关的标志物（Ki-67和P53）；而细胞分化相关的标志物（CD10和PR）则在常见腺肉瘤中的表达更高。

如果没有肌层浸润和肉瘤成分的过度增生，腺肉瘤的预后远较癌肉瘤为好；然而，仍有25%的腺肉瘤患者最终死于该病。复发的病

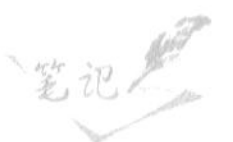

灶通常仅为间叶成分。5% 的患者出现远处转移，绝大多数为单纯的肉瘤成分（70%）。治疗方案为经腹全子宫切除术 + 双侧输卵管卵巢切除术。

病例 2

患者，25 岁，未生育，因为阴道大出血，考虑黏膜下子宫肌瘤，直径 4cm，做了宫腔镜肌瘤电切，术后病理不排除腺肉瘤，肿瘤医院会诊考虑低级别腺肉瘤。有没有可能保留生育功能?

答：原则上是全宫 + 双附件切除，如患者愿意冒险，可以考虑观察 2 个月后再复查宫腔镜，仔细看看宫腔情况，如没有复发，尽快怀孕抢生一胎，产后再切子宫双附件。

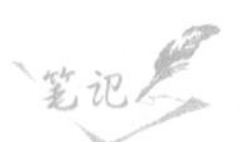

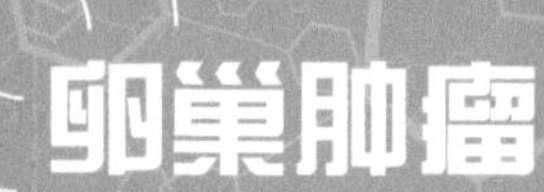

卵巢上皮性肿瘤·卵巢良性肿瘤

病例 1

患者，13 岁，只是做了一个经腹的卵巢囊肿剔除术，后续需要怎么处理呢？病理结果如下：

病理诊断：

（右侧卵巢）黏液性囊腺瘤伴部分细胞增生活跃。

答：患者年轻，病理仍属于良性肿瘤，密切随访。

笔记

病例 2

患者，64 岁，因左侧卵巢肿瘤蒂扭转夜间急症入院，行腹腔镜下左侧附件切除术，夜间无快速冰冻，术后病理示左侧卵巢浆液性乳头状囊腺瘤，需补充手术吗？

答：对于绝经后卵巢肿瘤，不论是良性还是恶性，均建议手术时切除双附件。如果是卵巢良性病变，子宫完全正常者不切子宫也可以。如果是恶性卵巢肿瘤，则行全面分期手术。该患者已做了一侧附件切除术，术后病理是良性，现在则随访即可。

病例 3

患者，60 岁，绝经 7 年，下腹胀 3 个月。妇检无异常发现，阴道超声（图 17）提示右卵巢 3.20cm × 1.80cm，内见囊性结构，大小 2.68cm × 1.80cm，并有分隔带。肿瘤标志物正常。请问是不是应该严密随访？查肿瘤标志物是否会是过度检查？

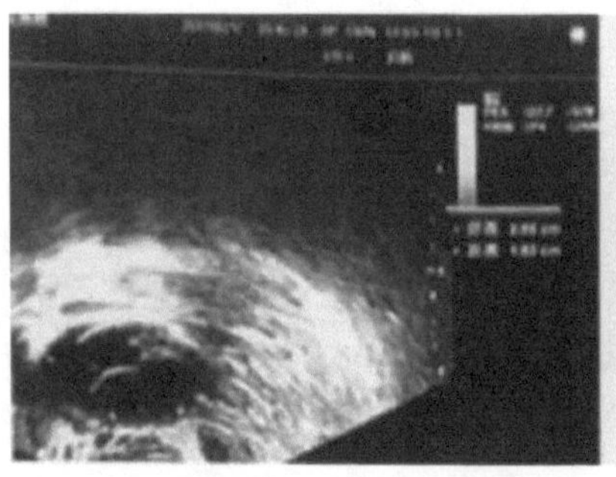
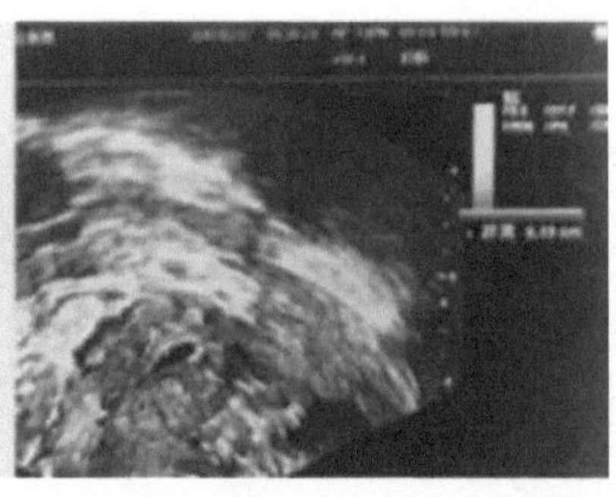

图 17　患者阴道超声

答：卵巢囊性肿物可以是生理性、良性和恶性，实性肿物则不可能是生理性，有可能是良性或交界性（比如性索间质肿瘤）和恶性。本例为囊性肿物，肿物小，肿瘤标志物正常，可密切随访。对于鉴

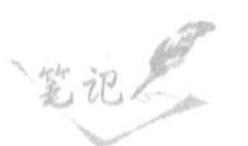

别卵巢肿物性质来说，查相关的肿瘤标志物不管从哪个角度来说都不过分，当然大包围漫无目的查几十种项目是不可取的。卵巢肿瘤相关血清标志物可参考表 26。

表 26　卵巢肿瘤相关血清标志物

卵巢肿瘤病理类型	标志物
浆液性癌、子宫内膜样癌，透明细胞癌	CA125、HE4
黏液性癌、胃肠道转移癌	CA199、CEA
卵黄囊瘤	AFP、LDH
未成熟畸胎瘤	AFP、NSE
无性细胞瘤	LDH
原发绒癌	hCG

卵巢上皮性肿瘤 · 卵巢交界性肿瘤

病例 1

患者，23 岁，因“右卵巢交界性黏液性肿瘤伴上皮内癌术后 24 天”入院，患者于 2016 年 6 月 29 日发现盆腔包块，2016 年 7 月 2 日于外院查 CT 示升结肠未见明显异常，腹盆腔巨大囊性占位，考虑卵巢囊腺瘤，彩超示盆腹腔巨大囊性包块，大小 20cm × 20cm × 30cm，包块内右侧可见多个分隔光带，子宫左侧卵巢未见明显异常，双侧

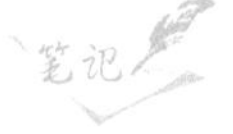

乳腺、肝胆胰脾、双肾、双侧输尿管未见明显异常，宫颈细胞学（-）；CA125 71.4U/ml，HE4 29.8pmol/L，2016 年 7 月 15 日在外院行全麻下经腹右附件切除 + 腹膜多点活检 + 大网膜活检术。

术中见盆腹腔大量腹水，透明黏液状，约 2500ml，予吸净。右侧卵巢肿瘤大小约 30cm × 40cm × 35cm，多房囊肿，表面光滑，与周围组织无粘连，子宫及左卵巢、双侧输卵管未见明显异常，盆腹腔各脏器未见肿瘤病灶，盆腔淋巴结未触及肿大。术中冰冻：右卵巢黏液性交界性肿瘤，局部区域考虑癌变可能，腹水未见肿瘤细胞。术后病理：右卵巢肿瘤。右附件切除术 + 腹膜多点活检 + 大网膜活检标本：肠型黏液性交界性乳头状囊腺瘤伴多灶性上皮内癌及膨胀性浸润性黏液腺癌，脉管未见癌栓，表面包膜未见癌浸润，右输卵管未见癌累及，左右髂窝、左右盆壁、直肠窝、膀胱腹膜反折处腹膜及大网膜等活检组织均未见癌转移；免疫组化：CK7（+），CK20（小灶 +），PAX8（-/+），ER（-），PR（-），Ki-67（45%），P53（70%+），P16（斑片状 +），WT1（-）。外院会诊意见：（右卵巢）肠型黏液性交界性乳头状囊腺瘤伴多灶性上皮内癌及膨胀性浸润性黏液腺癌。病理会诊：（右卵巢）交界性黏液性肿瘤伴局部上皮内癌。2016 年 7 月 25 日外院 PET-CT：（1）右卵巢癌术后：术区代谢稍高，考虑术后炎症反应；（2）左侧附件临床囊肿可能，建议超声随访。

入院体检（-），查胃肠镜，肿瘤蛋白芯片 [CEA、CA125、CA199、AFP、胃泌素释放肽前体（芯片）、神经元特异性烯醇化酶] 等均正常。

初步诊断：（1）右卵巢交界性黏液性肿瘤伴上皮内癌术后；（2）左卵巢囊肿。

讨论目的：（1）是否补充手术？（2）若不手术，是否化疗？（3）若化疗，采用什么方案及疗程？（4）若选择观察并完成生育，是否补充手术？

答（张医生）：患者诊断为ⅠA期，低级别，黏液性卵巢癌（右侧），右附件切除，分期手术后不需要再做化疗，常规随防即可。关于低级别卵巢癌是否要做淋巴清除来分期无定论，淋巴转移率比高级别卵巢癌低得多，我觉得该患者的分期手术够彻底了，尤其PET也未显现增大淋巴结（CT其实就够了）。

答（刘教授）：该患者已切除一侧附件，从肿瘤标志物正常和影像学看像生理性囊肿，从伦理上患者想生育的意愿非常大，个人觉得还是观察，完成生育后还是得小心黏液肿瘤复发。

答（尹教授）：这个患者有些遗憾，没有切除阑尾和大网膜，建议检查消化道来寻找黏液来源。包括淋巴清扫的早期卵巢癌全面分期手术中30%左右的患者分期可能上升，但对低危早期EOC者不建议化疗。个人建议，向患者及家属交代病情，商量是否愿再次手术，切除阑尾及大网膜，完成包括淋巴结清扫的全面分期手术，检查消化道。根据术后临床病理结果制定下一步治疗计划。

答（刘教授）：由于该患者病理提示肠型，阑尾没切其实有风险，患者做了胃肠镜，但肠镜对阑尾肿瘤诊断有限，因此很尴尬。

答（周医生）：同意您对左侧卵巢的处理。大网膜没切？活检是biopsy？ Biopsies may be adequate. 关于阑尾和淋巴，最近看到几篇新文章讲到正常的不需要切除。

答（刘教授）：因为不是我们医院手术，当时没活检，但是外观正常地去做对侧活检或楔形切除意义不大，个人意见观察为主，

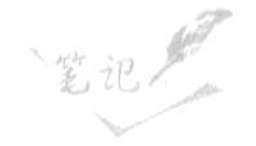

根据患者意愿生育后再决定后续治疗，充分告知很重要。

答（尹教授）：谢谢您的最新文献。原发性肠型卵巢黏液癌较少见，排除消化道来源的很重要。我们密切跟进学习。

答（周医生）：谢谢尹老师指导！同意尹老师和刘老师的意见，充分告知十分重要。

答（刘教授）：原来黏液性肿瘤包括肠型和宫颈型，但是后者除了含有宫颈样黏液上皮外，还常常混合有浆液性、宫内膜样等其他苗勒型上皮，因此 2014 版 WHO 分类，将“宫颈型”从黏液性肿瘤中独立出来，单独列为一类 seromucinous 浆液黏液性肿瘤。而黏液性肿瘤专门指的是肠型黏液上皮性肿瘤。

对于卵巢上皮性肿瘤的起源，浆液性肿瘤一般与输卵管内膜异位或 STIC 有关，宫内膜样肿瘤、透明细胞肿瘤以及浆液黏液性肿瘤一般认为与子宫内膜异位有关。但是对于黏液性肿瘤的起源还不是十分明确，可能比较复杂，部分与胚胎发育残余 Walthard 细胞巢有关，部分与内膜异位有关，甚至部分与畸胎瘤的肠型黏液性上皮成分过度生长有关。

与浆液性癌相比，卵巢“原发”的黏液性癌非常少见，原发黏液癌特征大家都知道：瘤体较大、单侧受累，而且 FIGO 分期一般较早。如果是双侧受累，或者伴有腹膜假黏液瘤（PMP），首先考虑卵巢是继发性的。鉴别卵巢原发、继发黏液性肿瘤，免疫组化标记帮助不太大，CK7 和 PAX8 在原发黏液性癌可以有表达，但 PAX8 阳性率也只有 50% 左右，所以 PAX8 阳性有意义，但是阴性的话并不能确定原发或继发。CK7 虽然在肠源性肿瘤不表达，但是在胰腺胆道胃等上消化道黏液上皮都有表达。所以鉴别原发、继发，临床表现、大体标本特点及常规 HE 染色更重要。

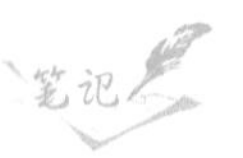

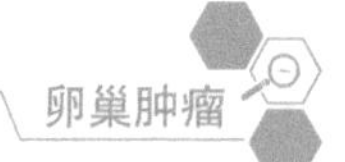

周医生提到的这例23岁女性右卵巢交界性黏液性肿瘤（MBOT），无论临床特征、肿瘤大体表现、HE生长方式、IHC表型都支持是卵巢原发。MBOT伴有黏液性癌；因为黏液性肿瘤的异质性大，即便是黏液性囊腺癌，部分瘤体也可以呈黏液性囊腺瘤或MBOT改变，冰冻取材有限，往往很难在冰冻时准确判断其良恶性质。如果是恶性，首先要排除胃肠原发，然后才能考虑卵巢原发，鉴于阑尾没有特别生理功能，因此只要冰冻报了黏液肿瘤，原则上都是要切除阑尾的。这是我们比较统一的观点。但是周老师这两篇新文献，或许又有别的提示：确保卵巢肿瘤为FIGO-Ⅰ期、确保阑尾正常的前提下，可以不切阑尾，不扫淋巴。

答（林仲秋）：交界性上皮性卵巢肿瘤，也称为低度恶性潜能（LMP）的上皮性卵巢癌或交界性卵巢肿瘤，是一种原发性上皮性卵巢病变，细胞学特征提示为恶性，但无明显浸润性病变，疾病进展缓慢，预后好，5年生存率超过80%。患者较年轻且诊断时多为Ⅰ期。临床可表现为肉眼可见的腹膜扩散，但镜下检查无肿瘤直接浸润的证据。腹膜表面有浸润性种植提示预后相对较差，对这些患者可以考虑采用与上皮性卵巢癌相同的治疗方式。本例患者从临床表现看（单侧、肿瘤巨大等）原发卵巢可能性大，符合黏液性卵巢肿瘤的临床特征。但是还是未能排除消化道特别是阑尾的原发病变。术前查肿瘤标志物（主要指标是CEA和CA199）与胃肠镜是必需的。根据术后多次会诊后最终的病理报告，诊断考虑“交界性黏液性卵巢肿瘤合并原位癌”。卵巢黏液性交界性肿瘤分4种类型：肠型黏液性交界性肿瘤；宫颈管型黏液性交界性肿瘤，又称浆黏液性交界性肿瘤；黏液性交界性肿瘤合并原位癌；黏液性交界性肿瘤伴微小浸润。本例病理“上皮内癌”

笔记

相当于“原位癌”。

先说明一点：不论是交界性卵巢肿瘤或是浸润性卵巢癌，黏液性肿瘤恶性度低，预后都要比浆液性肿瘤好，淋巴结转移很少见，对化疗不太敏感。诊断上对于黏液性肿瘤不需考虑组织分级，张医生提到的“低级别”是针对“卵巢浆液性和子宫内膜样癌”。卵巢透明细胞癌则相反，恶性度高、预后差，碰到透明细胞癌就认为是高级别病变，也不需要进行组织分级。治疗上，切除淋巴结显得没有浆液性癌那么重要，术后也是≥Ⅱ期的患者才考虑化疗。

对于交界性肿瘤的治疗争议很大，NCCN 推荐：有生育要求者可全面分期手术时仅行切除单侧附件，保留子宫和健侧附件。无生育要求者行全面分期手术或标准卵巢癌减灭术。黏液性肿瘤需切除阑尾。无浸润性种植者术后随访。有浸润性种植术后可随访或按低级别上皮性卵巢癌处理（2B 类证据）。

是否切除淋巴结有争议：大多数交界性肿瘤诊断时为 I 期，本身就没有淋巴结转移，尽管会提高分期，有证据显示切除淋巴结不会提高生存率。切除淋巴结可出现并发症，特别是影响年轻患者的生育功能。逸仙推荐：年龄大，不保留生育功能者行全面分期手术；年轻、早期、保留生育功能者可以不切淋巴结，或只切除患侧盆腔淋巴结；腹膜假黏液瘤应该常规切除淋巴结。

是否切除大网膜也有争议：切除大网膜可提高 30% 分期，但不影响长期生存率，大网膜种植仍较多见，而且切除大网膜并发症少，操作简单。逸仙推荐：常规切除大网膜。

回到本例，在初次手术时，切除大网膜和阑尾是合理的。患者年轻，才 23 岁，需保留生育功能，是可以不切除淋巴结的。本例做了患侧附件切除、腹膜多点活检和大网膜多点活检，后两者病理均

阴性。参考上述推荐，有缺陷的是没有切阑尾和大网膜（但多点活检均阴性）。我们可以把它归类为不全手术分期。

NCCN 2018 卵巢癌指南对于交界性肿瘤不全手术分期的处理，推荐如下：没有残留病灶者可以随访。有残留病灶、无生育要求且无浸润性种植（或无法确定）者，可随访（2B 类证据）或行全面分期手术或并切除残留病灶。有浸润性种植者，可行全面分期手术并切除残留病灶，也可随访（3 类证据）或参照低级别浆液性癌治疗。有生育要求，无浸润性种植（或无法确定），可随访（2B 类证据）或行保留生育功能的分期手术并切除残留病灶；有浸润性种植可选择：①行保留生育功能的全面分期手术并切除残留病灶；②随访（3 类证据）；③按照低级别浆液性癌治疗。

根据术中探查记录，本例应该没有肿瘤残留病灶，属于可以随访的范围。化疗肯定不需要。阑尾没有切总是有点担心，但幸好不是腹膜假黏液性瘤，后者阑尾非切不可。本例是肠型黏液性交界性肿瘤，初次手术当然主张切阑尾，不全手术分期后阑尾就不是非切不可了。

综上所述，对于本例的后续处理，建议密切随访。

病例 2

请问患者有浸润性种植的Ⅲ期卵巢交界性浆液性肿瘤的化疗如何掌握？

答：浸润性种植是卵巢交界性肿瘤术后是否化疗的一个主要指征，分期倒不是。本例有浸润性种植，建议按低级别浆液性癌处理，TC 方案化疗 3 ～ 6 个疗程。

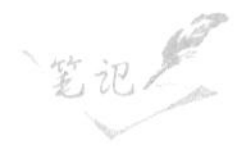

病例 3

患者，53 岁，绝经 4 年，B 超发现盆腔包块入院。B 超示：子宫后位，宫体后壁见低回声结节，大小约 2.1cm × 1.6cm，子宫内膜厚约 0.2cm。右侧附件区见一囊性包块，大小约 11.8cm × 10.5cm，内见密集粗点状强光点。子宫肌瘤，右侧附件区囊性包块，性质待查。HE4 48.5pmol/L，CA125 10.59U/ml，CEA 1.17ng/ml，hCG <10 mIU/ml，AFP 1.56IU/ml，CA153 14.44U/ml，CA199 <3U/ml。行右侧附件切除术，术中见右附件包块大小 12cm × 10cm，表面光滑，无腹水。术中冰冻示良性囊性病变，术后石蜡病理结果是卵巢黏液性交界性肿瘤。请问患者的下一步处理？

病理诊断：

（右侧）卵巢浆液性交界性肿瘤伴部分上皮重度不典型增生；（右侧）卵巢腺纤维瘤；（右侧）输卵管呈轻度萎缩性改变。

答：首先，卵巢交界性肿瘤有多个名称，目前下面三名通用：①交界性肿瘤，borderline ovarian tumor（BOT）；②低度恶性潜能肿瘤，low malignant potential tumor（LMPT）；③非典型增生性肿瘤，atypical proliferative tumor（APT）。因此，诊断上在交界性肿瘤后面，不需要加上“伴不典型增生”。其次，尽管有很多人会不以为然，我认为该患者初次手术的合理术式应该是全宫双附件切除。

问：因为术前和术中的一些辅助检查都提示良性，因此就想着做单侧附件切除。

答：绝经后患者，良性卵巢肿瘤也主张全宫双附件切除。

问：现在是术后第六天，需要做第二次手术吗？如果需要手术，

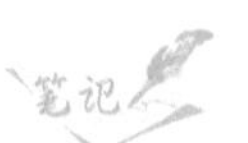

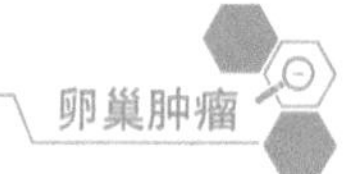

何时可以做?

答：卵巢交界性肿瘤不全手术后的处理，后续治疗需根据患者有无残留病灶进行处理。没有残留病灶者可以随访。有残留病灶者需结合患者有无生育要求。对于无生育要求且无浸润性种植（或无法确定有无浸润性种植）的患者，可随访（2B 类证据）或行全面分期手术或并切除残留病灶；对于前次手术发现浸润性种植者，可行全面分期手术并切除残留病灶，也可观察（3B 类证据）或参照 G1（低级别）浆液性上皮性卵巢癌进行治疗。如果患者有生育要求，无浸润性种植（或无法确定有无浸润性种植），可观察（2B 类证据）或行保留生育功能的分期手术并切除残留病灶；前次手术已发现浸润性种植，可选择：①行保留生育功能的全面分期手术并切除残留病灶；②观察（3B 类证据）；③按照 G1（低级别）浆液性上皮性卵巢癌进行治疗。该患者目前似乎没有残留肿瘤病灶，可以不补充手术，密切随访。

病例 4

患者 37 岁，病理如下，接下来需要化疗吗?

病理诊断：

（左卵巢肿块）交界性浆液性肿瘤，伴有微乳头结构，肿块最大径 2cm，左侧输卵管表面见多灶交界性浆液性肿瘤的非浸润性种植灶。

（左卵巢表面赘生物）交界性浆液性肿瘤伴局灶微乳头结构，背景呈腺纤维瘤样改变，碎组织 8cm × 7cm × 3cm。

（右附件）卵巢表面交界性浆液性乳头状瘤，卵巢靠被膜处及

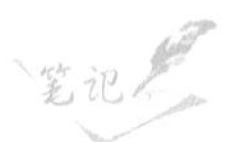

输卵管表面见多灶交界性浆液性肿瘤的非浸润性种植灶。

（全切子宫）内膜呈增生期改变，宫颈黏膜慢性炎。

（左结肠横侧壁）少量纤维脂肪结缔组织，未见肿瘤细胞。

（右侧盆壁结节）纤维组织中见少量交界性浆液性肿瘤的非浸润性种植灶。

（大网膜）大小 21cm ×17cm×0.2cm，未见明确病变。

答：看病理报告，是做了全宫双附件、大网膜切除术。请问现在有没有残留病灶？

问：腹膜上有小颗粒，电刀烫了。

答：没有残留病灶就随访。不同病理类型的浆液性交界性卵巢肿瘤处理原则见表 27。

表 27　不同病理类型的浆液性交界性卵巢肿瘤处理原则

按交界性肿瘤处理	按低级别浆液性癌处理
交界性浆液性肿瘤	
交界性肿瘤非浸润性种植	交界性肿瘤浸润性种植
交界性肿瘤微浸润	交界性肿瘤伴微浸润性癌
微乳头亚型交界性肿瘤	微乳头亚型浆液性癌
淋巴结受累无浸润性种植	淋巴结受累伴浸润性种植

问：如果复查出现病灶了，需要化疗还是再手术？

答：如果复查出现病灶了，先看看有没有再手术机会，如果能手术，首选手术。复发性交界性肿瘤再次手术的效果还是不错的。再次手术后是否需要化疗只有两种情况：有手术切不掉的残留病灶和浸润性种植。

病例 5

笔记

患者，30 岁，因下腹痛 5 天加重一天入院，B 超：左侧附件包块直径10cm，子宫肌瘤直径0.6cm。入院诊断：卵巢囊肿蒂扭转？巧囊破裂？次日在腹腔镜下行左侧附件切除+右侧卵巢巧囊剥除，术中见：左卵巢肿瘤扭转360度，呈多房性，内见胶冻样黏稠液体及小灶乳头样组织，右侧卵巢巧囊直径2cm。术中冰冻快速切片：左侧卵巢黏液性囊腺瘤。术后常规病理：左侧卵巢黏液性囊腺瘤，大小8cm×8cm×7cm，局灶呈交界性改变，大小1.5cm×1.0cm。生育史1-0-0-1，有再次生育要求。请问是否要补充手术行阑尾切除+大网膜切除？

答：先说说年轻女性良性卵巢囊肿蒂扭转的处理：以往认为蒂扭转后复位，蒂部血管内的血栓会脱落，有形成肺栓塞的危险，强调必须在复位前钳夹蒂根部，切除该侧附件。目前的证据表明这个说法没有依据。很多文献表明复位后并没有出现栓塞的病例，故现在认为可以复位，以保留该侧卵巢的功能。更有人主张分期手术，先腹腔镜下复位解除症状，几周后等患侧卵巢水肿炎症消退后再次行肿瘤剔除术，这样做比复位时同时做剔除术更能够找到肿瘤的界线，保留更多的正常卵巢组织，缝合止血也更方便。

目前患者左侧卵巢肿瘤只是局灶呈交界性改变，该侧附件已切除。附件已切除，没有残留病灶，现不需补充手术，先尽快怀孕，产后或复发时再考虑补充手术。

病例6

患者，15岁，右侧卵巢巨大囊肿，约30cm×20cm×20cm，术中见卵巢门附近有数个直径约1～2cm的结节，有少量的腹水。行右侧附件切除术，术中冰冻病理为黏液性囊腺瘤，术中同时对侧卵巢活检。术后病理为右侧卵巢黏液性囊腺瘤。外院病理会诊，考虑

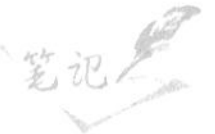

是交界性黏液腺瘤，腹水见异型细胞。对侧卵巢病理提示正常。下一步该如何处理?

答：对于局限于一侧的卵巢肿瘤，如欲保留生育功能，对侧卵巢外观正常，仔细触摸卵巢内无结节，不需在该侧卵巢活检或行楔形切除活检，因为这样做会损伤卵巢，术后也可能会造成粘连影响生育功能。对于儿童 / 青少年患者更应如此。目前患者肿瘤已经完整切除，现在随访即可。黏液性肿瘤如果术中破裂，有时候担心腹腔种植，如果有腹腔热灌注，可以试用。不建议化疗。交界性肿瘤本身对化疗不敏感，黏液性瘤更不敏感。

病例 7

患者，50 岁，孕 2 产 1，否认痛经史。拟盆腔包块入院，CA125 103.9U/ml，CA199 76.61U/ml，HE4 177.10pmol/L。其他肿瘤标志物正常。行腹腔镜探查，见直肠凹封闭，双侧卵巢囊肿，与子宫后壁、肠管、网膜粘连，右侧卵巢囊肿较大，内见巧克力样液体及烂鱼肉样组织，胃、肠管、网膜未见明显病变。切除右侧附件送冰冻结果：囊壁为纤维及卵巢组织，壁内有陈旧性出血，另送灰白黄色破碎组织，镜下为疏松的纤维组织，其内有腺体，呈假复层。考虑为（卵巢）纤维上皮性肿瘤，待术后常规病理。行全子宫加双侧附件切除，术后病理：术中送检：囊壁为纤维及卵巢组织，壁内有陈旧性出血，另送灰白黄色破碎组织，其内见有子宫内膜样腺体，分布密集，部分呈假复层或复层，局部区域呈筛状，可见乳头状突起，见有少量核分裂象。结合临床考虑为（右侧）卵巢子宫内膜样交界性肿瘤，同侧慢性输卵管炎。术后送检：①子宫平滑肌瘤（肌壁间

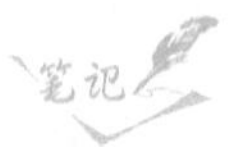

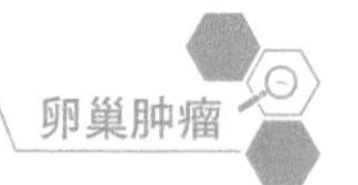

6枚）；②子宫内膜单纯性增生；③慢性宫颈炎、腺体鳞状上皮化生；④（左侧）卵巢宫内膜样囊肿，同侧慢性输卵管炎。需要进一步处理吗?

答：本例先有子宫内膜异位症，在此基础上发展为卵巢子宫内膜样交界性肿瘤。该肿瘤可以解释CA125和HE4升高，CA199升高是胰腺癌和胃肠道肿瘤的标志物，需行胃肠镜和上腹部MR或CT排除相应部位的肿瘤。HE4升高幅度偏大，如果肾功能没有异常，需排除恶性病变。

卵巢交界性肿瘤只限于上皮性肿瘤，其类型包括浆液性交界性肿瘤、黏液性交界性肿瘤、子宫内膜样交界性肿瘤、透明细胞样交界性肿瘤、移行上皮样交界性肿瘤。最常见为浆液性交界性肿瘤，其次为黏液性交界性肿瘤，后三种类型罕见。

交界性卵巢肿瘤占所有卵巢上皮性肿瘤的15%，发病时较年轻，约75%在诊断时为Ⅰ期，进展为浸润癌过程缓慢，腹膜种植可自行消退。有大网膜或其他远处部位浸润性种植更可能发生早期复发，但对化疗不敏感。大多数交界性肿瘤预后良好，10年生存率95%，早期、年轻、浆液性瘤预后更好。有残留病灶预后较差，但多数死于并发症（如小肠梗阻）和治疗导致的并发症，因肿瘤死亡者极少。

卵巢交界性子宫内膜样肿瘤的处理与其他类型的交界性肿瘤基本相同，有一点特别的是卵巢交界性子宫内膜样肿瘤常常合并有子宫内膜病变，对不保留生育功能者，即使子宫无病变也必须切除。

本例做了全宫双附件切除，没有做腹膜后淋巴结和大网膜切除，属于不全分期手术。但若没有残留病灶，随访即可。

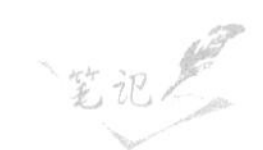

病例 8

患者，46 岁，发现一侧卵巢囊肿半年，血 CA125 较正常略高，行腹腔镜下卵巢囊肿剥除术，术中囊肿直径约 4cm，剥除时有少量囊液流出，用取物袋取出，发现囊肿内有乳头，质地较脆，冰冻病理示浆液性囊腺瘤。术后病理：浆液性囊腺瘤，灶性区域呈交界性改变。请问下一步如何处理？

答：交界性卵巢肿瘤行肿瘤剔除术和附件切除术，术后的复发率在不同的文献报道结果有差异。有文献显示无论剔除或切除，术后的复发率均在 25% 左右。有文献表明，剔除比切除的复发率高 40%。而且，腹腔镜剔除比开腹手术剔除的复发率要高。本例患者已 46 岁，估计无再生育要求，现只做了腹腔镜下肿瘤剔除术，建议再行全面分期手术。如果初次手术是做了附件切除，倒是可以考虑随访。

病例 9

患者，22 岁，右卵巢交界性浆液性肿瘤，右卵巢表面可见菜花样组织，腹水可见异型细胞，行腹腔镜右附件切除术 + 大网膜切除，术后提示大网膜卵巢交界性浆液性肿瘤非浸润性种植，请问该患者需要化疗吗？

答：交界性肿瘤术后化疗的指征是有浸润性种植和残留病灶。本例为大网膜非浸润性种植，不需要加化疗。

病例 10

笔记

患者，现在中孕，发现盆腔包块行了腹腔镜下肿物剥除术。手术（腹腔镜）当时见腹腔脏器表面光滑，肿物位于右侧腹膜后，完整剥除。病理结果如下，请问产后随诊还是建议补充手术呢？

病理诊断：

（右腹膜后）考虑为卵巢外卵巢型交界性黏液性肿瘤，建议检查阑尾、大肠、胆囊及胰腺等消化系统，除外消化系统来源病变。

免疫组化结果显示：瘤细胞 CEA 部分（+），CK20 部分（+），CK7（++），CDX-2 部分（+），Ki-67（15%+），P53 少数（+），villin（+++），ER、PR 瘤细胞（-）、囊壁间质细胞（+）。

答：卵巢原发性黏液性肿瘤少见，特别是恶性肿瘤。本例探查卵巢无异常，更需排除消化道肿瘤，特别是免疫组化结果显示：瘤细胞 CEA 部分（+）。现在是中期妊娠，做胃镜检查没影响。肠镜检查因为要吃泻药，担心诱发流产。如果没有明显的消化道症状，再查相应的血清肿瘤标志物，如 CEA、CA199 等正常，排除了消化道肿瘤，可以考虑密切随访，产后再做全面的检查。

病例 11

患者，24 岁，已婚未孕，6 年前因左卵巢交界性肿瘤行左附件切除，现因盆腔大包块再次手术，术中见肿瘤来源于右侧卵巢，行肿瘤剥除术，包膜完整。术中冰冻：卵巢交界性浆液性囊腺瘤，考虑局灶癌变。因本人及家属强烈要求保生育功能，行大网阑尾及盆腔、腹主动脉旁淋巴结切除。术后病理回报及几家医院免疫组化会诊意见，右卵巢 2 家医院报局灶癌变，2 家报癌变倾向，其余送检组织均未见癌。患者及家属有强烈生育愿望，术后由于等会诊意见我们打了 1 个疗程紫杉醇及卡铂的化疗。患者强烈要求生育后再切

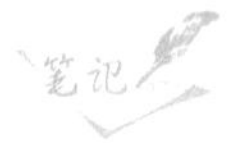

卵巢。已跟她交代复发转移的风险。请问是在 GnRH-α 保护下化疗 4 ~ 6 个疗程后助孕，还是现在补充右附件切除留子宫后行辅助生育技术？保的风险有多大？保的过程中是否会出现复发转移？保留不犯错误吧？

答：本例病理报告不规范，卵巢交界性浆液性肿瘤有不同的病理类型（见本节病例 4 中表 27），处理是不一样的。看描述本例可能是"交界性肿瘤微浸润"或者是"交界性肿瘤伴微浸润性癌"。如果是前者，按交界性肿瘤处理，本例已切除了一侧附件，现在只剩下一侧卵巢，交界性肿瘤允许行肿瘤剥除术，术后密切随访即可。复发的概率当然比附件切除要高，风险会增加 40% 左右。如果是后者，按癌处理，按原则不能保留该侧卵巢。但现在已经是术后化疗后，可咨询生殖科医生，看看能不能先取卵冻存，然后切附件，以后行 IVF。因此，本例再送更高级别医院病理再会诊是必需的。

病例 12

患者，28 岁，剖宫产时同时做了左侧卵巢囊肿剥除，术中囊肿破裂，术后的病理是黏液性囊腺瘤，灶性交界性改变。要再处理吗？

答：最好再做一次腹腔镜手术切除患侧附件、大网膜和阑尾。因为上次手术肿瘤破裂，黏液性囊内液可能会流入腹腔，因为担心术中清洗不干净，日后这些黏液样物继续生长，发展为腹膜假黏液瘤，故建议术后补充腹腔热灌注。

问：现在刚产后半个月。可否产褥期后手术？

答：可以。

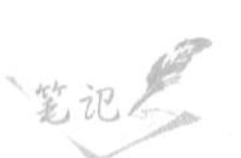

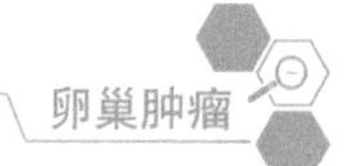

病例 13

患者，41 岁，卵巢手术，术中冰冻提示交界，未行淋巴结清扫，术后病理提示局灶癌变，腹水见瘤细胞，大网膜有癌转移。请问术后需补充手术吗？还是直接 TC 化疗？

答：病理不清楚。现在没有交界性肿瘤局部癌变这个分类。如果是浆液性交界性肿瘤，分类参照本节病例 4 的表 27。如果属于右侧一列的范畴，需要化疗；属于左侧一列的范畴，就不需要化疗。还有，大网膜有"癌"转移，那就不是交界性了？先把病理搞清楚再说吧。

病例 14

患者，21 岁，以卵巢囊肿入院。术前超声提示囊肿内壁见多处不规则乳突状凸起，选择开腹手术，腹腔冲洗液未见癌细胞，右侧卵巢固有韧带与右侧卵巢相接处见一囊肿 7cm × 6cm × 5cm 大小，表面光滑，术中病理及术后病理一样，都是考虑卵巢浆液性乳突状囊腺瘤，局部呈交界性改变，病理科说不等于交界性肿瘤。术中又取了两侧卵巢活检，均正常。请问下一步如何处理？

病理诊断：

（右卵巢）浆液性乳头状囊腺瘤，局部呈交界性改变。

（部分左卵巢）黄体出血。

答：本例应该还是考虑卵巢来源，沿着固有韧带往子宫方向生长。病理医生的意思大概是说该病例卵巢病变大部分是良性的，少部分呈交界性改变。本例切掉肿瘤随访即可。

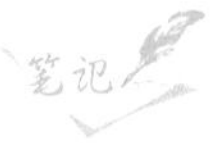

问：可是患侧卵巢没有切。

答：肿瘤剔除干净就可以。交界性肿瘤是允许做剔除的。当然，如果是初次手术，单侧交界性肿瘤还是以切除一侧附件为宜，双侧交界性肿瘤才推荐剔除。但本例已经做了手术，如果没有残留病灶，就可以随访。况且现在病理报告大部分是良性的。

病例 15

患者，41 岁，无生育要求，既往发现卵巢肿物 3cm，近月来增大迅速达 7cm，在某医院行腹式右侧附件切除术，术中肿瘤包膜完整，未破裂，腹水查癌细胞为阴性，肿物未与周边组织粘连。术后病理经上级医院会诊。

会诊结果：

卵巢浆液性交界性肿瘤，伴局部低级别浆液性癌转化。

右侧卵巢肿块切除，部分肿块送检；卵巢上皮性肿瘤，考虑交界性浆液性肿瘤或交界性浆黏液性肿瘤，不能除外上皮内癌的可能。

右侧卵巢肿块切除，部分肿块送检；结合形态学特征及免疫组化染色结果，符合浆黏液性交界性肿瘤。

免疫组化结果：CK7（+），CK20（-），CA125（+），WT-1（+），ER（斑驳状+），P16（-），P53（10% 斑驳状+，野生型），Ki67（40%），Vimentin（+），PAX-8（+），CD15（-），Villin（-），支持上述诊断。

请问下一步处理是全面分期手术还是观察呢？

答：本例应诊断为卵巢浆液性交界性肿瘤伴微浸润性癌。应按低级别浆液性癌处理，以ⅠA/G1 可能性大。患者 41 岁，无生育要求，建议全面手术分期。如果术后病理均阴性，可以随访，

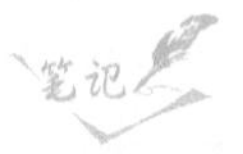

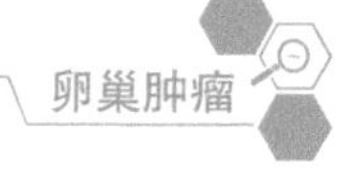

免去化疗对身体的损害。

病例 16

这是同一个患者三家医院的病理报告，患者 49 岁，需要化疗吗？几个疗程合适呢？

会诊结果：

（右侧卵巢）交界性浆液性肿瘤。

（左侧卵巢）表面可见肿瘤种植。

大网膜、子宫下段、直肠表面、膀胱反折腹膜、双侧结肠沟旁腹膜可见肿瘤累及。

双侧输卵管、左宫旁未见肿瘤。

子宫多发性平滑肌瘤。

子宫内膜息肉伴增生期改变。

宫颈慢性炎。

淋巴结 43 枚反应性增生（右侧 13 枚、左侧 19 枚、骶前 5 枚、腹主动脉旁和髂总 6 枚）。

（右侧卵巢）交界性浆液性乳头状囊腺瘤（肿块大小 8cm × 6cm）伴钙化，卵巢表面可见交界性浆液性乳头状囊腺瘤；（左侧）卵巢表面可见肿瘤浅表种植；（双侧）输卵管管壁血管扩张、瘀血；送检（大网膜）可见肿瘤非浸润性种植；子宫下段浆膜面可见肿瘤种植；送检（直肠表面病灶、膀胱反折腹膜）及右宫旁可见肿瘤累及；送检（双侧结肠旁沟腹膜）及左宫旁未见肿瘤累及；子宫肌壁间多发性平滑肌瘤；子宫内膜呈增生性改变伴息肉形成；慢性宫颈炎伴纳氏囊肿及鳞化，鳞状上皮增生；送检（盆腔）淋巴结未见肿瘤累及。

（右侧）卵巢交界性浆液性肿瘤伴非浸润性种植。

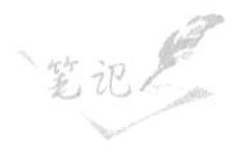

答：病历没有描述做了什么手术？有没有残留病灶？如果没有残留病灶，交界性肿瘤伴浸润性种植是需要化疗的指征，本例最后病理会诊结果为：卵巢交界性浆液性肿瘤伴非浸润性种植，故不需要化疗。

病例 17

患者，35 岁，已完成生育。行腹腔镜下双侧卵巢巧囊剥除术，术后病理：左侧巧囊并黏液性囊腺瘤局部交界性改变。请问再次住院手术需全面分期手术还是切除左附件即可？

答：切除左附件、大网膜和阑尾即可。

问：因术中剥离巧囊破了，术后还需预防化疗吗？

答：交界性肿瘤对化疗不敏感，黏液性肿瘤更不敏感，而且各种类型的交界性黏液性肿瘤预后都很好，故不需化疗。囊肿破裂担心黏液流到腹腔，造成种植或像腹膜假黏液瘤那样反复复发，术中宜用大量温水冲洗腹腔，如果有腹腔热灌注，可以试试。

卵巢肿瘤 · 卵巢恶性肿瘤

病例 1

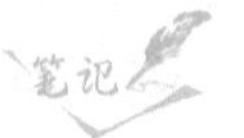

卵巢低分化神经内分泌癌合并黏液腺癌该如何分类？卵巢小细胞

癌应该还是属于上皮类吗？按上皮癌化疗还是按生殖细胞来源化疗？

答：建议用 EP 方案化疗。

问：10% 黏液腺癌。

答：其实化疗药都是共通的，敏感有效也是相对而言。

病例 2

患者，19 岁，未婚，右卵巢黏液性腺癌并有少量腹水，做了右附件切除并淋巴、大网膜、阑尾切除。腹水细胞学阴性，因肿瘤太大，先穿刺吸液，致人为造成ⅠC 期，请问是否补充化疗？多少个疗程？

答：本例做了保留生育功能的全面分期手术，切了卵巢，其他标本病理都是阴性，手术分期为ⅠC1。如果是卵巢浆液性癌，ⅠC 期需化疗。但黏液性腺癌恶性度低、预后较好，ⅠC 期患者可以选择随访观察或化疗。该患者年轻未生育，应尽量避免化疗对保留下来卵巢功能的损伤。肿瘤破裂是术中有意为之，相信穿刺吸液时有做好预防囊液外流的保护措施。综合考虑，建议该患者密切观察，不化疗。

病例 3

患者，25 岁，卵巢黏液性中分化癌，如果患者有生育要求，下一步怎么办？要鼓励她生育吗？

答：是否生育由患者自己决定，医生只是按照患者的意愿，根据我们掌握的知识来判断患者的意愿有没有条件来实现。对于上皮性卵巢癌来讲，在Ⅰ期的患者中，ⅠA 和ⅠB 不管组织类型，G1 ~ G2 可以保留生育功能或保留子宫，G3 很少，保留生育功能要慎重。ⅠC 期透明细胞癌不宜保留生育功能，其他类型上皮癌，ⅠC 期、G3 不可以

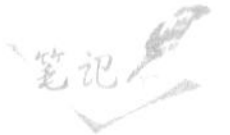

保留生育功能，G1 ~ G2 可以保留生育功能。ⅠA 或ⅠC 可以保留正常的子宫和对侧卵巢，ⅠB 期是双侧性肿瘤，也可以切除双侧附件，保留子宫，留待日后利用辅助生育技术，采用赠卵等方法解决患者的生育功能。

病例 4

对于卵巢浆液性乳头状囊腺癌ⅢC 期患者，术前给予 3 次 TC 方案化疗后再行全面分期术，术后第 4 次化疗后肿瘤标志物才降至正常，请问术后是再给予 3 次还是 6 次化疗？

答：首先纠正一个概念，新辅助化疗后的手术不叫全面分期手术，叫间歇性减瘤术（interval debulking surgery，IDS），也有人翻译为“中间性减瘤术”。没有做新辅助化疗的Ⅱ期及Ⅱ期以上的卵巢上皮癌患者，术后化疗达临床完全缓解者，推荐 6 个疗程的化疗。临床完全缓解是指：临床症状和体征消失、肿瘤标志物正常、影像学没有异常发现。停化疗的指征，一般是标志物正常后再加 2 ~ 3 个疗程。如果化疗 6 个疗程后肿瘤只是部分缓解甚至进展，不能停止化疗。做了新辅助化疗后行间歇性减瘤术，术后再化疗几个疗程要根据术前化疗多少个疗程而定，一般也是术前后总共 6 个疗程。但是术后至少要化疗 3 个疗程。为了避免化疗总疗程数过多，新辅助化疗需要在第 4 疗程前评估有没有手术机会，有手术机会就手术，手术后至少化疗 3 个疗程。

病例 5

患者，18 岁，在当地医院做了一侧附件切除、一侧肿瘤剔除、

笔记

输卵管切除、大网膜和阑尾切除。术后病理诊断：①（双侧卵巢）交界性浆液性乳头状囊腺瘤，部分区域呈微乳头结构，部分区域符合低级别浆液性癌，可见多量砂粒体；②（双侧）输卵管组织，表面见多量低级别浆液性癌组织及砂粒体，其中一侧输卵管腔内见肿瘤组织及砂粒体，可疑伴脉管内癌栓；③慢性阑尾炎，浆膜面出血、粘连，未见明确癌组织累及；④大网膜可见多灶转移癌与砂粒体，并考虑伴脉管内癌栓，另检见淋巴结（0/1）。收入院后检查 MR 提示：①符合卵巢癌术后改变；②双侧结肠旁沟腹膜、左半横结肠前方及脾下缘多发结节，考虑腹膜转移可能性大；③盆腔多发囊性肿物，考虑良性，包裹性积液可能性大；④腹盆腔积液。请问是再做手术还是化疗？还能保留生育功能吗？

答：本例诊断为卵巢低级别浆液性癌Ⅲ B ~ Ⅲ C 期（因没有描述大网膜病灶大小，超过 2cm 为Ⅲ C）。卵巢癌保留生育功能只限于 I 期，本例不能保留生育功能了。要再做减瘤术，尽可能做到无肉眼残留，术后化疗。

病例 6

患者，42 岁，今年 5 月查出卵巢黏液性癌Ⅲ C，做了全面分期手术，术后化疗 6 个疗程，化疗方案为紫杉醇加卡铂或顺铂。但耐药，后改用脂质体阿霉素、吉西他滨，但 CA199 一直上升，现到了 4000，CA125 到 55。后因肠梗阻动手术，腹腔灌注紫杉醇加洛铂，检测 CEA、CA125 略降，CA199 继续上升，请问这种情况使用靶向药怎么样，用哪一种好？

答：靶向药物现在主要用于高级别浆液性癌，用于黏液癌的资料不多。目前有多个临床研究正在进行中。FDA 目前批准三个

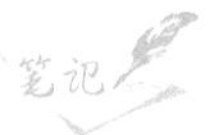

靶向药用于复发卵巢癌的治疗中，见表28。Olaparib（奥拉帕尼）和Niraparib（尼拉帕尼）用于铂敏感复发病例，其中奥拉帕尼用于有BRCA1/2基因突变患者，尼拉帕尼则有和没有突变患者均可用。Rucaparib（雷卡帕尼）可用于铂耐药的BRCA1/2基因突变患者。

表28　FDA批准的用于治疗复发卵巢癌的靶向药

奥拉帕尼	雷卡帕尼	尼拉帕尼
2014年12月获欧盟EMA批准 铂类敏感的复发后BRCA突变的高级别浆液性上皮性卵巢癌、输卵管癌、原发腹膜癌 含铂化疗后处于CR或PR 单药维持治疗 2014年12月获美国FDA批准 既往接受过≥3线化疗治疗的晚期卵巢癌 经FDA批准的检测手段证实具有或者可疑致病胚系BRCA基因突变阳性 单药治疗	2016年12月获美国FDA批准 晚期卵巢癌≥2线化疗后 BRCA（胚系和/或体系）突变 单药治疗	2017年3月获美国FDA批准 复发性上皮性卵巢癌、输卵管癌或原发性腹膜癌 对最近一次含铂化疗CR或PR的患者 单药维持治疗

病例7

患者，22岁，未婚，“发现盆腔包块1天”入院。患者无不适主诉，查体包块达剑突下。术前B超示：腹部见一巨大囊性肿块，上至剑突，下达盆腔，大小约300mm×134mm×206mm，底部可见密集点状回声，CDFI示其包膜上可见明显血流信号。血CA125：44.56 U/ml，余正常。术中见肿瘤多房，囊腔内见约10cm大小菜花样实质区，行保留生育功能的全面分期手术并行对侧卵巢活检。术

笔记

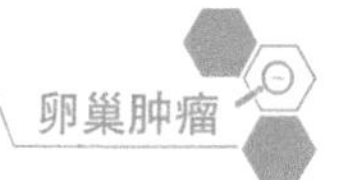

后病理淋巴、大网膜、阑尾、对侧卵巢均未见瘤累及。术后常规病理示：（左卵巢）黏液性囊腺癌。请问下一步处理？是否需要化疗？如需化疗需几个疗程？

答：如果对侧卵巢外观正常和触摸卵巢内没有结节，不需要活检。活检本身对卵巢有损伤，有伤口增加术后粘连的机会，可能对日后的生育造成不良的影响。病历中没有描述肿瘤是否破裂，或者术中肿瘤穿刺及腹水细胞学等情况。根据经验判断，对于年轻患者来说，多数医生开腹时会手下留情，腹部切口不会太大。舍不得为了完整取出肿瘤，从耻骨联合拉一个到剑突下的长切口，多数会先在下腹开一个小一点的纵切口，在用纱布保护好的情况下，先穿刺抽液，减少肿瘤体积后再托出肿瘤，切除患侧附件。

卵巢黏液性癌的特点和处理如下：原发于卵巢黏液性癌少见，术前需全面评估上下消化道。好发于 20 ~ 40 岁，肿瘤通常体积很大，占满整个盆腔。多数能早期诊断而且预后良好，5 年生存率 80% ~ 90%。初始治疗为全面手术分期，须切除阑尾。

如需保留生育功能，局限于单侧卵巢的肿瘤可行保留子宫和对侧附件的全面分期手术，局限于双侧卵巢的肿瘤可行保留子宫的全面分期手术。

ⅠA 和ⅠB 期术后可观察、随访。ⅠC 期术后可选择观察或化疗 3 ~ 6 个疗程，化疗方案可选：按高级别浆液性癌的化疗方案、5-FU/甲酰四氢叶酸 / 奥沙利铂、卡倍他滨 / 奥沙利铂。

Ⅱ期 ~ Ⅳ期术后需化疗，可参照高级别浆液性癌的化疗方案，或 5-FU/ 甲酰四氢叶酸 / 奥沙利铂，或卡倍他滨 / 奥沙利铂。

估计本例的诊断和分期是：卵巢黏液性癌ⅠA 或ⅠC1 期，已行全面分期手术。术后可以随访。

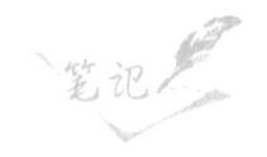

病例 8

卵巢癌患者刚术后第 3 天，术中冰冻为双侧卵巢低分化恶性肿瘤，盆腔内广泛种植，腹腔内肠管壁上见散在转移结节，行全子宫、双侧附件、大网膜及阑尾切除。术中放置腹腔热灌注管两根。在等病理结果。请问：①术后第几天可行腹腔热灌注，术后应用几次？腹腔热灌注算化疗疗程吗？因为第一次放置腹腔热灌注管子没有经验，我把管子放到了纵切口腹壁切口上，管子太粗了，我担心伤口愈合问题；②术后应用热灌注后，再应用全身化疗需要间隔多少时间？

答：一般术中放置腹腔热灌注管子 4 根，上下两进两出，互相交叉。在上下腹两侧另开口放置，不放在原切口上，以免影响切口愈合和漏水。可以术后在手术室立即开始热灌注，也可以先回病房，术后第 2 天或第 3 天再开始腹腔热灌注。看患者经济情况术后应用 3 ~ 5 次，每天一次。顺铂和紫杉醇均可用于热灌注或者配合静脉用药也可以。本次腹腔热灌注算化疗一个疗程。再应用全身化疗需要间隔 3 ~ 4 周。

病例 9

患者，51 岁，因“腹胀 1 年余，加重半年”入院，患者 2015 年 4 月因腹胀在消化科住院，行盆腹腔 CT 提示大量腹水，腹盆腔多发囊实性肿块，考虑来源于腹腔内恶性肿瘤病灶可能性大，2015 年 5 月到某区级肿瘤医院住院，行肿瘤穿刺，病理：结合肿瘤形态及免疫组化结果，为低级别乳头状腺癌，来源于卵巢可能性大。建

笔记

议化疗后手术，患者拒绝治疗后出院，今年 3 月份再次出现腹胀并逐渐加重至今。入院后各项检查如下：骨扫描：①骨质疏松；②全身骨显像未见明显肿瘤骨转移征象；③左肾显影异常。肿瘤标志物：CA125 2901U/ml，CA153 > 300U/ml，CA724 11.27U/ml。上腹部、盆腔 MRI 平扫 + 增强：①腹盆腔多发囊实性肿块：考虑恶性肿瘤性病灶合并腹膜转移可能性大。膀胱及子宫与盆腔病变分界不清，不除外受侵犯。②腹盆腔大量积液。左肾萎缩并积水。请问这个患者的下一步治疗是手术？还是化疗？化疗方案选什么好？

答：本例患者从未进行过抗肿瘤治疗，按初治卵巢癌处理。先评估一下能不能手术。需要注意的是 CA153 > 300U/ml，需排除乳腺癌。

问：手术可能比较困难，大量腹水，人消瘦明显，但是腹围 130cm。

答：评估后如果觉得不能满意减瘤，就先新辅助化疗 1 ~ 3 个疗程（第 4 个疗程前）再评估，如果病情好转或稳定，进行间歇性肿瘤细胞减灭术。如果病情继续进展，改化疗方案继续化疗，预后会很差。

关于新辅助化疗，有如下注意事项：一般适用于 3/4 期，特别是伴有大量腹水、胸水者，不用于早期。应由妇瘤科医生评估：可用影像学或腹腔镜评估。化疗前需有恶性肿瘤证据，最好是活检组织学证据，至少腹水细胞学找到癌细胞。一般在≤ 4 个疗程前再评估后手术。一般化疗疗程数为总共 6 个疗程，但术后至少要 3 个疗程。常用的一线静脉方案均可用于新辅助化疗，也可用于间歇性肿瘤细胞减灭术后的化疗。

间歇性肿瘤细胞减灭术前的化疗方案一般不包含贝伐单抗，因

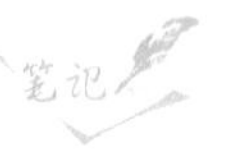

为可能会增加手术并发症。

间歇性肿瘤细胞减灭术后也可用腹腔化疗，但数据很少。除了可选择 GOG 172 推荐的腹腔化疗方案外，卡铂也可用于腹腔化疗：第 1 天：紫杉醇 135mg/m^2>3h IV+ 卡铂 AUC 6 IP，第 8 天，紫杉醇 60mg/m^2 IP。

病例 10

患者，45 岁，2014 年 4 月 23 日因卵巢癌Ⅲ B 期在外院行卵巢癌肿瘤细胞减灭术（经腹全子宫 + 双附件切除 + 大网膜切除 + 阑尾切除 + 盆腔淋巴结清扫术），术后病理诊断：①右卵巢低分化腺癌；②左卵巢中分化腺癌；③（腹腔病灶）纤维结缔组织中见腺癌组织；④（直肠上段、膀胱上）纤维结缔组织中可见腺癌浸润，阑尾、大网膜、盆腔淋巴结未见癌；⑤腹水涂片中见癌细胞。术后 TC 方案（紫杉醇 180mg+ 卡铂 500mg）化疗 6 个周期，末次化疗到现在间隔 2 年。2016 年 10 月 10 日复查 CA125 为 99.83U/ml，PET-CT 和胃肠镜及妇检未见异常。10 月 24 日复查 CA125 为 124.5 U/ml，考虑恶性肿瘤复发，接受紫杉醇 200mg+ 卡铂 500mg 化疗 1 个疗程。现化疗 19 天入我院，复查 CA125 为 276.5U/ml，HE4 正常。请教下一步治疗方案？

答：①本例初治时间是 2014 年 4 月，病理还分“低分化和中分化”。现在采用 2014 WHO 卵巢上皮癌二级分类法，即高级别和低级别，不再采用高、中、低分化分类。② TC 方案（紫杉醇 180 ~ 200mg+ 卡铂 500mg）剂量也不标准，目前常用剂量是：紫杉醇 175mg/m^2+ 卡铂 AUC 5 ~ 6。③本例单纯 CA125 升高、临床和 PET-CT 等检查

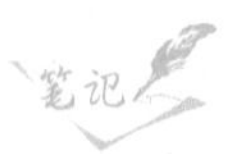

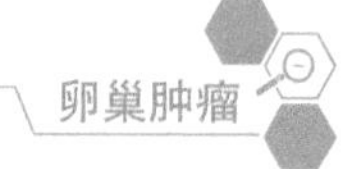

没有发现肿瘤病灶，先要排除其他因素引起的 CA125 升高。如果排除了引起 CA125 升高的其他因素，CA125 仍升高，可先观察或给予他莫昔芬治疗。等到 PET-CT 发现病灶后再化疗。④单纯 CA125 升高复发也称生化复发。对于临床完全缓解而随访中发现 CA125 水平上升但没有肿瘤复发的症状体征，盆腔检查和胸 / 腹 / 盆腔 CT 检查均未发现异常者，是否立即处理仍有争议。原来从未接受过化疗的患者，应作为新诊断病例处理，进行必要的影像学检查，发现有病灶者行细胞减灭术，术后化疗。原来已接受过化疗的患者，立即开始治疗并不能使患者获益，反而会降低患者的生活质量，建议患者参与临床试验或暂时推迟治疗时间（观察）直到出现临床症状。他莫昔芬、其他激素类药物或其他的复发治疗方式都可作为可接受的治疗方式。

病例 11

患者，61 岁，因卵巢癌于 2012 年 10 月行肿瘤细胞减灭术，术后病理：低分化腺癌，累及大网膜、阑尾、浆膜，腹水病理见腺癌细胞，未做免疫组化，考虑卵巢癌Ⅲ C 期，术后行 TP 化疗 6 次，肿瘤标志物正常。2014 年 1 月因为 CA125 增高，CT 提示后腹膜淋巴结增大，考虑复发，再予 TP 化疗 5 次。当年 11 月查 CA125 再次增高，考虑复发，予依托泊苷口服 2 个月，CA125 降至正常。2016 年 7 月查 CA125 再次增高至 700U/ml，CT 示两侧髂血管旁淋巴结肿大，2016 年 9 月予 TP 6 个疗程，现 CA125 正常，CT 再次提示盆腹腔无明显肿块，请问下一步的治疗方案？

答：本次化疗 CA125 下降到正常后再打了多少个疗程？

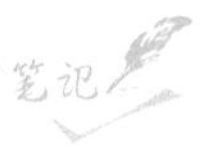

问：CA125 下降到正常后打了 2 个疗程。

答：可以停药观察。如果经济条件很好，可做 BRCA1/2 基因检测，有突变者用奥拉帕尼维持治疗。2017 年 3 月完成的 SOLO2 临床试验，奥拉帕尼用于铂敏感复发化疗缓解后的维持治疗，显示研究者评估的无进展生存期（PFS）（HR=0.30，95% CI：0.22 ~ 0.41，P < 0.0001）具有显著的临床意义和统计学差异，olaparib 组的中位 PFS 为 19.1 个月，而安慰剂组的中位 PFS 为 5.5 个月；盲法独立中央审查（BICR）为 30.2 *vs.* 5.5 个月。

病例 12

患者，53 岁，2010 年 9 月外院行卵巢肿瘤细胞减灭术，术后病理双侧卵巢子宫内膜样腺癌，大网膜、阑尾、盆腔淋巴结未见肿瘤转移。术后诊断卵巢癌 ⅠC 期（腹水细胞学不详）。术后给予紫杉醇加顺铂化疗 6 个疗程。2016 年 1 月 5 日因盆腔复发、腹腔转移到我院行手术，术中见左侧盆壁——3cm 大小肿物，脾脏前方、结肠脾区——直径约 10cm 大小肿物，术中完整切除肿瘤。术后病理示：高级别子宫内膜样腺癌。术后给予多西他赛加奈达铂静脉化疗两个疗程，多西他赛静脉加洛铂腹腔化疗四个疗程。最后一次化疗时间为 2016 年 5 月 11 日。术后定期复查，半月前复查 CA125 为 112U/ml，行 PET-CT，结果如下。想请问是否可以行再次手术切除盆腔肿物、腹主动脉旁肿大淋巴结？如果给予化疗，是否需要更换化疗药物？

影像学诊断：

PET-CT 检查结果：①双肺、肝脏、右侧髋臼、右侧盆壁及盆底、

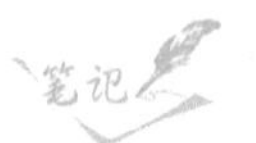

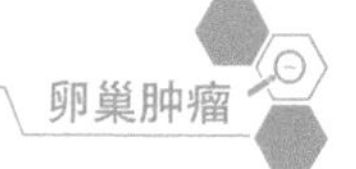

腹膜后多发增大淋巴结 FDG 代谢异常增高，考虑全身广泛转移癌。②慢性咽炎。③甲状腺左叶低密度灶 FDG 代谢未见异常增高，建议 B 超随访。④双侧乳腺沙粒样钙化 FDG 代谢未见异常增高，建议 B 超随访。⑤胃窦 FDG 代谢轻度增高，考虑慢性胃炎，宜胃镜随访。⑥胆囊结石：慢性胆囊炎。⑦卵巢癌术后，阴道残端 FDG 代谢未见异常增高，宜随访。⑧脊柱多发椎体边缘骨质增生。⑨脑 FDG 代谢未见异常。

答：复发卵巢癌再次手术的指征是：初次化疗结束后复发间隔大于 6 ~ 12 个月；病灶孤立可以完整切除；无腹水。本例已有广泛转移，而且是再次手术后再复发，广泛播散转移，手术不太可能把肿瘤病灶切除干净，不考虑手术。建议再次化疗，改铂耐药方案。

问：那换什么方案更合适呢？可以先给周疗吗？

答：复发性卵巢癌、输卵管癌与腹膜癌的化疗原则，必须告知患者以下内容：①临床试验的可行性，包括各种治疗方法的风险和益处，这些利弊与患者先前接受化疗方案的数目有关。②接受化疗前有必要了解自身的一般状况、重要器官的功能状态和既往化疗已导致的毒性反应。如有必要，应与患者讨论姑息治疗问题。因为对于部分患者来说，姑息治疗也是一种治疗手段。

如果患者既往使用过铂类药物，无论再次使用何种铂类药物，其骨髓毒性的发生率和严重程度都会增加。如果患者已多次使用卡铂和（或）顺铂，再次使用时发生致命性过敏反应的风险会增加。因此，有必要告知患者发生过敏反应的风险、症状和体征；如果发生过敏反应，应由有处理过敏反应经验的医生进行治疗，治疗也应在有条件提供必要医疗设备的医院进行。

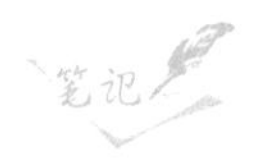

医生需要熟练掌握化疗药物的代谢方式（是否通过肝脏或肾脏进行代谢），并能确定患者适合使用某种药物（如肝肾功能正常的患者可使用哪些药物）。医生必须熟悉药物不良反应的处理以及适当的减量。

医生需要就所选择的化疗、放疗方案与患者及其家庭医生进行讨论，讨论内容包括使用药物和化疗相关毒性反应。对患者进行宣教时，需要使患者了解如何预防和治疗过敏反应及并发症，如何减轻化疗不良反应的严重程度。

对于铂耐药患者的治疗，可以采取如下治疗策略：换药，换不含铂类或紫杉醇的药物；改变给药方式，如紫杉醇周疗；加靶向药物，贝伐单抗、帕唑帕尼、奥拉帕尼等；试用其他疗法，腹腔热灌注等。

具体可选择的药物有：①首选非铂类药物：多西他赛、口服VP-16、吉西他滨、脂质体多柔比星、脂质体多柔比星 / 贝伐单抗、紫杉醇周疗 ± 帕唑帕尼、紫杉醇周疗 / 贝伐单抗、拓扑替康、拓扑替康 / 贝伐单抗。②其他可能有效单药：六甲密胺、卡培他滨、环磷酰胺、多柔比星、异环磷酰胺、伊立替康、美法仑、奥沙利铂、紫杉醇、纳米紫杉醇（即白蛋白结合型紫杉醇）、培美曲塞和长春瑞滨、帕唑帕尼。③无法耐受化疗或化疗效果不佳者，使用他莫昔芬或阿那曲唑、来曲唑、醋酸亮丙瑞林或醋酸甲地孕酮等内分泌治疗。

病例 13

患者，50 岁，2015 年 7 月 6 日腹水示：见两灶性异形细胞，倾向肿瘤性病变；CT：两侧卵巢病变，考虑卵巢癌，临床诊断为

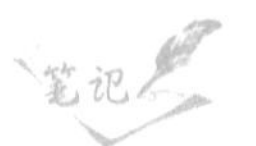

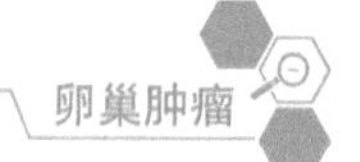

双侧卵巢恶性肿瘤ⅢC，行四周期多西他赛＋奈达铂化疗，化疗后CA125由术前＞600U/ml降至正常。2015年11月9日在全麻下行卵巢癌肿瘤细胞减灭术，手术满意。术后病检示：双侧卵巢高级别浆液性腺癌。大网膜、阑尾及肠系膜均有肿瘤，术后行4个疗程多西他赛＋奥沙利铂方案化疗，肿瘤标志物均正常。患者由于个人原因4个疗程化疗后未再就诊。间隔半年。2016年5月30日入院复查，CT提示左侧结肠旁沟，乙状结肠旁多发强化结节考虑：转移瘤，盆腔、左侧髂窝强化结节考虑为淋巴结转移瘤，再行PET-CT检查：①左侧盆腔内及左侧盆壁多发软组织结节并FDG摄取增高，考虑转移性病灶（最大1.52cm×1.34cm）。②左侧腹股沟肿大淋巴结并FDG摄取增高，考虑淋巴结转移（1.02cm×0.76cm）。肿瘤标志物正常。请问此种情况是否需要治疗？还是继续随访？

答：该患者化疗前有腹水，影像学示两侧卵巢有病变，CA 125>600U/ml，临床表现确实很像卵巢癌，最后的病理诊断也确诊是卵巢癌。但是，术前并没有直接的证据。“腹水示：见两个灶性异形细胞，倾向肿瘤性病变”并不能肯定就是癌。只有腹水报“找到癌细胞”和活检证实是癌才能上化疗。在腹水细胞学不能明确诊断的情况下，细针穿刺活检或腹腔镜探查活检明确诊断后再上化疗是必需的。也许有人认为：何必这么麻烦多此一举？

对于大多数同行来说，当医生不是一朝一时的事，是终身职业。一次不慎有可能“一失足成千古恨”。良性疾病上化疗是原则性错误，患者投诉医生必输。“医疗安全”应该包括两方面：患者安全和医生安全。对待生命，终生保持“如履薄冰、诚惶诚恐”的敬畏之心才能安全到达彼岸。

新辅助化疗后一般在第四疗程前评估，病情缓解或稳定者可考虑行间歇性肿瘤细胞减灭术。术后再继续至少化疗3个疗程。

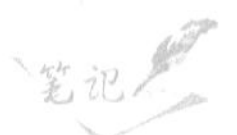

本例先期化疗 4 个疗程后，CA125 降到正常，虽然没有告诉我们其他评价指标，也可以判断病情是缓解了。此时选择手术是合适的，当然如果患者配合治疗的话，可能在第 2 或第 3 个疗程结束后就有合适的手术时机，提早手术可以减少患者化疗的总疗程数，因为术后至少需加 3 个疗程化疗，一般总疗程数可以控制在至少 6 个，术前疗程数太多，加上术后 3 个疗程，总疗程数就会大大超过 6 个疗程。

关于卵巢癌满意细胞减灭术的标准，以前定为 2cm，即残留病灶直径小于 2cm 者为满意。现在定为 1cm，最好能达到无肉眼残留，称之为 R0。不知道本例的满意减瘤术是以哪个做标准？目前患者停化疗后半年，影像学检查发现多发病灶，但没有临床症状，肿瘤标志物正常。从临床判断复发的可能性较大，估计可能是间歇性减瘤术没有达到 R0。

目前患者没有肯定复发的直接证据。患者的 PET-CT 结果：左侧腹股沟肿大淋巴结并 FDG 摄取增高，考虑淋巴结转移（1.02cm × 0.76cm）。此处位置表浅，淋巴结容易穿刺活检或切除活检，先在此处取病理，证实复发后再治疗是最好的选择。当然，直接上化疗也勉强可以接受。

病理证实复发后，化疗是必需的。患者刚好在停化疗半年这个判断铂敏感和铂耐药临界值时间点复发。铂敏感和铂耐药化疗方案均可选。建议先试试 2 ～ 3 个疗程铂敏感方案（详细如下），如果有效就原方案继续化疗，如果耐药就换铂耐药方案（见本节病例 12）。

NCCN 2018 推荐的卵巢癌一线化疗方案：

顺铂腹腔 / 紫杉醇静脉化疗方案：第 1 天：紫杉醇 135mg/m^2 持续静脉滴注 > 3 小时或 > 24 小时；第 2 天：顺铂 75 ～ 100mg/m^2

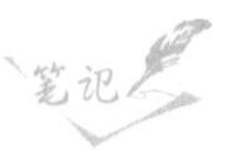

腹腔化疗（紫杉醇后）；第8天：紫杉醇60mg/m^{2}腹腔化疗。每3周一疗程，共6个疗程。

紫杉醇+卡铂3周疗方案：紫杉醇175mg/m^{2}静脉滴注>3小时，卡铂AUC 5 ~ 6静脉滴注>1小时。每3周一疗程，共6个疗程。

多西紫杉醇+卡铂3周疗方案：多西他赛60 ~ 75mg/m^2，静脉滴注>1小时，卡铂AUC 5 ~ 6静脉滴注>1小时。每3周一疗程，共6个疗程。

紫杉醇周疗+卡铂3周疗方案：紫杉醇 80mg/m^2 静脉滴注>1小时，第1、8、15天各一次，卡铂AUC 6静脉滴注>1小时。每3周一疗程，共6个疗程。

低剂量紫杉醇+卡铂 周疗方案：紫杉醇60mg/m^{2}静脉滴注1小时，卡铂AUC 2 IV > 30min。每周1次共18周。

卡铂+脂质体多柔比星4周疗方案：卡铂AUC 5静脉滴注，聚乙二醇脂质体多柔比星30mg/m^{2}静脉滴注。每4周1次，共6个疗程。

紫杉醇+卡铂+贝伐单抗方案：在静脉化疗方案基础上增加贝伐单抗7.5 ~ 15mg/kg静脉滴注>30 ~ 90分钟，每3周一次。停化疗后贝伐单抗单药维持12 ~ 24个月。

本例患者复发部位局限于左侧腹股沟和左侧盆腔，病灶比较局限，除了化疗外，还可以考虑在化疗的基础上，增加左侧盆腔和腹股沟区的外照射放疗。

病例 14

患者，PET-CT示双侧附件区高代谢病灶，考虑恶性肿瘤。右侧膈上、腹膜后、双侧髂血管多发淋巴结转移。腹腔广泛转移，

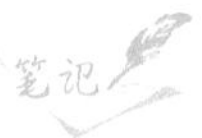

合并腹腔大量积液。CA125 25 000 U/ml，外院 TP 方案化疗 6 个疗程，复查 PET，未见任何异常。CA125 降至正常。现 CA125 60 多，B 超仅见左侧附件区 2cm 低回声包块，未见明显血流信号。请问目前处理是不是还是行间歇性减瘤术手术？会不会没有恶性的病理标本？

答：本例有两个问题：第一个问题是化疗前应该有恶性肿瘤证据。最好有组织学证据，至少也要有细胞学证据。如果现在行间歇性减瘤术，少数患者切下来的标本送病理检查，可能都是阴性结果，这就是 NCCN 卵巢癌指南强调化疗前最好有组织学证据的原因。因为仅凭细胞学证据提供不了足够的信息，如组织分型、分子标记、基因检测等，对患者的后续治疗和预测预后等不能提供帮助。

第二个问题是上化疗后没有及时手术。对于卵巢癌来讲，寄希望于单纯化疗治愈疾病是不现实的，患者化疗后可能有短期的临床缓解，但继续化疗期间或停化疗后肿瘤一定会复发，如本例原来化疗效果似乎不错，CA125 已降至正常，但后来还是上升了。说明患者肿瘤可能已经发生了耐药。在大的肿瘤负荷下化疗，容易导致耐药，后续继续化疗就不敏感了。本例化疗 6 个疗程太多了。

新辅助化疗后行间歇性细胞减灭术的做法目前仍有争议。对于肿瘤较大的、无法立即手术的Ⅲ～Ⅳ期患者可考虑进行新辅助治疗，但须由妇科肿瘤医生确定。化疗前必须有明确的病理诊断结果（可通过细针抽吸、活检或腹水穿刺获得）。欧洲的Ⅲ期随机试验在ⅢC 期 / Ⅳ期患者中比较了新辅助化疗联合间歇性肿瘤细胞减灭术与直接行肿瘤细胞减灭术，两组患者的总生存期相当（29 个月 *vs.* 30 个月），但新辅助化疗组术中并发症的发生率较低。美国的一项

笔记

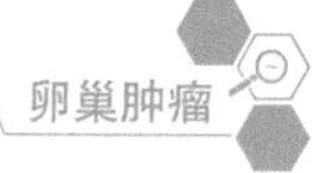

随机临床研究显示，直接肿瘤细胞减灭术加术后静脉化疗后其总体生存期可达 50 个月。因此 NCCN 专家组认为，在把新辅助化疗作为有潜在切除可能的患者的推荐治疗方法之前，还需要更多的研究数据。在美国，先做肿瘤细胞减灭术然后再化疗仍是最先考虑的治疗方法。

新辅助化疗后手术称间歇性细胞减灭术，其手术方法与初次减瘤术基本相同，要求尽量切除肉眼可见的病灶，使残留病灶 < 1cm，力求达到无肉眼残留。间歇性细胞减灭术一般在新辅助化疗第 4 个疗程前进行，也可根据患者个体情况决定手术时机。

与初次肿瘤细胞减灭术一致，间歇性减瘤术也必须尽力达到最大的减瘤效果，必须尽力切除腹部、盆腔和腹膜肉眼可见的病灶。方法如下：①因无法手术而接受≤ 4 个疗程新辅助化疗后反应良好或者疾病稳定的患者可以接受间歇性减瘤术。手术时机并没有前瞻性评估证据，可以根据患者个体化因素而定；②必须探查所有腹膜表面，任何可疑潜在转移的腹膜表面或粘连都必须选择性地切除或活检；③必须切除大网膜；④如果可能，可疑和（或）增大的淋巴结必须切除。初次诊断时有潜在转移可能的淋巴结必须切除，即使无可疑或增大；⑤为达满意的减瘤术，可根据需要切除肠管、阑尾，剥除膈肌、其他腹膜、脾脏、胆囊、部分肝脏、部分胃、部分膀胱、胰尾、输尿管和（或）远端胰腺。

病例 15

患者，43 岁，半年前先期化疗 2 个疗程后腹水消失，因化疗反应（紫杉醇静脉十顺铂腹腔化疗）从未再化疗。现又有腹水，坚决

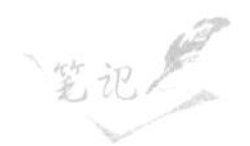

不打化疗，查 CA125 3669 U/mL，HE4 662.1。要求手术，实施满意减瘤 R1（剩膈顶可触及的 < 5mm 的小片状细小结节，直肠大部分切除 + 肠吻合），术中放腹水约 5000ml，现术后第 9 天，恢复良好，术后病理如下。诊断：卵巢癌ⅢC 期，拟实施化疗，对这种化疗反应重、术前腹水多的患者，用 TP 双途径联合怕患者不耐受，请问可否用 TC？

病理诊断：

（双卵巢）高级别浆液性腺癌。

脉管内可见癌栓，神经束膜未见癌侵犯。双侧慢性输卵管炎；（双输卵管系膜）副中肾管囊肿。子宫平滑肌瘤：慢性宫颈炎；子宫内膜息肉；分泌性宫内膜。阑尾黏液囊肿。

左结肠间腹膜（+），送检吻合口近端（+），送检吻合口远端（–），盆腔左侧腹膜（–），盆腔右侧腹膜（–），小肠系膜结节（–），乙状结肠肠脂垂结节（–），大网膜（–）。

区域淋巴结见癌转移（共 5/71，分组如下：左旋髂外 1/1，腹主动脉左旁上段 1/6，右闭孔 1/10，腹主动脉右旁上段 2/5）。

免疫组化结果显示：CA125（+），CDX–2（–），CEA（–），CK（+），ER（+），HER2（0），Ki–67（50%+），P16（+），P53（–），PR（部分 +），Vimentin（–）。

（直肠）低分化腺癌，结合 HE 形态及病史，符合卵巢转移。

肿物大小 1.5cm × 1.5cm × 1.5cm，侵犯肠壁全层。脉管内可见癌栓，神经束膜未见癌侵犯。近切缘（–），远切缘浆膜面见癌组织。肠旁淋巴结见癌转移（19/24）。

答：本例诊断卵巢浆液性癌ⅢC 期。

撇开患者的依从性不谈。单从学术上来讨论几个问题：

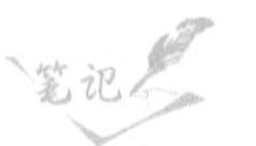

先期化疗也称新辅助化疗是如何确定的？不是有腹水的患者就都选择新辅助化疗。经过临床、影像学或腹腔镜评估，认为不适合即时手术者才考虑新辅助化疗，而且还要最好有组织学、至少有细胞学的恶性肿瘤证据。如果判断初次手术能够达到满意减瘤，还是选择初次减瘤术为好。

新辅助化疗一般用 1 ～ 3 个疗程，病情好转或稳定均可以考虑间歇性肿瘤细胞减灭术。本例术前判断至少疾病应该没有进展，此时进行间歇性肿瘤细胞减灭术是恰当的。

术前术后总共化疗 6 个疗程，该患者术后化疗 4 个疗程后，经仔细评估疾病临床完全缓解后可以停止化疗随访。新辅助化疗后间歇性肿瘤细胞减灭术后化疗疗程数的原则是“至少 3 个疗程”。

GOG 172 研究显示，腹腔化疗疗效优于静脉化疗，但毒副反应大，有一半以上的患者不能耐受。不能耐受腹腔化疗者，改用静脉化疗是没有问题的。

两种静脉化疗方案 TP（紫杉醇 + 顺铂）和 TC（紫杉醇 + 卡铂）的区别，其区别在于使用顺铂和卡铂的不同（表 29）。

表 29　卡铂和顺铂的区别

	顺铂	卡铂
毒副反应	消化道、神经、肾	血液学
渗透性	较好	较差
剂量计算	体表面积	AUC
应用	需水化	不需水化
适应证	腹腔	静脉，老年人

卵巢一线静脉化疗方案的变迁（图 18）

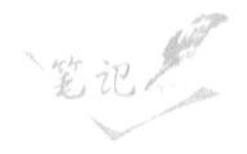

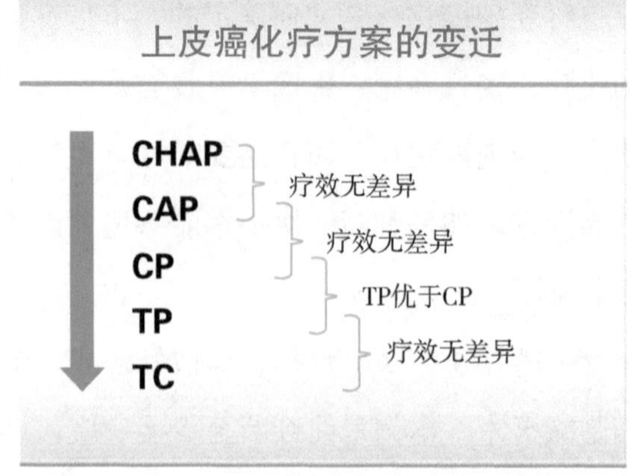

图 18　上皮癌化疗方案变迁示意

有两个经典研究 TP 和 TC 方案的临床试验，即 GOG158 和 AGO-OVAR-3。这两个研究的结论均为 TP 和 TC 方案的疗效相当，但 TC 的毒副反应较低。因此确立了 TC 为上皮性卵巢癌的标准一线化疗方案，至今仍不动摇。目前顺铂更多地用于腹腔化疗，如果该患者腹腔化疗毒副反应较重，术后选择静脉化疗的话，用 TC 方案是适合的。

病例 16

患者，45 岁，2009 年因右乳腺浸润性导管癌行保乳手术，术后行 6 个疗程化疗、30 次放疗及内分泌治疗（GnRH-α+托瑞米芬片口服治疗）。

2015 年 2 月全腹 MR 回报：双侧附件区囊实性占位性病变，考虑为卵巢癌，腹膜后淋巴结转移，未除外大网膜及右半结肠系膜转移，右输尿管上段及右肾中度积液，考虑右卵巢病变侵犯右输尿管下段。

2015 年 3 月行肿物穿刺活检，提示为平滑肌组织，其中一个小脉管内见少量上皮细胞团，细胞有一定异型性，不除外上皮性肿瘤转移可能。腹水细胞形态改变考虑为癌细胞。

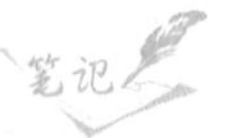

2015 年 3 ～ 9 月行 5 个疗程 TC 方案化疗，后复查 MR 提示盆腔肿物较前缩小，2015 年 10 月 19 日复查全腹 MR 提示：子宫双侧附件区各见一不规则形病灶，大小约为：左侧 3.9cm × 6.2cm × 6.3cm（化疗前 6.0cm × 8.5cm × 9.3cm）、右侧 4.2cm × 3.6cm × 5.6cm（化疗前 4.4cm × 7.0cm × 7.7cm），遂于 10 月 20 日剖腹探查。术中所见：大网膜、肠管与子宫前壁粘连。子宫后方与双附件及肠管致密粘连。分离前壁粘连后，见子宫前位，大小正常，右侧输卵管、卵巢失去正常形态，粘连成一团，大小约 7cm × 6cm。左侧输卵管、卵巢失去正常形态，粘连成一团，大小 6cm × 5cm。双侧圆韧带短缩增厚，肝、脾、胆、膈下、腹主动脉旁及盆腔淋巴结未触及明显肿大，肠管、大网膜与腹膜未见明显异常。行腹式全子宫切除术 + 双侧输卵管 + 卵巢切除术 + 盆腔粘连松解术。术程顺利，术中盆腔内注入卡铂 200mg，术后病理回复：左附件符合卵巢浆液性乳头状腺癌，中分化。输卵管外膜可见癌侵犯。右输卵管卵巢粘连成团，结构不清，卵巢可见散在的癌巢。子宫浆膜可见少量的癌侵犯；萎缩状态子宫内膜；宫颈慢性炎，伴腺体鳞化。大网膜可见腺癌结节，结合临床及免疫组化结果，符合卵巢来源。直肠前肿物组织可见腺癌。免疫组化结果：Calretinin（－），CK7（＋），CK20（－），ER（＋），PR（－），CDX2（－），GATA3（－），P53（＋），PLAP（－）。腹水细胞形态改变符合重度非典型增生。

2015 年 10 月至 2016 年 3 月行 6 个疗程 TC 方案化疗，过程顺利，化疗后无不适。

2016 年 7 月门诊复查肿瘤标志物均正常，未行其他复查。

2016 年 11 月起出现腹胀，呈进行性加重，腹围增大，12 月 5 日入院，妇检：阴道残端愈合良好，其上方扪及质硬肿物 6cm × 3cm，固定，活动欠佳。三合诊：直肠表面光滑，盆壁未扪

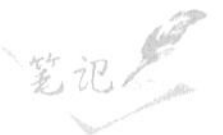

及异常。双侧腹股沟多发肿大淋巴结，于12月8日查腹部MR提示盆腔多发结节并左侧囊状肿物，考虑卵巢癌复发，并腹腔大量积液。于12月9日行TC方案化疗（紫杉醇210mg，卡铂550mg）。12月28日复查彩超提示阴道残端上方包块稍缩小，大小约35mm×24mm，腹腔仍大量积液。

请问能否手术？

答：对于复发性卵巢癌，再次手术的要求是达到肉眼无病灶残留，所有病灶完全切除干净。手术适应证如下：停化疗后6个月以上复发，孤立病灶可以完整切除，无腹水。本例停化疗8个月后复发，病灶多发，而且有腹水，是手术禁忌证。有腹水就意味着播散性病灶的可能性大，不宜手术。

问：那还是继续化疗吗？复发后第一次化疗看起来还是有效的，肿物缩小了，腹水减了。如果腹水消失还有没手术机会？

答：再继续化疗，到时再评估。一般来说，这种情况手术的意义不大。

病例 17

患者，铂耐药型复发，在更换方案比如紫杉醇周疗后，CA125略微上升，再次更换伊立替康周疗，CA125还在上升，影像学提示系膜和网膜有结节样病灶。目前无铂间期刚好6个月。请问是继续延长无铂间期还是直接换回TC方案？还是有什么可以尝试的二线方案呢？

答：继续用无铂方案。延长无铂间期的做法早就有人尝试，但是都没有获得肯定的结果。对于铂耐药患者，可选择的药物很多，但是效果都不太好，只能轮换着用，每种方案用2～3疗程，有用

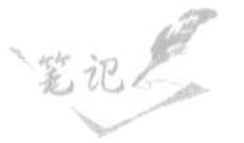

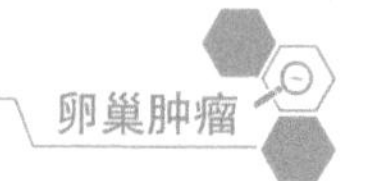

继续，无用换药。NCCN 2018 推荐的药物和方案主要有：多西他赛、口服 VP-16、吉西他滨、脂质体多柔比星、脂质体多柔比星 / 贝伐单抗、紫杉醇周疗 ± 帕唑帕尼、紫杉醇周疗 / 贝伐单抗、拓扑替康、拓扑替康 / 贝伐单抗。

病例 18

患者，52 岁，右侧卵巢浆液性癌，术中见肿瘤包膜基本完整，贴近后腹膜处突破包膜，且与后腹膜粘连，切除子宫、双附件、大网膜和阑尾，除原发病灶外，其余各处均未见癌灶，清扫盆腔淋巴结 30 枚，均未见癌。免疫组化符合卵巢低级别浆液性癌。术后化疗 5 次，结束化疗后 3 个月复查正常，再间隔 3 个月复查，PET-CT 见腹膜后及右肾旁下腔静脉后淋巴结肿大，考虑转移。PET-CT 示除这两枚淋巴结，其余各处均未见病灶。这种单纯的淋巴结转移，应该怎么处理？

答：初次手术时没有切除腹主动脉旁淋巴结，可能原来就存在细小的淋巴结转移，现在长大了。建议再次手术系统切除腹主动脉旁淋巴结，病理证实转移后继续化疗。

病例 19

患者，80 岁，于 2012 年 12 月 17 日行腹腔镜中转开腹行乙状结肠癌根治术，术后病理为乙状结肠黏液腺癌（溃疡型），浸润达浆膜外，结肠系膜淋巴结见腺癌转移，两端未见癌，术后行 XELOX 方案化疗。既往患高血压、慢性阻塞性肺疾病，现阴道少许出血，妇检宫颈光滑，萎缩，阴道穹隆 3、9 点处可以触及点状硬结，B 超

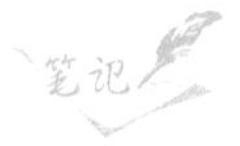

示：绝经后子宫增大（4.4cm×3.6cm×5.0cm），子宫内膜厚度 0.7cm，左侧附件 4.5cm×2.8cm 稍低回声，内可见多个无回声，陶氏腔积液 3.7cm×2.3cm，MR 平扫+增强：左侧附件区囊实性占位考虑左侧卵巢来源恶性肿瘤病变（囊腺癌？性索间质来源肿瘤？）。AFP、CEA、CA199、CA125 均在正常范围，请问下一步怎么处理？

答：本例患者年龄大、并发症多，手术风险大。目前诊断不明确，附件包块只有4.5cm，囊性为主，肿瘤标志物正常，恶性的可能性不大。暂不考虑手术，密切观察。

病例 20

某患者因术中快速病理不能确定子宫还是卵巢癌变，做了“全子宫+双附件+大网膜+阑尾切除+盆腔淋巴结清扫术”，请问下一步处理？

病理诊断：

全子宫 11cm×7cm×7cm，宫颈管长 3.5cm，子宫壁见境界不清结节直径 5cm；左卵巢 3.5cm×3cm×1.5cm，附大量血凝块，上附输卵管；右卵巢 4cm×3cm×1.5cm，附血凝块，上附输卵管；见左卵巢灰白色结节 2cm×2cm×2cm；另送左闭孔窝灰红色组织 3cm×2cm×1cm；阑尾 1 条；大网膜组织 15cm×14cm；双侧盆腔淋巴结各一堆。

子宫肌壁间浆膜下子宫内膜样腺癌，G3 级（结合免疫组化，考虑子宫内膜异位症癌变），双侧卵巢表面及间质见癌转移；双侧输卵管未见癌侵犯，增生期子宫内膜，慢性宫颈炎；左闭孔窝淋巴结见癌转移；其余左盆腔淋巴结 19 枚及大网膜均未见癌转移；右盆腔

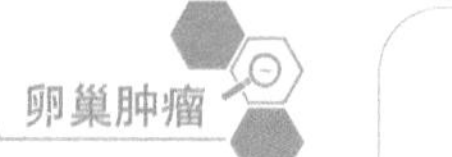

淋巴结 24 枚，癌转移 1/24；慢性阑尾炎。

免疫组化标记（肿瘤细胞）：VIM（++），ER（弱+），PR（+40%），CEA（灶性+），Ki-67（+70%），P53（+90%）。

答：该患者可能有比较长时间的子宫内膜异位症病史，子宫及卵巢的病变从子宫内膜异位症恶变而来，因子宫内膜异位症最多最早发生于卵巢（即卵巢巧克力囊肿），本例患者考虑卵巢先发。按Ⅲ期卵巢癌处理，化疗是必需的，盆腔淋巴结有转移，需加盆腔外照射放疗。

问：化疗也用 TP 方案吗？进行几个化疗疗程？

答：可参照 NCCN 2018 推荐的卵巢癌一线化疗方案（见本节病例 13）。

卵巢生殖细胞肿瘤

病例 1

患者，31 岁，孕 2 产 2，2 年前卵巢畸胎瘤行腹腔镜卵巢肿瘤剔除术，术后定期复查。现“查体发现盆腔包块 20 余天”入院，大小 12cm × 8cm × 7cm。超声考虑畸胎瘤。术中发现肿物表面不光滑，表面有少量乳头状质中色黄组织，中转开腹行患侧附件切除，术中肿瘤破裂，术后病理为未成熟畸胎瘤，Ⅰ级。术后如何处理？随诊？

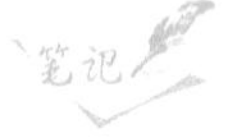

补充手术？化疗？

答：本例术后诊断：成人卵巢未成熟畸胎瘤 IC 期，G1，不全分期术后。本例的处理首先要看看患者是否需要保留生育功能。如果不需要保留生育功能，再次行全面分期手术，术后是否化疗见如下讨论。

如果需要保留生育功能，是否手术取决于该患者是否化疗。如选择化疗，可不再次手术，直接化疗。如果希望避免化疗，则需再次手术，行保留生育功能的分期手术。术后病理均阴性，可随访。如果术后分期升级，则需化疗。该患者是否需要化疗，是一个有争议的问题。

先看一下 NCCN 2018 卵巢癌诊治指南（图 19）。

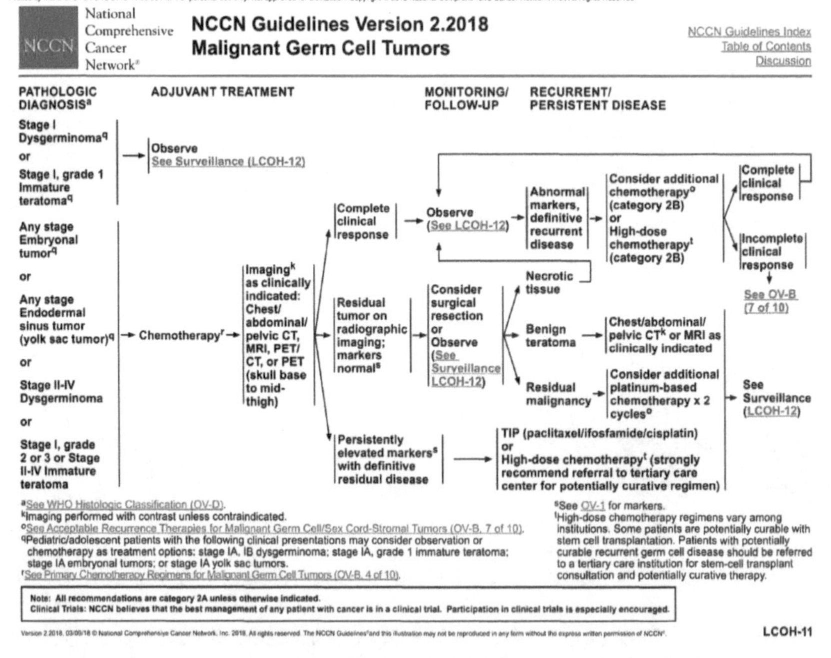

图 19　NCCN 2018 卵巢癌诊治指南生殖细胞肿瘤部分

在该指南中，针对成人的推荐是：未成熟畸胎瘤 I 期，G1，术后可观察。本患者未做全面手术分期，目前估计是 IC，如果补

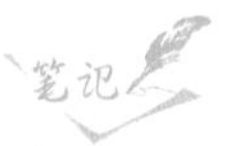

充全面分期手术，术后仍为ⅠC的话，按此推荐不需化疗。在该推荐的角标 q 备注中，提到儿童 / 青少年的ⅠA期，G1级未成熟畸胎瘤可考虑观察或化疗。这里提到可以考虑不化疗的是ⅠA期，并不是Ⅰ期。

明确儿童和青少年的年龄界限：不同国家不同组织有不同的年龄界限，一般来说，比较一致的意见是儿童 0 ~ 14 岁，青少年 15 ~ 19 岁，超过 19 岁归为成人。

为何成人的化疗指征比儿童 / 青少年还严呢？因为顾忌到化疗对儿童 / 青少年的长期影响，对儿童 / 青少年的化疗指征应该控制更严才合理。针对这个问题，我们查阅了大量文献，包括 NCCN 指南本身引用的参考文献，发现文献的观点各不相同，总的来说，只要是Ⅰ期或 G1 级，预后多数是比较好的，多数情况下可以考虑不化疗，特别是针对儿童 / 青少年。但是如果发生肿瘤破裂，即ⅠC期，复发的风险是比较高的，不化疗的风险较大，特别是针对成人而言。故本例建议加化疗较好。

综上所述，因为本例不管再做或不做全面分期手术，化疗都不可避免。故建议直接化疗，化疗期间用 GnRH-α 保护卵巢。成人化疗采用 BEP 方案 [BLM 30U/W；VP-16 100mg/（m^2·d），1 ~ 5 天；DDP 20mg/（m^2·d），1 ~ 5 天]，3 ~ 4 个疗程。

病例 2

患者，32 岁，卵巢未成熟畸胎瘤，ⅠA期，G3，做了保留生育功能的全面分期手术，术后需要化疗吗？

答：首先，病理需要会诊一下。因为ⅠA期，一般是 G1 或 G2

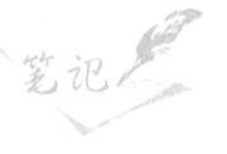

比较多，G3 很少见，发生率只有 2.4% ~ 7%。如果病理会诊结果仍是 G3，成人患者需化疗，儿童可以考虑不化疗。

病例 3

收了位从外科转来了的 14 岁小女孩，当时外科剖腹探查，卵巢肿瘤大至剑突，小切口探查穿刺抽液后行剔除，术中冰冻报了成熟性畸胎瘤，术后病理报了未成熟畸胎瘤，G2 级。请问是否需切除患侧附件，加三次化疗？化疗一定要吗？

答：对于卵巢恶性肿瘤来说，单纯肿瘤剔除是不推荐的，整个卵巢包括肿瘤必须完整切除。儿童 / 青少年卵巢生殖细胞肿瘤的分期和手术方法和成人有所不同。成人采用 FIGO 2013 分期。儿童 / 青少年卵巢肿瘤分期采用儿科肿瘤学组（Pediatric oncology group staging）和儿童癌症学组（Children’s Cancer Group staging）的分期，其Ⅰ期相当于 FIGO 分期的ⅠA 或ⅠB。成人手术参照卵巢上皮癌行全面分期手术。儿童患者的手术范围相对小很多。在全面探查的基础上只需切除患侧卵巢（表 30，表 31）。

表 30　儿科肿瘤学组和儿童癌症学组卵巢肿瘤分期

分期	肿瘤情况
Ⅰ期	病灶局限于卵巢，腹水或腹腔冲洗液未见恶性细胞（见到神经胶质成分不影响分期）；临床、影像学或组织学未发现卵巢以外的病变，肿瘤标志物术后以半衰期衰减，迅速降至阴性
Ⅱ期	镜下残留病灶或淋巴结阳性（< 2cm）；腹水或腹腔冲洗液未见恶性肿瘤细胞（见到神经胶质成分不影响分期）；肿瘤标志物阳性或阴性
Ⅲ期	肉眼可见残留病灶或仅行活检术；淋巴结阳性（直径 > 2cm），多个脏器受累（大网膜、肠管、膀胱）；腹水或腹腔冲洗液可见恶性肿瘤细胞
Ⅳ期	远处转移，包括肝转移

笔记

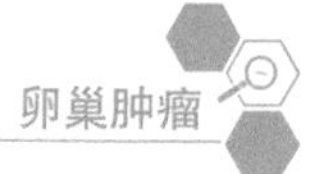

表 31　COG 儿童肿瘤学组卵巢恶性生殖细胞肿瘤手术指南

手术指南
取腹水或腹腔冲洗液细胞学检查
检查腹膜表面并在任何可疑部位活检
触摸腹膜后淋巴结，仅对影像学和触摸的可疑淋巴结活检
检查大网膜，仅对可疑处活检
检查 / 触摸对侧卵巢，仅对可疑者活检
完整切除受累卵巢（不穿刺抽液），输卵管无受累可以保留

回到本例，因只做了肿瘤剔除，需按表 32 手术指南再做分期手术。如果术后病理没有升级，分期为Ⅰ C，G2。术后还需补充化疗。考虑到博来霉素对肺功能的影响，发生致命性肺纤维化约占 1%。在儿童 / 青少年的化疗方案中，几乎所有国际儿科合作组要么减少博来霉素用量到每周期一次，要么直接不用博来霉素。其化疗方案如下（表 32）：

表 32　儿童 BEP 方案

用药	用量方法
顺铂	33 mg/m^2，D1 ～ 3 或 20mg/m^2，D1 ～ 5
VP-16	167 mg/m^2，D1 ～ 3 或 100mg/m^2，D1 ～ 5
博来霉素	15 U/m^2，D1 或取消

病例 4

妊娠 8 周发现左侧卵巢肿物 10cm，B 超考虑畸胎瘤，肿瘤标志物正常，是现在手术还是等到孕 12 周后再手术?

答（刘医生）：对于手术时机，我认为 8 周和 12 周都可以。但是有一点需要注意，那就是孕期 AFP 会升高，会掩盖畸胎瘤合并内胚窦瘤或者其他恶变的可能。这一点需要注意。

问：同意您的观点，术前很难鉴别良恶性，只能术中冰冻。刘

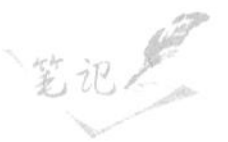

主任，你们一般会选择什么时期做手术？特别是微创手术，谢谢！

答（刘医生）：因为我们腹腔镜宫颈环扎都在 6 ~ 8 周做，没什么问题。如果患者担心，也可 12 周做。

答（林仲秋）：妊娠合并卵巢肿瘤，如果良性可能性大，应该等到孕 12 周后手术。妊娠 12 周前，维持妊娠靠卵巢的妊娠黄体，若妊娠黄体和肿瘤在同一侧卵巢，手术时如需切除该侧卵巢，或者剔除肿瘤时损伤了妊娠黄体，在 12 周前会导致流产。12 周后，胎盘已形成，维持妊娠靠胎盘。妊娠黄体已完成了其历史使命，此时手术即使切除了妊娠黄体，也不会流产。妊娠合并卵巢肿瘤的处理和腹腔镜宫颈环扎情况不同。因为宫颈环扎不涉及卵巢。本例因为临床表现不像恶性肿瘤，肿瘤标志物正常，诊断考虑畸胎瘤，但是肿瘤直径达到 10cm，有手术指征。建议妊娠 12 周后手术。

病例 5

患者，29 岁，有一个孩子，还有再生育要求。术中腹腔大量淡黄色液体约 3500ml，但瘤体包膜完整，盆腔无粘连，也未见转移病灶，只做了一侧附件切除。病理提示：卵巢未成熟畸胎瘤，G2。请问后续治疗？

答：本例诊断卵巢未成熟畸胎瘤，ⅠA、G2，不全分期术后。首先，术中应该取腹水送细胞学检查，如果找到恶性细胞，分期为ⅠC3。目前因为患者组织分级是 G2，对成人来讲已有化疗指征。如果有化疗，可以不再补充全面分期手术，直接上 BEP 方案化疗 3 ~ 4 个疗程。化疗期间用 GnRH-α 保护卵巢。

病例 6

患者，30 岁，一侧卵巢囊肿剔除，病理结果为成熟型畸胎瘤，囊壁有类癌成分。有生育要求。请问下一步如何处理?

会诊结果:

（左侧）成熟型囊性畸胎瘤，囊壁局部有类癌成分。类癌成分免疫组化：SYN+++，CK+++，CG5/6++，免疫组化支持诊断。因局部有类癌成分，请注意临床复查。

答：成熟型囊性畸胎瘤合并类癌很少见，慎重起见，病理再会诊一下。该病恶性度低，一般完整切除肿瘤后预后良好，肿瘤这侧附件必须切除。慎重起见，就做保留生育功能的全面分期手术。

病例 7

患者，28 岁，剖腹产 2 次，最小孩 5 岁，月经规律，近期无明显消瘦史。自觉腹胀、扪及下腹包块一周入院，体检：下腹扪及一包块直径约 10cm，质韧，妇检：盆腔触及一包块直径约 10cm，活动度差。B 超：盆腔内以囊性为主的混合性肿块。肿瘤标志物结果如下：AFP 188.3ng/ml，ROMA 值绝经前指数 14.71。请问初步考虑是什么性质？手术范围怎样?

答：患者有 AFP 升高，诊断考虑卵巢未成熟畸胎瘤或内胚窦瘤等生殖细胞肿瘤可能性大。手术范围需根据术中冰冻结果及有没有生育要求而定。

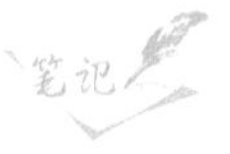

病例 8

患者，29 岁，因“发现盆腔包块 2 年”入院，B 超提示双附件区混合回声肿块，考虑卵巢畸胎瘤。入院后行腹腔镜检，术中送腹水未见肿瘤细胞，冰冻快速病理回报：成熟畸胎瘤。遂行双侧卵巢囊肿剥除，术中肿瘤未破裂。术后病检提示左侧未成熟畸胎瘤。2011 年曾行左侧畸胎瘤剥除。该患者已生育两个孩子，没有生育要求，请问下一步如何处理?

病理诊断：

（左侧卵巢）囊性畸胎瘤，可见小灶未成熟神经上皮组织，考虑为未成熟畸胎瘤Ⅰ级；（右侧卵巢）成熟型囊性畸胎瘤。

免疫组化结果：CD56（+），NF-Pan（-），Syn（小灶 +），Ki67（小灶约 30%+），GFAP（+）。

答：本例没有生育要求，建议行全面分期手术。NCCN 2018 卵巢癌诊治指南关于卵巢恶性生殖细胞肿瘤的推荐如下：恶性生殖细胞肿瘤包括无性细胞瘤、未成熟畸胎瘤、胚胎癌和卵黄囊瘤（内胚窦瘤），好发于年轻女性，诊断时多为Ⅰ期。

初始治疗：无生育要求患者，初治手术时应参照上皮癌方法行全面分期手术。有生育要求而且子宫没有肿瘤侵犯者，任何期别的恶性生殖细胞肿瘤都可以保留生育功能。术后可使用 B 超进行随访监测。患者完成生育后可考虑接受根治性手术（2B 类证据）。

Ⅰ期的无性细胞瘤、Ⅰ期 G1 未成熟畸胎瘤患者术后可仅随访。任何期别胚胎癌、任何期别卵黄囊瘤（内胚窦瘤）、Ⅱ ~ Ⅳ期无性细胞瘤、Ⅰ期 G2 ~ 3 或Ⅱ ~ Ⅳ期未成熟畸胎瘤等术后需接受 3 ~ 4 个疗程 BEP 方案（博来霉素 + 依托泊苷 + 铂类药物）化疗（3 周期为 2B 类证据）。对于部分ⅠB ~ Ⅲ期无性细胞瘤患者，减少化疗反应

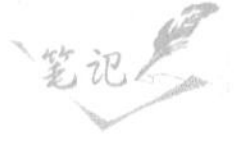

的毒性作用极为必要，可用3个疗程依托泊苷+卡铂方案进行化疗[卡铂400 mg/m^2（AUC 5 ~ 6），第1天；依托泊苷120 mg/m^2，第1 ~ 3天；4周重复，共3个疗程]。即使中性粒细胞减少，也不建议减少剂量或延迟化疗。根据欧洲学者及儿科相关研究结果，儿童和青春期的ⅠA期胚胎癌和ⅠA期卵黄囊瘤术后可以选择观察或化疗。

化疗后取得临床完全缓解的患者，治疗结束2年内应每2 ~ 4个月随访一次，并选择影像学检查和监测AFP和β-hCG水平（如果治疗前有升高）。

病例9

患儿，13岁，卵巢内胚窦瘤ⅡB期，目前缺博来霉素和平阳霉素，请问选用什么化疗方案最好?

答：在儿童/青少年的化疗方案中（表33），几乎所有国际儿科合作组要么减少博来霉素用量到每周期一次，要么直接不用博来霉素。

表33　儿童BEP方案

方案	用量方法
顺铂	33mg/m^2，D1 ~ 3或20mg/m^2，D1 ~ 5
VP-16	167mg/m^2，D1 ~ 3或100mg/m^2，D1 ~ 5
博来霉素	15U/m^2，D1或取消

因此，本例只有13岁，完全可以去除博来霉素，只用顺铂加VP-16。

病例10

患者，31岁，生育一胎，因右卵巢囊肿蒂扭转于2016年11月

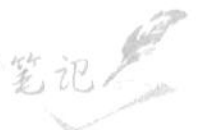

26日急诊手术。妇检：外阴已婚已产式，阴道畅，宫颈糜烂，宫体前位，常大，右附件区触及一个大小约5cm包块，边界不清。辅助盆腔CT检查如下：左卵巢未成熟畸胎瘤术后改变，右附件区域囊实性密度影。甲胎蛋白205.47ng/ml，CA125 27.1U/ml。术中探查左侧卵巢增大，囊实性，暗红色，大小约20cm×15cm×15cm，不规则形，呈一"品"字形，表面可见有一约0.5cm的破裂口有渗液，与左侧腹膜、大网膜、道格拉斯窝粘连，左侧卵巢皮质消失。右卵巢稍增大，右输卵管及子宫未见明显异常。术中行经腹左侧附件切除术+盆腔粘连松解术。因急诊未行术中冰冻病理。术后病理报告示：（左侧卵巢）未成熟畸胎瘤，G2，左侧输卵管未见特殊。术后于2017年1月10日复查甲胎蛋白正常，HE4正常。请问下一步治疗措施？

答：看患者是否需要保留生育功能？如果需要保留生育功能，不手术直接上BEP方案化疗3 ~ 4个疗程并GnRH-α 保护卵巢。如果不需要保留生育功能，有两个选择：①按NCCN指南推荐行全面分期手术后化疗。②因为患者组织分级为G2，全面分期手术后也有化疗指征，不需要保留生育功能者，也可以不手术直接上BEP方案化疗3 ~ 4个疗程并GnRH-α 保护卵巢。

病例 11

患者，12岁，身高158cm，体重44kg，2016年7月月经初潮，周期不规律。因下腹胀1月余入院手术，术中见右卵巢表面一大小约9cm×8cm×8cm的菜花样肿物，糟脆，鲜红色，左附件及子宫外观正常，清亮腹水9500ml。行经腹右侧附件+大网膜+盆腔淋巴结切除术+腹主动脉旁淋巴结取样术。术后病理：右卵巢未成熟畸胎瘤，

笔记

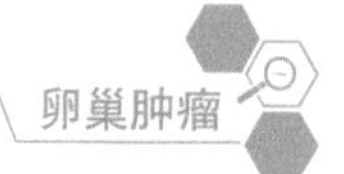

1 月 4 日予亮丙瑞林一支。现拟予 BEP 方案化疗，请问该患儿化疗药物用量需要调整吗？该患者诊疗过程是否有不妥当的？

病理诊断：

（大网膜）未见肿瘤。

（右盆腔淋巴结）未见肿瘤（0/19）。

（左盆腔淋巴结）未见肿瘤（0/15）。

（腹主动脉旁淋巴结）未见肿瘤。

右卵巢未成熟畸胎瘤，高级别，送检肿物一块，大小 14cm × 10cm × 2cm，镜下见瘤组织大部分以神经胶质为主，其背景中可见神经外胚层菊形团，菊团上幼稚神经胚层细胞中可见核裂。

免疫组化表达：神经胶质，菊团细胞 NSE（－），PLAP（－），CD117（小灶＋），CD99（－），CD56（＋），EMA（－），Vimentin 小灶（＋），AFP（－），神经胶质 Syn（＋），CgA（＋），GFAP（＋），S–100（＋），神经外胚层菊团 CK–P（＋），CK7（＋），神经外胚层 Ki–67（＋）80%，CD30（＋），Inhibin–α 间质灶（＋），CK5/6 上皮组织（＋）。输卵管未见病变。

答：如按成人的处理原则本例处理无不妥。但本例是 12 岁儿童，手术范围可以缩小（详见本节病例 3 讨论）。

儿童的 BEP 方案中（表 34），博来霉素可以不用或减量。按体表面积计算计量。

表 34　儿童 BEP 方案

方案	用量方法
顺铂	33mg/m^2，D1 ~ 3 或 20mg/m^2，D1 ~ 5
VP–16	167mg/m^2，D1 ~ 3 或 100mg/m^2，D1 ~ 5
博来霉素	15U/m^2，D1 或取消

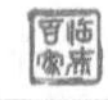

病例 12

患者，18 岁，因“自觉腹部包块感 2 ~ 3 月，检查发现盆腔包块 14 天”入院，患者于 2016 年 12 月 19 无诱因出现腹痛伴恶心发热感，遂于外院检查，考虑急性阑尾炎，行 CT 示盆腔巨大包块，考虑畸胎瘤可能。予对症治疗腹痛可缓解。2016 年 12 月 23 外院查 AFP 73.76ng/ml，CA199 94.75U/ml，CA125 92.02U/ml，CEA、CA153 检查未见异常。入院后查 CA125 65.5U/ml，CA199 149.52U/ml，AFP 62.2ng/ml。做了卵巢肿瘤剔除术和大网膜切除术，术中囊肿破裂，术中冰冻示成熟型畸胎瘤，术后病理如下。请问下一步如何处理?

病理诊断:

（左侧卵巢）部分为成熟型实性畸胎瘤，部分为不成熟型畸胎瘤（见幼稚神经上皮、神经胶质细胞、软骨组织）。

（大网膜）见大片成熟性神经胶质组织种植。建议上级医院会诊，明确分级。

会诊结果:

（左侧）卵巢未成熟型畸胎瘤，Ⅰ级。（大网膜）腹膜胶质瘤病（成熟性神经胶质种植）。

答: 本例诊断为单侧卵巢未成熟畸胎瘤ⅠC，G1，不全（肿瘤剔除）术后。本例患者 18 岁，按青少年处理原则处理。有两个选择: ①本节病例 3 的手术指南，再次手术进行全面探查后切除左侧残留卵巢，术后 BEP 方案化疗 3 个疗程。GnRH-α 卵巢保护。②有少量儿童 / 青少年未成熟畸胎瘤行肿瘤剔除术加化疗的报道，多数患者可以获得长期生存。可在与患者及家属充分沟通的基础上，直接化疗而不手术。

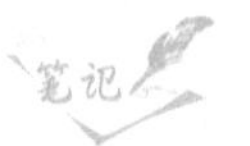

病例 13

11 岁小女孩如果是恶性卵巢肿瘤，切一侧附件可以吗？需行淋巴结切除吗？指南解读中“明确早期的儿童或青春期生殖细胞肿瘤可以不切除淋巴结”，请问大网膜要切吗？是否仅限于生殖细胞肿瘤？如果是上皮性的儿童要不要切淋巴？

答：儿童卵巢恶性肿瘤以生殖细胞肿瘤多见，上皮癌极少。如果是上皮癌，参照成人的手术方法。儿童生殖细胞肿瘤手术范围可缩小，参照本节病例 3 讨论中提到的儿童肿瘤手术指南。

病例 14

患者，40 岁，因卵巢囊肿破裂急诊手术。探查腹腔，淡红色血水很多，不清楚是腹水还是囊液，大网膜等均未见异常。术中发现卵巢破口处广泛乳头状结构，冰冻切片提示恶性肿瘤。对侧卵巢见小囊肿，行剥除术。因为急诊腹腔镜手术，家属一时不能接受切子宫，最后行的是患侧附件切除，对侧卵巢囊肿剥除。术后病理：切除附件侧卵巢子宫内膜样腺癌，对侧卵巢囊肿为畸胎瘤，腹水细胞学阴性。请问下一步怎么处理？

答：本例诊断为卵巢子宫内膜样癌 IC 期，不全分期术后。

第一，缺乏组织分级，应请病理科再看片，分高级别和低级别。

第二，卵巢子宫内膜样癌常常来源于子宫内膜异位症的恶性变，子宫内膜常常也有病变。如果有生育要求，需先宫腔镜排除子宫内膜病变后方可行保留生育功能的分期手术。没有生育要求者，建议做全面分期手术。术后补充 TC 方案化疗 3 ～ 6 个疗程。

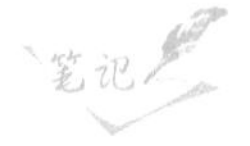

病例 15

患者，30 岁，3 年前因未成熟畸胎瘤行右附件切除，术后病理为未成熟畸胎瘤，IC2 期，G1。术前 AFP 30.81ng/ml，术后降至正常。术后 BEP 化疗 3 个疗程，AFP 正常。2016 年 12 月因盆腔包块再次手术，术后病理为（盆腔肿物）腹膜神经胶质瘤病并子宫内膜异位，AFP 正常，请问该患者要不要再次化疗？

答：化疗可逆转畸胎瘤的病理性质，即化疗前的未成熟畸胎瘤，经过化疗后隔一段时间复发，转化为成熟畸胎瘤。腹膜神经胶质瘤病是卵巢实性畸胎瘤合并神经胶质组织的腹膜种植现象，卵巢实性畸胎瘤可以是未成熟，也可以是成熟畸胎瘤。需要病理科再明确肿瘤性质。如果就是合并子宫内膜异位，密切随访即可。

病例 16

患者诊断为恶性混合型生殖细胞肿瘤，术前 AFP 升高，做了保留生育功能的手术，术后 BEP 方案化疗 4 个疗程，后来由于 BLM 无药，只继续给 EP 方案，AFP 最低至 4.1ng/ml，后来两个疗程 AFP 渐高，最近一次升高至 30ng/ml。请问这种情况下一步怎么处理？是未控吗？化疗方案可以更改为什么？

答：再复查一次 AFP，如果继续升高，考虑未控，建议做 PET-CT 了解肿瘤转移情况。确认为未控者，化疗方案可改 TIP。NCCN 2018 卵巢癌指南对生殖细胞肿瘤复发的处理有如下推荐：

肿瘤标志物异常升高且有明确肿瘤复发的患者，治疗选择（2B 类）包括：①大剂量化疗；②考虑追加化疗。强烈建议这些患者转诊至其他三级医疗机构接受有治愈可能的治疗。

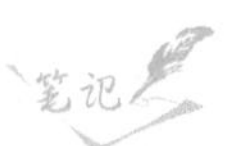

有残余病灶或肿瘤复发：对影像学检查发现有残留肿瘤、但 AFP 和 β-hCG 水平正常的患者，可考虑行手术切除肿瘤，也可以选择观察。后续治疗取决于切出物的病理性质，切出物为坏死组织，术后随访。切出物为良性畸胎瘤，进一步影像学检查排除其他部位转移。切出物为恶性残留肿瘤，术后加以铂为基础的化疗 2 个疗程。也可选择观察（2B 类证据），但对于这一方法，不少学者对其持有不同意见，相关研究也正在进行当中。

对一线化疗后 AFP 和（或）β-hCG 水平持续升高并有残留病灶的患者，推荐采用 TIP（紫杉醇、异环磷酰胺、顺铂）方案或干细胞移植支持下的大剂量化疗。强烈建议这些患者转诊至其他三级医疗机构接受有治愈可能的治疗。

对已接受多种化疗方案后仍有肿瘤残留或复发、已没有治愈性手段可用的患者，可采用复发治疗方案，包括 TIP，VAC（长春新碱、放线菌素 D、环磷酰胺），VeIP（长春碱、异环磷酰胺、顺铂），VIP（依托泊苷、异环磷酰胺、顺铂），顺铂 + 依托泊苷，多西他赛 + 卡铂，紫杉醇 + 卡铂，紫杉醇 + 吉西他滨，紫杉醇 + 异环磷酰胺，多西他赛，紫杉醇，大剂量化疗，RT 或支持治疗。这些复发化疗方案并不适合所有少见肿瘤病理类型。因此，应当建议患者转诊到三级医疗中心接受治疗。

病例 17

患者，18 岁，因“腹胀 2 ~ 3 月，检查发现盆腔包块 14 天”入院，查 AFP 62.2ng/ml，CA199 149.52U/ml，CA125 65.5U/ml，CEA 及 CA153 未见异常。术中见囊肿与大网膜粘连，粘连处的大网膜呈饼状。术中囊肿破裂，冰冻病理为成熟型畸胎瘤，和家属沟通后仅行囊肿剥除，术后病理如下，请问下一步如何处理？

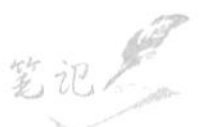

病理诊断：

（左侧卵巢）部分为成熟型实性畸胎瘤，部分为不成熟型畸胎瘤（见幼稚神经上皮、神经胶质细胞、软骨组织）。

（大网膜）见大片成熟性神经胶质组织种植。建议上级医院会诊，明确分级。

答：患者 18 岁，属于青少年。会诊后病理结果还是这样的话，可再次手术全面探查并切除左侧卵巢后化疗，也可以直接化疗而不手术，后者的风险较高，并无指南推荐，仅有零星文献报道。

问：病理会诊结果如下：会诊意见：（左侧）卵巢未成熟性畸胎瘤，Ⅰ级。（大网膜）腹膜胶质瘤病（成熟性神经胶质种植）。术中囊肿破裂，但大网膜病灶是成熟性神经胶质成分，这算ⅠC 还是Ⅲ期？

答：本例分期ⅠC，G1。

问：后续治疗是否建议化疗？

答：ⅠC 期，建议化疗。

卵巢性索间质肿瘤

病例 1

患者，45 岁，左侧卵巢肿瘤行全子宫 + 双附件切除，术中肿瘤

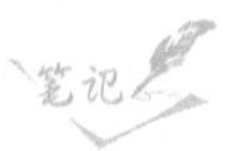

破裂，术中冰冻切片示：卵巢颗粒细胞瘤，腹水细胞学阳性。术后病理同术前。现在需要再次行全面分期手术吗？还是只要做 BEP 化疗或随访？

答：本例肿瘤破裂和腹水细胞学阳性均属高危因素，有化疗指征，可加 BEP 化疗 3 个疗程。因为卵巢颗粒细胞瘤的全面分期手术可以不切淋巴结，现在再次手术实际上只是切除大网膜。如果该患者没有高危因素不需补充化疗，再次手术倒是有必要，至少可以排除大网膜种植转移。但该患者目前有化疗指征，化疗可以解决大网膜不一定存在的病灶，故不需再次手术。

卵巢恶性间质肿瘤很少见，包括：颗粒细胞瘤（最常见）、颗粒卵泡膜细胞瘤和支持–间质细胞瘤。诊断时多处于早期，预后较好。下面介绍一下卵巢恶性间质肿瘤的处理原则。

希望保留生育功能、局限于卵巢的性索–间质肿瘤患者，可行保留生育功能或保留子宫的全面分期手术。其他所有患者建议行全面分期手术。该类肿瘤的分期手术可不切除淋巴结。保留生育功能患者术后可使用 B 超进行随访监测。完成生育后考虑接受根治性手术。

Ⅰ期低危患者，术后可仅观察。Ⅰ期高危患者（肿瘤破裂、ⅠC 期、分化差）或中危（含 heterologous 成分），可选择观察或铂类为基础的化疗。若治疗前抑制素水平升高，应对抑制素水平进行监测随访。Ⅱ～Ⅳ期患者可选择对局限性病灶进行放射治疗或予以铂类为基础的化疗。

颗粒细胞瘤患者可发生晚期复发（如 30 年后发生复发），建议延长这些患者的随访时间。Ⅱ～Ⅳ期患者治疗结束后发生临床复发，可选择参加临床试验或按照复发方案进行治疗。贝伐单抗和亮

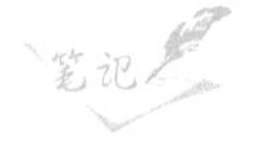

丙瑞林可用来治疗复发性颗粒细胞瘤。也可考虑再次行肿瘤细胞减灭术。

病例 2

请问早期卵巢颗粒细胞瘤一定得分期手术吗？

答：请参照本节病例 1。

病例 3

患者，59 岁，因子宫内膜异常增生行腹腔镜下全子宫及双侧附件切除术，术后病理发现为卵巢颗粒细胞瘤，请问术后该如何治疗？是否需要补充手术？如果行化疗，用哪种方案？几次？

答：手术分期？

问：术前不知道，没做分期手术，术中大网膜及肠管表面未见明显病灶，卵巢及输卵管表面也未见异常，应该是 I A。

答：那随访即可。详细参照本节病例 1。

病例 4

患者，35 岁，肿瘤直径约 5cm，实性，淡黄色，质地脆。腹腔镜下右侧附件切除，术后病理结果如下，请问是否需要后续治疗，第二次手术方案？

镜下诊断：

（右附件）增生的梭形细胞中见多数梁索状排列的细胞，细胞

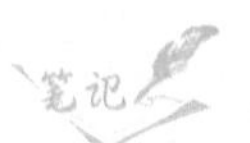

胞浆少，核呈卵圆形，椭圆形，染色稍深，可见小核仁，部分似见核沟。

病理诊断：

（右附件）考虑为卵巢成年型颗粒细胞瘤，请待免疫组化检测进一步明确；输卵管未见明显异常。

（左输卵管）输卵管组织，间质水肿，血管扩张充血，余无特殊所见。

答：如果免疫组化结果诊断相同，患者有生育要求，可以随访。无生育要求可再次行全面分期手术。手术方法见病例 1 讨论。

病例 5

患者，11 岁，行开腹囊肿剥除术，术中提示卵巢浆液性囊腺瘤，术后病理提示环状小管性索瘤，请问要切患侧附件 + 网膜吗？

答：发生于卵巢的伴有环状小管结构的性索肿瘤（SCTAT）非常少见，占所有卵巢性索 - 间质肿瘤的 5% 以下，1970 年 Scully 首次描述并命名。具有独特的组织学改变，即复杂或简单的环管结构，属于具有特殊组织形态的 Sertoli 细胞瘤。SCTAT 虽分化好、核分裂象少、形态温和，但相当部分病例为恶性。根据临床发病特点可将 SCTAT 分为 2 型：①伴有 Peutz-Jegher 综合征的 SCTAT。多数患者有生殖细胞位于染色体 19p13.3 的抑癌基因 STK11/LKB1 的一个等位基因突变。1/3 的 SCTAT 属此型。发病年龄相对年轻，平均 25 ~ 27 岁，约 40% 患者表现为月经不规律，也有许多病例无特殊表现。肿瘤一般直径 < 3cm，双侧卵巢受累，多灶状，约一半肿瘤伴有钙化，有时肿瘤仅为镜下所见。此型 SCTAT 本质上可能是错构

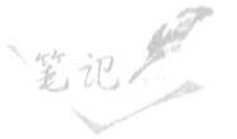

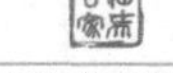

瘤，而非真性肿瘤，几乎均呈良性。但罕见情况下，可并存宫颈微小偏腺癌或其他女性生殖道肿瘤。②不伴有 P-J 综合征的 SCTAT。单侧卵巢发生，肿瘤体积较大，直径可 > 20cm，为真性肿瘤，约 1/4 的病例表现为恶性临床经过。最常发生于 30 ~ 40 岁，平均年龄 27 岁。超过一半患者有绝经后出血、月经不规律、假性青春期性早熟等与雌激素相关的症状；也有患者表现为孕激素相关的症状，如子宫内膜间质蜕膜样变。血清抑制素、Müller 管抑制物和孕酮水平都可作为临床辅助诊断和监测的肿瘤标志物。发生于卵巢外的病例也有报道，包括输卵管和伞端。有部分患者为恶性。

对于本例患者的处理，建议再请病理科加做一些免疫组化检查，看看能不能分型。如为Ⅰ型，可以随访。如为Ⅱ型，建议按性索间质肿瘤处理，再次手术全面探查，切除患侧附件和大网膜，可以不切除淋巴结。

其他少见病理类型卵巢肿瘤和转移性卵巢癌

病例 1

50 岁，卵巢癌患者，行满意减瘤 R0（含部分直肠、部分小肠

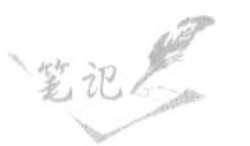

切除＋吻合，病灶主要在盆腔，上腹部未见病灶），诊断：Ⅲ C 期，术后病理如下。现术后第 12 天，恢复良好，拟行化疗，请问何种化疗方案好？

病理诊断：

（左侧卵巢）恶性中胚层混合瘤（malignant mesodermal mixed tumor，MMMT）；肿物大小 11cm × 9cm × 5cm。脉管侵犯（＋），神经侵犯（－）。左、右结肠沟腹膜（－），直肠前壁上段种植病灶（＋），阑尾（－），大网膜（－）；小肠（＋），小肠两切缘（－）；直肠（＋），送检直肠近、远切缘（－）。宫颈（－），宫颈息肉；子宫内膜（－），呈萎缩性改变；右输卵管（－）；右卵巢（＋）。

补充诊断：区域淋巴结（1/68）见癌转移，分组如下：左肾静脉下 0/1，腹主动脉左旁上段 0/8，腹主动脉左旁下段 0/11，腹主动脉右旁上段 0/2，腹主动脉右旁下段 0/2，左髂总 0/0，左髂外 0/3，左旋髂深 0/3，左闭孔 0/6，左腹股沟深 0/2，左髂内 0/0，右髂总 0/4，右髂外 0/2，右旋髂外 1/2，右闭孔 0/3，右腹股沟深 0/4，右髂内 0/2，直肠系膜 0/11。

免疫组化：肿瘤细胞：CK7（＋），EMA（＋），CK20（－），WT-1（＋），P53（－），ER（＋），PR（－），VIM（部分＋），Glypican-3（部分＋），CD30（－），P63（－），P16（＋），syn（＋），CgA（－），CD56（＋），CAM5.2（＋），S-100（－）。

答：本例诊断为卵巢癌肉瘤Ⅲ C，右侧盆腔淋巴结有一个转移。化疗是必需的，化疗方案可采用 NCCN 2018 卵巢癌指南推荐的七个上皮癌一线化疗方案中的任何一个方案：

（1）腹腔化疗（IP）/ 静脉化疗（IV）方案

第 1 天：紫杉醇 135mg/m^2 持续静脉滴注 > 3 小时或 > 24 小时；

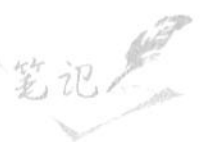

第 2 天：顺铂 75 ～ 100mg/m^2 腹腔化疗（紫杉醇后）；第 8 天：紫杉醇 60mg/m^2 腹腔化疗；每三周重复，共 6 个疗程（1 类证据）。

（2）静脉化疗方案

①紫杉醇 175mg/m^2 静脉滴注 > 3 小时，卡铂 AUC 5 ～ 6 静脉滴注 > 1 小时，每三周重复，共 6 个疗程（1 类证据）。

②剂量密集 紫杉醇 80mg/m^2 静脉滴注 > 1 小时第 1、8、15 天各一次，卡铂 AUC 6 静脉滴注 > 1 小时，每三周重复，共 6 疗程（1 类证据）。

③紫杉醇 60mg/m^2 静脉滴注 1 小时，卡铂 AUC 2 IV > 30 分钟，每周 1 次共 18 周（1 类证据），此方案主要适用于年老的患者及一般状态不良者。

④多西他赛 60 ～ 75mg/m^2 静脉滴注 > 1 小时，卡铂：AUC 5 ～ 6 静脉滴注 > 1 小时，每三周一疗程，共同 6 疗程（1 类）。

⑤卡铂 AUC 5，聚乙二醇脂质体多柔比星 30mg/m^2，每四周一次，共 6 个疗程。

⑥ ICON-7 和 GOG-218 推荐的包括贝伐单抗方案：紫杉醇 175mg/m^2 静脉滴注 > 3 小时，卡铂 AUC 5 ～ 6 静脉滴注 > 1 小时，贝伐单抗 7.5mg/kg 静脉滴注 30 ～ 90 分钟，每三周重复，共 5 ～ 6 个疗程，贝伐单抗继续使用 12 个疗程（2B 类证据）。

⑦紫杉醇 175mg/m^2 静脉滴注 > 3 小时，卡铂 AUC 6 静脉滴注 > 1 小时，每三周重复，共 6 个疗程，第 2 个疗程第 1 天开始使用贝伐单抗 15mg/kg 静脉滴注 > 30 ～ 90 分钟，每三周一疗程，总共 22 个疗程（2B 类证据）。

除了以上七个化疗方案，癌肉瘤也可以采用以异环磷酰胺为主的化疗方案，可以异环磷酰胺加顺铂、卡铂或紫杉醇。

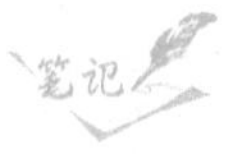

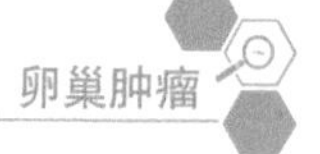

病例 2

患者，61 岁，排便困难 6 个月，发现盆腔包块，拟诊卵巢癌入院，3 年前有乳腺癌病史，术前肠镜提示直肠高度上皮内瘤变（癌变），术中探查发现盆腔无积液，子宫表面光滑，大小正常，双侧附件外观无异常，卵巢已萎缩，盆腹腔腹膜光滑，大网膜末端（4cm 病灶），直肠（8cm 病灶），回盲部（4cm 病灶），肠道病灶肠表面都是光滑的，不像从外种植的。冰冻为腺癌，术中考虑肠癌，行右半结肠切除 + 直肠癌前根治术 + 大网膜切除，因术前 CT 提示肝内也有 3cm 病灶，预后差，与家属沟通后未切除子宫及双附件，仅切除直肠时切除了部分阴道和宫颈组织，但术后病理做免疫组化提示肿瘤来源卵巢、输卵管、腹膜可能，请教老师，这种情况有吗？那进一步治疗如化疗采用什么方案？需要再次手术吗？

答：从病史和手术探查表现看，第一考虑是乳腺癌复发广泛腹腔转移，第二考虑是源于输卵管或卵巢的腹膜癌，第三考虑是肠癌。如想弄清楚来源，可再咨询一些病理专家加做一些肿瘤免疫组化生物标志物，但是对治疗可能帮助不太大。以后碰到类似病例时，术中应该同时切除全宫双附件，现在再手术补切子宫没有必要，建议化疗。当原发癌来源不明时，对实体癌来说，TC 方案几乎可以包打天下。经济条件好者检测 BRCA 基因突变和 Lynch 综合征也无妨。

病例 3

患者，28 岁，头晕、恶心，诊断卵巢囊肿破裂出血，行囊肿

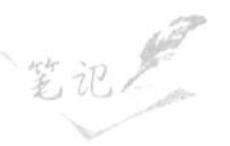

剥除术，术中出血3000ml。术后病理如下。现患者恶心呕吐、低热，胸部CT怀疑肺癌伴转移，腹部MR疑肾区有癌转移灶，原卵巢囊肿剥除侧肿大。胸片发现肺部肿块4cm，有分叶，肺周有多发转移灶，病理会诊考虑原发性肺癌。请问该病例是卵巢癌转移到肺还是原发肺癌转移全身？

病理诊断：

原单位免疫组化：肿瘤细胞：Vimentin（+），Ki67（局灶约60%+），CD56（-），CD34（-），SYN（-），Calret（-），Dog（-），BCL-2（+/-），S100（+/-），CK（-），Inhibin-α（-），Caiponin（-），EMA（-），SMA（-），CgA（-）。

加做免疫组化结果显示：FOXP1（+），CR（-），EMA（-），Inhibin-α（-），CD10（-）。（左侧卵巢）性索-间质来源肿瘤；

考虑：硬化性间质瘤（临床经过为良性）；位囊性间质肿瘤（临床经过为良性）；幼年型粒层细胞瘤不能完全排除［增值指数较高，FOXP1（+）］。

答：一般来说，性索间质肿瘤肿瘤恶性度不高，但少数幼年型颗粒细胞瘤可在术后短时间内发生广泛转移。本例的临床表现以肺癌原发的可能性大。病理是肿瘤诊断的金标准，建议尽可能在肺肿物处穿刺活检，确定肿瘤原发部位和性质，有利于后续治疗方案的选择。

病例 4

患者，52岁，2016年12月12因“下腹痛1周”入院，12月9日行CT检查提示：腹腔巨大囊实性肿块（大小约23cm×

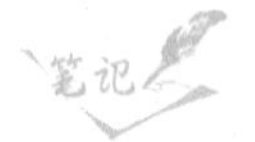

22cm×15cm，实性部分密度不均匀，大小约 8cm×10cm），盆腔积液，胆囊多发小结石，右侧胸腔少量积液。

行盆腹腔增强 CT 示：盆腹腔囊实性巨大肿块，考虑卵巢来源恶性肿瘤可能性大，恶性畸胎瘤可能，盆腔积液，胸腔积液。2016年 12 月 13 行手术，

探查腹腔发现：淡黄色腹水约 500ml，膈下、肠表面、肠系膜表面光滑，胃肝脾表面未扪及肿块，大网膜未见肿瘤。子宫正常大小，左侧卵巢增大约 25cm×20cm×15cm，表面光滑，呈囊实性，囊性部分包膜较厚。右侧卵巢及双侧输卵管外观未见异常。根据探查结果决定行左侧附件切除术。于肿块表面切开囊壁组织，取一小口，吸出淡黄色黏液约 4500ml，完整取出左侧附件，切除物送快速冰冻病理示卵巢恶性肿瘤，即行全子宫+双侧附件+阑尾+大网膜切除术，术中予顺铂 50mg 行腹腔灌注，手术顺利。术后常规病理示：（左卵巢）高级别神经内分泌癌合并黏液腺癌，经反复取材未见明确畸胎瘤成分，建议临床除外转移考虑原发。

黏液腺癌免疫组化结果：PAX8（+），WT1（-），P53（-），CK7（+），CK20（-），Vimentin（-），ER（-），PR（-），CEA（+），NapsinA（-），P16（-），Ki67（+，约 20%），SALL4（-），oct3/4（-），EMA（+）。

神经内分泌癌免疫组化结果：PAX8（-），WT1（-），P53（无义突变），CK7（-），CK20（-），Vimentin（-），ER（-），PR（-），CEA（-），NapsinA（-），P16（-），Ki67（+，约 80%），SALL4（-），oct3/4（-），LCA（-），HMB45（-），EMA（-），Syn（+），Cga（+），CD56（灶性+）。

（全子宫）增生期子宫内膜；慢性宫颈炎。（右附件）滤泡囊肿及输卵管慢性炎。（阑尾）慢性阑尾炎。（大网膜）未见肯

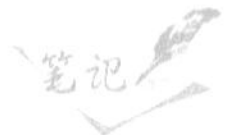

定恶性证据。（腹水涂片）未见肿瘤细胞。请教目前诊断是否为左卵巢神经内分泌癌合并黏液腺癌 IC1？请教术后采取何种化疗方案？

答：从临床上看以原发卵巢可能性大，但是免疫组化 CEA（+），CK（-），不能排除胃肠道转移癌，还是做胃肠镜排除胃肠道癌为好。诊断 IC1，因为没有切除腹膜后淋巴结，属于不全分期术后。因免疫组化存在神经内分泌成分，恶性度高，按 G3 处理。不管分期如何，都应该化疗，建议 EP 方案化疗 6 个疗程。

病例 5

晚期卵巢神经大细胞肿瘤（占 80%）并腺癌（占 20%）的患者，请问用什么化疗方案？

答：神经大细胞肿瘤一般用 EP。

问：有没有更好的方案？上次我治疗过一个患者，短期内效果很好，但半年很快肝转移。

答：这个病恶性度高，不管用什么化疗方案，多数病例在两年内死亡。

病例 6

患者，41 岁，阴道流血 40 多天，下腹痛 1 个月，腹胀 5 天。消化道症状：食欲降低，伴大便困难，其他（-），1 个月体重下降 2.5kg。查体：腹膨隆，腹水征（+），腹部包块 16cm 囊实性，活动差。妇科检查：阴道内少量血性分泌物，宫颈光滑，子宫正常，

附件：子宫右后方16cm囊实性包块；三合诊：直肠黏膜光滑。血常规：无异常，无贫血；超声：子宫右上方囊实性占位16cm，考虑卵巢肿瘤，盆腔积液；CT：右下腹及盆腔右侧实性占位，考虑来源于右附件。

剖腹探查结果：腹腔淡黄色腹水3000ml，右卵巢肿瘤16cm，肿瘤自发破裂，实性，质脆，探查盆腹腔：乙状结肠中段5cm包块，溃疡型，浸透外膜。术中卵巢肿瘤冰冻为黏液性囊腺癌。

手术方式：右侧附件切除＋根治性乙状结肠肿瘤切除术＋大网膜切除术。

病理：原手术医院（某市级妇幼保健院）：卵巢原发性黏液型腺癌，原发性结肠管状腺癌。

某大学附属医院：卵巢转移癌。

原手术大夫认为：消化道转移多是双侧性，这个患者手术之后才知道单侧，来源于结肠，体积巨大。CT检查只是少量腹水，3天后住院肿瘤明显增大，彩超提示16cm。

答（刘教授）：从病理的标准看，只要伴有卵巢外累及的黏液腺癌，基本都是转移性卵巢腺癌伴腹膜假黏液瘤，不管单双侧、不管体积、囊性还是实性。

答（林仲秋）：诊断同意刘教授的意见：乙状结肠癌转移到卵巢。本例的处理有几点经验教训值得探讨。

（1）术前检查资料不全

①对于一个盆腔包块的诊断，我们术前需要了解的事情首先是定位，即这个包块是来源于子宫？还是卵巢、输卵管？或者是膀胱？直肠、结肠？还是腹膜后？定位之后，进一步判断这个包块是生理性（比如卵巢卵泡和黄体）还是病理性的。如果是病理

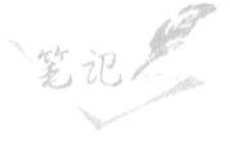

性的，肿瘤还是非肿瘤（炎症、包裹性积液、子宫内膜异位症等）？如果是肿瘤，判断是良性还是恶性肿瘤？考虑是恶性肿瘤，要判断是原发还是继发（即转移性）？然后，判断肿瘤的扩散范围，即分期。最后，评估患者的全身情况，看看她能承受什么样的治疗。

②以上这些内容的判断手段，无非是通过病史、临床检查、三大常规、血清学检查（包括肿瘤标志物）、影像学检查、细胞学、组织学和必要的内镜检查所获得。当然，每位患者不需要都做上述所提到的全部检查，可以根据患者的具体情况进行选择，以节省医疗费用。好像本例，术前有明显的消化道症状，如果术前抽血检查了 CEA 和 CA199，发现异常升高，再做胃镜和肠镜检查，可能在术前就能明确诊断，不至于在没有做好充分的术前准备情况下，由妇科医生开进去,发现是肠癌临时找外科医生帮忙,做了不满意的手术。再有，该患者以阴道不规则流血为主诉入院的，术前行诊断性刮宫或宫腔镜也许能发现宫腔病变。

（2）术中处理不当

乙状结肠癌的切除范围由外科大夫定。正如原手术大夫所讲，卵巢转移癌多数是双侧性的，本例患者现在只是发现单侧卵巢转移，不排除对侧卵巢有隐匿性转移。即使现在没有，这侧卵巢现在没切，以后发生转移的可能性也较大。再有，部分肠癌的患者与遗传有关，如 Lynch 综合征、肠癌和子宫内膜癌的发生率都比较高。所以，对于卵巢转移癌而言，妇科手术的基本术式是全宫双附件切除。至于盆腔和主动脉旁淋巴结，倒不需要像原发卵巢癌那样进行全面系统切除。

（3）后续处理

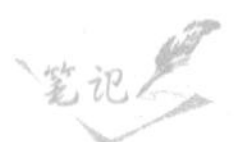

①妇科方面：补做诊刮，排除宫腔恶性病变。若宫腔没有恶性

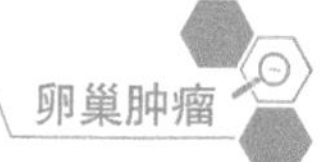

病变，密切随访子宫内膜和对侧卵巢情况，发现异常及时处理。若宫腔有恶性病变，再次手术切除子宫和对侧附件。

②外科方面：化疗应该是必需的，可选择的药物有 5-FU、奥沙利铂、卡培他滨等，具体方案由外科定。是否补充放疗也由外科和放疗科确定。

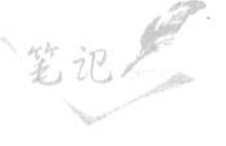

输卵管癌和原发腹膜癌

病例 1

患者，48 岁，因子宫肌瘤、失血性贫血行全子宫双附件切除术。术中输卵管增粗，术中剖开，有液体流出，见输卵管黏膜乳头状突起，病理报告为左输卵管癌，左卵巢及右附件未见特殊。下一步如何处理?

答：本例诊断左侧输卵管癌 ⅠC1 期？不全手术分期术后。术后病理资料不全，没有报告肿瘤病灶侵犯到输卵管的哪一层？高级别还是低级别？这些和术后处理密切相关。

输卵管癌除了肿瘤局限于输卵管黏膜即原位癌，术后均推荐化疗。本例因为剖开了输卵管，分期至少为 ⅠC1 期，需化疗。本例因为虽然没有全面分期，但临床上这种情况其他地方都是阴性的比较

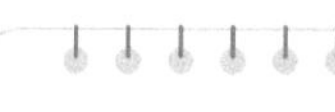

多，即使有微小病灶也可以用化疗来解决。因为已经有化疗指征，再分期和不分期都要化疗，这时再分期就不太重要了。建议直接上 TC 化疗 3 ~ 4 个疗程，不需补充手术。如果没有剖开，可能是ⅠA，完善病理检查资料，如果是低级别肿瘤，则可再做一次分期手术，如果标本都阴性，可免去化疗的痛苦和伤害，术后随访即可。

输卵管癌因为少见，临床表现类似卵巢癌，术前难以诊断，往往是术中或术后才得以诊断。其治疗可参照卵巢上皮癌的方法。FIGO 2014 年统一腹膜癌、卵巢癌和输卵管癌的分期标准，输卵管癌不再有自己独立的分期（表 35）。

表 35 （FIGO 2014 年）卵巢癌、输卵管癌、腹膜癌分期标准

分期	肿瘤范围
Ⅰ期	肿瘤局限于卵巢或输卵管
ⅠA（T1a–N0–M0）	肿瘤局限于一侧卵巢（包膜完整）或输卵管，卵巢和输卵管表面无肿瘤；腹水或腹腔冲洗液未找到癌细胞
ⅠB（T1b–N0–M0）	肿瘤局限于双侧卵巢（包膜完整）或输卵管，卵巢和输卵管表面无肿瘤；腹水或腹腔冲洗液未找到癌细胞
ⅠC	肿瘤局限于单或双侧卵巢或输卵管，并伴有如下任何一项： ⅠC1（T1c1–N0–M0）：手术导致肿瘤破裂 ⅠC2（T1c2–N0–M0）：手术前肿瘤包膜已破裂或卵巢、输卵管表面有肿瘤 ⅠC3（T1c3–N0–M0）：腹水或腹腔冲洗液发现癌细胞
Ⅱ期（T2–N0–M0）	肿瘤累及一侧或双侧卵巢或输卵管并有盆腔扩散（在骨盆入口平面以下）或原发性腹膜癌 IIA（T2a–N0–M0）：肿瘤蔓延至或种植到子宫和（或）输卵管和（或）卵巢 IIB（T2b–N0–M0）：肿瘤蔓延至其他盆腔内组织
Ⅲ期（T1/T2–N1–M0）	肿瘤累及单侧或双侧卵巢、输卵管或原发性腹膜癌，伴有细胞学或组织学证实的盆腔外腹膜转移或证实存在腹膜后淋巴结转移

笔记

续表

分期	肿瘤范围
Ⅲ A	Ⅲ A1（T3a1–N1–M0）：仅有腹膜后淋巴结阳性（细胞学或组织学证实） Ⅲ A1（i）期：转移灶最大直径≤ 10mm Ⅲ A1（ii）期：转移灶最大直径＞ 10mm Ⅲ A2（T3a2–N0/N1–M0）：显微镜下盆腔外腹膜受累，伴或不伴腹膜后阳性淋巴结
Ⅲ B（T3b–N0/N1–M0）	肉眼盆腔外腹膜转移，病灶最大直径≤ 2cm，伴或不伴腹膜后阳性淋巴结
Ⅲ C（T3c–N0/N1–M0）	肉眼盆腔外腹膜转移，病灶最大直线＞ 2cm，伴或不伴腹膜后阳性淋巴结（包括肿瘤蔓延至肝包膜和脾，但无转移到脏器实质）
Ⅳ期（任何 T，任何 N，M1）	超出腹腔外的远处转移 Ⅳ A：胸水中发现癌细胞 Ⅳ B：腹腔外器官实质转移（包括肝实质转移和腹股沟淋巴结和腹腔外淋巴结转移）

病例 2

患者不孕症病史，有生育要求，因慢性输卵管炎拟行试管婴儿前行双侧输卵管离断加右侧输卵管造口，术中切除两侧峡部输卵管约 1cm，术后病理：左侧输卵管腺上皮非典型增生，右侧输卵管黏液慢性炎，伴浆液性输卵管上皮内癌，输卵管管腔狭窄。请问下一步的治疗，是光切输卵管可以，还是做保留生育功能的全面分期手术?

答：全面分期手术有两个目的，一个是准确分期，一个是指导治疗。只有在准确分期的基础上，才能确定患者能否保留生育功能？是否需要补充治疗？化疗需要多少疗程？如果没有准确分

笔记

期，化疗是不可避免的。化疗对身体各器官功能都会造成不同程度的伤害，卵巢也不能幸免。本例患者有生育要求，应尽量避免化疗。只有再做保留生育功能的全面分期手术，明确分期，Ⅰ期G1/G2才可以保留生育功能，ⅠA或ⅠB期、G1和G2可以不化疗。

病例 3

患者，已婚，56岁，无不适主诉，发现盆腔包块10余年入院。查体盆腔包块13cm×12cm×10cm。术前彩超示：左侧盆腔含液性包块114mm×59mm，边界尚清，内可见条形分割及密集细小点状回声，CDFI示其包膜上未见明显血流信号。血CA125 223.3U /ml，AFP 11.59ng/ml。术中见左附件成含液性包块，输卵管结构消失，行全子宫双附件切除。术后常规病理示：（左卵巢）巧克囊肿，左输卵管中等分化腺癌，侵及固有层，子宫及右附件未见特殊。请问下一步处理？是否需要再次手术？如需化疗需几疗程？

答：年龄较大的G2和侵及固有层是化疗的指征，可以直接TC方案化疗3～6疗程，不手术。

病例 4

患者，35岁，盆腔包块入院，查肿瘤标志物均正常。彩超提示子宫后方5.8cm×3.2cm不均质回声团，有包膜，边界清。盆腔MRI提示肿瘤系神经来源可能。行腹腔镜探查术，术中取腹腔冲洗液，探查见右侧输卵管系膜见一葫芦形肿块，大小约6cm×4 cm×4cm，质地似肌瘤样，边界清，包膜完整。双侧卵巢外观

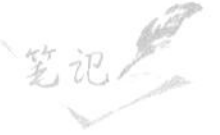

均正常。盆腹腔探查未见其他异常。与家属沟通后完整切除右侧输卵管及包块，置入取物袋后取出。术中快速冰冻提示：①右侧输卵管非典型平滑肌瘤。②腹腔冲洗液阴性。术后病理结果：（输卵管系膜）平滑肌肉瘤。后来仔细分析了一下，应该不是系膜，可能还是输卵管壁外侧长出去的，应该还是输卵管肉瘤，是她们病理单填写了“系膜”，所以才报系膜的，标本是装袋切碎取的。请教下一步治疗方案？

病理诊断：

某省级人民医院会诊结果：（右侧输卵管系膜）肿瘤细胞：Desmin（+），SMA（++），CK-pan（-），Ki67（50%+），CD（+），Actin（+），结合 IE 切片，本例符合平滑肌肉瘤。

答：35 岁没有生育要求了吧？

问：对，没生育要求，健侧卵巢可留吗？如留不要活检吧？全面分期是淋巴结网膜及盆腹腔多点活检？还是只做子宫患侧卵巢、对侧输卵管及网膜和盆腔多点活检？

答：没有生育要求就不要留卵巢了，做全面分期手术。手术方法参照如下“初治浸润性上皮性卵巢癌局限于卵巢或盆腔的手术步骤”：①进入腹腔后，抽吸腹水或腹腔冲洗液行细胞学检查；②对腹膜表面进行全面诊视，可能潜在转移的腹膜组织或粘连组织都要切除或病理活检；如果没有可疑病灶，则需进行腹膜随机活检并至少包括双侧盆腔、双侧结肠旁沟、膈下（也可使用细胞刮片进行膈下细胞学取样和病理学检查）；③切除子宫和双附件，手术过程必须尽力完整切除肿瘤并避免肿瘤破裂；④需要保留生育功能的患者，在符合适应证的前提下可考虑行单侧附件切除术或双侧附件切除术；⑤切除大网膜；⑥行主动脉旁淋巴结切除术时，

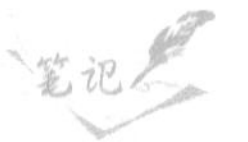

需将位于下腔静脉和腹主动脉表面及两侧的淋巴脂肪组织全部切除，上界至少达到肠系膜下动脉水平，最好达到肾血管水平；⑦盆腔淋巴结切除术包括髂内外血管表面和内侧的淋巴脂肪组织、闭孔神经前方的闭孔窝淋巴脂肪组织，最好一起切除髂总血管周围的淋巴脂肪组织。

问：要做 ER、PR 吗？

答：可以做，或许可以为内分泌治疗提供依据。

问：好的，如切了全阴性，后续要进一步处理吗？

答：肉瘤是要化疗的，首选化疗方案是多西他赛加吉西他滨。

病例 5

患者，27 岁，2 年前因交界性黏液卵巢瘤做了腹腔镜一侧附件切除术及阑尾切除术。术后 2 年，又做了子宫全切手术及附件切除术和盆腔淋巴切除术。病理考虑腹膜假黏液瘤。做了 3 次腹腔热灌注。5 月份手术前 CA199 2 万 U/ml，术后复查下降明显。但是到了 9 月 CA199 降至 35U/ml（正常值 25U/ml）后，每月复查，都在此水平。复查盆腔磁共振，肝胆胰脾 B 超、肺部 CT 无异常。请问下一步如何处理？

病理诊断：

（右附件）卵巢交界性黏液性囊腺瘤，局灶癌变为高分化黏液腺癌（膨胀性浸润，最大径 >5mm），输卵管未见癌侵及。CA125（–）、CDX–2（散在 +），CK20（散在 +），CK7（+），Villin（+），P53（+），ER（–），PR（–）。（直肠前壁）高级别腹腔假黏液瘤形成。

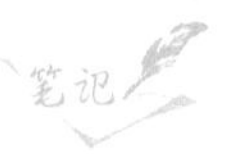

答：腹膜假黏液瘤的治疗非常棘手。手术常常是做不干净的，对化疗也不敏感。反复复发，反复手术。最后患者死于肠粘连和肠梗阻。腹腔热灌注是腹膜假黏液瘤的标准疗法，但也是限于手术切除大块病灶后剩下一些散在细小病灶才能起作用，对大块病灶也无能为力。本例CA199持续在低水平，影像学阴性，估计腹腔内还有散在的细小的病灶残留，可考虑再做腹腔热灌注或继续随访，等到有大块病灶出现后再考虑再次手术切除病灶。

病例6

对于腹膜癌或者卵巢癌患者，如果初次手术探查，无法做满意减瘤术，而盆腹腔又有大块瘤灶。选择取病理后新辅助化疗还是先切除大块儿，再化疗，然后二次手术探查吗？一个腹膜癌患者，腹腔镜探查发现整个盆腹腔弥漫性密集小病灶，大网膜饼约30cm，开腹切除了大网膜。同时切除了一侧附件，卵巢和周围粘连一体了，也没有大病灶。不知道这样处理恰当否？因为患者70多岁，家属对手术是抵抗的，看着大网膜饼实在不忍心。整个盆腹腔腹膜全是明显增厚的，家属也不想做大手术。由此例患者推想，再遇到这样患者，先减轻瘤负荷，预防化疗耐药，再二次手术，是不是预后更好呢？

答：一般认为，能达到满意减瘤就直接手术，达不到满意减瘤，就取活检后化疗2 ~ 3个疗程后再手术。逸仙妇瘤公众号里面有一个课件“晚期卵巢癌：PDS or IDS？”，就是专门讨论这个问题。就本人经验而言，新辅助化疗更适用于那些盆腹腔及腹膜表面有散在粟粒样病灶，卵巢正常大小或小肿瘤的患者。如果大的卵巢肿瘤，如肿块直径超过10cm，还是直接手术后再化疗好一些，尽量避免在

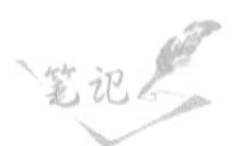

大的肿瘤负荷下诱导化疗耐药。至于看到大网膜饼切不切的问题，要看肿瘤和横结肠、胃大弯有没有正常间隙。有些肿瘤紧贴肠壁，强行切除可能会损伤肠管，需要切除部分肠段，这样的话就先上化疗后再行间歇性肿瘤细胞减灭术好。如果能够在不损伤肠管的情况下切除大网膜饼，先切除大网膜饼后再化疗也是可以的。对于老年妇女而言，治疗方法的选择涉及很多非医疗因素，如果仅仅是大网膜有大的病灶，其他地方都是散在粟粒样病灶，切除了大网膜饼之后，再次手术的意义也不太大了。选择切除大网膜饼和全宫双附件后再化疗，可能可以免去二次手术。

笔记

妊娠滋养细胞肿瘤

病例 1

患者，31 岁，因“不规则阴道流血 31 天，发现阴道肿物 10 天”入院。2007 年、2009 年依次顺娩 2 胎，2008 年人工流产 1 次。既往月经规律，7 ~ 8 天 /30 天，LMP：2016-8-30。于 2016 年 9 月 15 日无明显诱因开始出现少量阴道流血至今。10 月 6 日发现外阴肿物，10 月 12 日自觉有早孕反应，来诊，测血 hCG 37 609 U/L。10 月 15 复查 hCG 40 987 U/L，10 月 16 日 hCG 48 286 U/L。B 超示：①宫底实质等回声包块，考虑子宫肌瘤？②宫底部低回声实质包块：异位妊娠？子宫肌瘤？③阴道前壁下段与尿道外口之间一个等回声包块，性质待查。

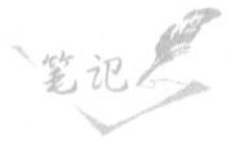

体格检查：阴道前壁近尿道口处可见一大小约 3cm × 2cm × 3cm 的肿物，表面光滑，可见丰富静脉丛，质中偏硬，无明显触痛，可活动。阴道畅，可见少量血性分泌物，宫颈肥大，光滑，前唇可触及约 0.5cm × 0.5cm 质硬结节。

入院查 AFP、CA125、CA153、CA199、CEA 未见异常。

诊断：①阴道流血原因待查：异位妊娠？滋养细胞疾病？②阴道前壁肿物原因待查：阴道前壁囊肿？滋养细胞肿瘤阴道转移？③子宫肌瘤。

问：该患者血 hCG 一直升高，但是彩超宫内外都没有孕囊，是否考虑妊娠滋养细胞疾病呢？具体该如何诊断？

答（冯凤芝）：该患者可以诊断为妊娠滋养细胞肿瘤阴道转移。诊断依据如下：妊娠滋养细胞肿瘤是目前唯一没有组织病理学证据即可诊断和治疗的恶性肿瘤。对于非葡萄胎后滋养细胞肿瘤的诊断标准，虽并未完全统一，但一般认为，流产、足月产、异位妊娠后 4 周以上，血 hCG 持续高水平或下降后又上升者，排除妊娠物残留或再次妊娠后，应考虑为滋养细胞肿瘤。该患者的病例特点为：既往有妊娠史，现在表现为阴道异常流血、阴道前壁下段有一约 3cm 的包块和血 hCG 水平近 5 万 U/L，但宫内宫外未见明确妊娠囊。根据这些典型的特点，考虑该患者为妊娠滋养细胞肿瘤阴道转移。

阴道转移瘤最常见于阴道前壁，尤多见于尿道口附近。原发于阴道的转移瘤最大的如鸡蛋大，最小的可如绿豆大，一般为 2 ~ 3 cm。阴道转移瘤是属于静脉性转移瘤，由于阴道前壁的静脉丛多于后壁，而静脉的末梢又集中在阴道口，因此阴道转移瘤多见于阴道前壁，尤以尿道口为多。这些转移瘤也多位于阴道黏膜下。只要

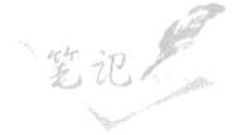

不破溃，首选化疗。

hCG 升高以下几种原因：①宫内孕：最常见，当 hCG>1500 ~ 2500 U/L（平均 1800U/L）时，阴道超声即可探及宫内妊娠囊，或者当 hCG>6000U/L，腹部超声应可探及宫内妊娠囊；②宫外孕；③滋养细胞肿瘤；④分泌 hCG 的其他肿瘤。当不能根据病史、临床特点、影像学检查和血 hCG 水平进行诊断时，可考虑取得组织学标本，通过病理明确诊断。

病例 2

患者绝育 10 年，停经 50 天，当地医院诊断稽留流产清宫，未送病检，是否见绒毛不详，术后持续流血 1 月余来我院。来之前 2 天在当地查血 hCG1000 U/L，入院后复查为 6 万多 U/L。内诊宫颈处膨大明显，B 超提示宫体部一实性肿物，当时考虑宫颈妊娠，不排外绒癌；行 CT 检查回报：有两个 1cm 左右病灶多考虑转移；1 周前介入栓塞后清宫病检回报：滋养细胞核分裂象丰富考虑绒癌。但目前血 hCG 进行性下降，今天血 hCG 5600 U/L，复查 B 超考虑宫腔积血，内诊宫颈膨大处明显缩小近正常，再次询问 CT 不排除转移灶，这个患者诊断绒癌是否成立？观察还是需要化疗？

答（王丽娟）：先要明确这个患者的 CT 是不是肺部的，如果是，结合病理还是考虑绒癌（CT 为肺部）。另外，这个患者介入栓塞后开始 hCG 会有一个明显的下降，建议还是需要按照绒癌化疗，这个患者没有生育要求，可以待 hCG 明显下降到至少 100 U/L 以下时可以考虑切除子宫，可减少化疗疗程数。

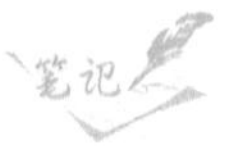

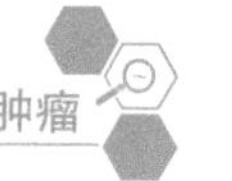

答（冯凤芝）：病理诊断是金标准。绒癌是高度恶性的肿瘤，一旦诊断明确，必须化疗，由于恶性程度高，单药化疗易发生耐药，因此，即使预后评分属于低危，也要采用多药联合化疗，可选择的初始化疗方案有 FAV 或 EMA-CO。

病例 3

有个患者考虑侵蚀性葡萄胎，想上双枪化疗，但没有放线菌素 D（KSM），请问如何处理？

答：你们医院 5-FU、MTX、VP-16、CTX、VCR 中分别有哪几个？

问：医院除了 VCR 没有外，其余几个都有。

答：参考如下：5-FU+VP-16，5 天为一个疗程，间隔 17 ~ 21 天（指不用药的时间），VP-16 100mg/（m^2·d）iv drip qd（1hr ±），5-FU 800 ~ 900mg/（m^2·d）iv drip qd（匀速，8hrs），注：化疗当天和第 3 天测体重，核药物剂量，是否需要调整。

答（冯凤芝）：目前有不少医院缺少 KSM 或 VCR，当药物不全时，有下列几种方案可选：①当没有 KSM 时，仍可以应用 EMA-CO 或 FAEV，只是把 KSM 去掉即可，具体的用法用量以及时间间隔都不用改变；②当没有 VCR 时，FAV 或 FAEV 方案仍然可用，只是把 VCR 去掉即可，具体的用法用量以及时间间隔都不用改变；③当 KSM 和 VCR 都没有时，还可以选择 FME{5-FU/FUDR [800 ~ 900mg/（m^2·d），iv drip qd（匀速，8hrs）]+MTX（0.3mg/kg，肌内注射）+VP-16 100mg/（m^2·d），iv drip qd（1hr ±）}。

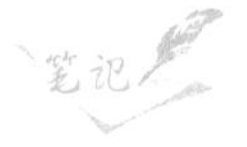

病例 4

患者，27 岁，清宫后 3 个月 hCG 持续不降，目前 2100U/L，有肺部转移，分期Ⅲ期，评分 4 分，这个患者用了你推荐的单次冲击疗法 hCG 从 2100 U/L 降到 1560 U/L，只用了一个疗程，我继续用还是改为联合用药，联合用药用哪个方案好？

答（王丽娟）：原方案再用一个疗程看看。

问：如果用了还没降到正常是不是就改联合，联合用什么方案好？

答（王丽娟）：不会一用药就能降至正常的，下降是需要时间的，在打第 2 个疗程前 2 天再查个血 hCG 值看看吧，再决定需不需要改方案。

问：药房没有放线霉素 D，用完了，说厂家都不生产了，那改什么药好呢？

答（王丽娟）：你们医院有什么药？

问：5-FU、VP-16、MTX。用新三枪？

答（王丽娟）：用单药 5-FU 试试吧，这个患者是葡萄胎清宫后的吧？

问：不是，是稽流流产，用 5-FU 8 天，量那么大好麻烦，不良反应又大，患者满口溃疡，痛苦啊。

答（王丽娟）：如果是稽流流产，就改联合化疗吧，用 5-FU 期间最担心的是腹泻，不是口腔溃疡。

答（冯凤芝）：目前国内外尚缺乏耐药性妊娠滋养细胞肿瘤（GTN）的统一诊断标准。通常情况下，耐药性 GTN 是指化疗过程中血清人绒毛膜促性腺激素 β－亚单位（β-hCG）下降不满意或

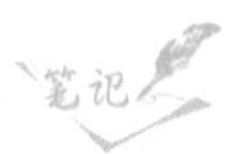

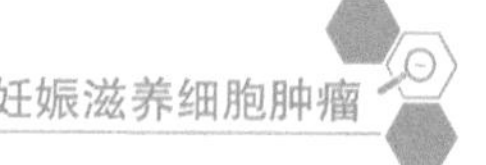

下降呈平台或甚至上升，影像学检查提示病灶不缩小或增大，甚至出现新病灶者。化疗过程中，每周检测血清 β-hCG 水平，有关血清 β-hCG 下降不满意的定义及观察疗程数无一致看法。多数学者认为，经过 1 个疗程化疗后，血清 β-hCG 未呈对数下降，提示有耐药可能；若同一方案经过 2 个疗程化疗后，血清 β-hCG 的下降仍未达到一个对数，则应该诊断为耐药，需要及时更改为另一种化疗方案，以免延误治疗。但在更改化疗方案时，应该掌握药物非交叉耐药的含意，即对某药物耐药而不导致对第 2 种药物耐药，GTN 耐药基本上属于非交叉耐药，如对甲氨蝶呤（MTX）耐药的患者，可用放线菌素 D（Act-D）治愈；对氟尿嘧啶（5-FU）或氟尿苷（FUDR）为主联合化疗耐药的患者，可用 MTX 为主联合化疗方案治愈。5-FU、FUDR、依托泊苷（VP-16）、Act-D、MTX 一般不发生交叉耐药。对于无转移的 GTN 患者或 FIGO 评分为低危的转移性 GTN 患者，在接受初始治疗时，可以应用单药化疗，如 MTX、Act-D 或 5-FU（或 FUDR）；对于 FIGO 评分为高危的 GTN 患者，需要应用多药联合化疗，可选用 5-FU 或 FUDR 为主的化疗方案，如 FAV（FUDR+Act-D+VCR）或 FAEV（FUDR+Act-D+VP-16+VCR）或 EMA-CO。单药耐药后，多应用多药联合化疗作为二线化疗；多药耐药后，多改用其他的多药联合化疗方案。尽管有多种多药联合化疗方案可供使用，但最常使用的二线化疗方案为 EMA-CO 或 FAEV，如对该两种方案再发生耐药，则所用的三线化疗方案基本上都是以铂类为主的多药联合化疗方案，如 EMA-EP 或 TE/TP 等。

病例 5

患者，30 岁，停经 13 周，hCG 196 万 U/L，宫底脐上两指，诊

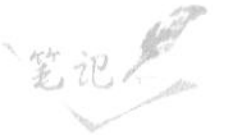

断：葡萄胎。清宫刮出 1500ml，基本是米粒大小的葡萄样组织，需要预防性化疗吗？如果化疗需要联合用药吗？

答（王丽娟）：患者要排除侵蚀性葡萄胎的可能性，最好做个肺部 CT 看看。如果 CT 阴性并患者随诊可靠，不需要预防性化疗。如果没有随诊条件，可以考虑预防性化疗，单药，化疗到 hCG 转阴就可以停化疗。

答（冯凤芝）：尚无有力证据支持预防性化疗。因此建议只针对难以随诊或血 hCG 测定不能保证准确的高危患者，才需要进行预防性化疗。目前公认的葡萄胎恶变的高危因素为：①年龄 > 40 岁；②子宫明显大于停经月份（比相应孕周大 4 周）；③血 hCG > 10 万 U/L；④黄素化囊肿直径 > 6cm；⑤重复性葡萄胎患者。如果进行预防性化疗，化疗方案以单药方案为宜，可选用放线菌素 D、甲氨蝶呤、5-FU 或依托泊苷（VP-16），用药剂量和方法与正规化疗相同。化疗尽可能在清宫术前 1 ~ 2 天或当天开始，如 1 个疗程后 hCG 尚未恢复正常，应重复化疗至完全正常为止，不需要巩固化疗。

病例 6

患者，45 岁，葡萄胎，清宫前停经 2 月余，血 hCG 88 万 U/L，子宫孕 3 月大小，肺部 CT 检查未见异常，予甲氨蝶呤化疗后行清宫术，病检示葡萄胎，建议行预防性化疗，未来医院复诊，术后自行在诊所口服甲氨蝶呤治疗 4 个月，共 8 盒，血 hCG 降至 1200U/L 后渐升高，来医院复诊，彩超提示侵蚀性葡萄胎，肺部、肝脏、脑 CT 未见异常，行 5-FU 化疗 1 个疗程，血 hCG 下降至 24U/L，患者出现骨髓Ⅳ度抑制，予对症治疗后好转，血 hCG 上升至 120U/L，

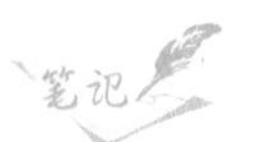

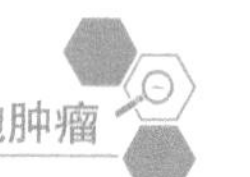

请教下一步治疗方案：是继续化疗，还是行子宫切除后再继续化疗，化疗药物继续单药 5–FU，还是更换化疗方案？

答（王丽娟）：如果患者没有生育要求，可以做子宫切除，但是这个患者的 hCG 还在上升，用 5–FU 骨髓抑制明显，可以更换 KSM 单药化疗，待 hCG 下降，然后再切除子宫。

答（冯凤芝）：对于化疗效果不好或化疗不良反应重不能耐受化疗的患者，有时可以联合手术治疗，切除病灶所在的器官。但手术时机宜选择在 hCG 低水平时，切忌在 hCG 水平上升时手术，而且手术前一定要先找到一个敏感有效的化疗方案，以防治疗手术操作可能引起的隐匿性转移。

病例 7

一个完全性葡萄胎患者，清宫后有半年月经都正常，B 超检查也正常，血 hCG 值 7.4 U/L，用加化疗吗？

答（王丽娟）：可以随访。

答（冯凤芝）：葡萄胎清宫后，需要随诊的指标是血 hCG，是否会发生葡萄胎后的滋养细胞肿瘤与月经是否恢复正常无关，只与 hCG 的系列变化相关。葡萄胎清除后，应每周进行血清 β–hCG 的定量监测，直至血清 β–hCG 正常。尽管 FIGO 指南推荐葡萄胎清宫术后 6 个月，hCG 仍异常的患者需要治疗，但从一项 13 960 例葡萄胎患者的研究中发现，即使葡萄胎清宫术后超过 6 个月，只要 hCG 在下降，观察也是安全的。只有连续 3 周 hCG 水平呈平台或连续 2 周 hCG 逐步升高时，才考虑给予化疗。目前该患者，可以继续每周监测 hCG 水平，根据上述标准，决定是继续观察还是需要化疗。

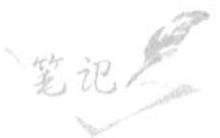

病例 8

患者，25 岁，有肺转移，阴道转移结节，诊断绒癌Ⅲ期，评 3 分，选择什么化疗方案合适？医院没有更生霉素，可以用放线菌素 D 代替吗？

答（王丽娟）：放线菌素 D 是国外的名字，国产名字叫更生霉素，是同一种药物。绒癌本身就是一个高危因素，可以选择“三枪一炮”的方案，没有更生霉素可以用 MTX 替代，没有 FUDR 可以用 5-FU，剂量按照 900mg/m^2 来计算，VCR 如果没药也可以不用。

答（冯凤芝）：尽管 FIGO 指南建议预后评分低危患者（评分≤6 分）的一线化疗方案为单药治疗，但治疗前 hCG 水平较高（1 万以上）、末次妊娠为非葡萄胎妊娠、组织学诊断为绒癌、年龄 40 岁以上者，容易发生单药治疗失败，再加上绒癌恶性程度高，因此，通常建议绒癌患者即使评分低危，也最好直接接受多药联合化疗，可首选 FAV 或 EMA-CO 作为一线化疗方案。

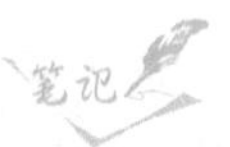

乳腺癌内分泌治疗中妇科问题的处理

病例 1

患者，50 岁，乳腺癌术后口服他莫昔芬 2 年，化疗后月经周期 2 ～ 3 个月一次。3 个月前复查 B 超，子宫内膜厚度 13mm，无其他不适，下一步处理？

答：服用他莫昔芬（TAM）5 ～ 10 年是绝经前激素受体阳性的早期乳腺癌患者内分泌治疗的标准方案。在治疗过程中转为绝经后的患者，可改为服用芳香化酶抑制剂直至完成 10 年的内分泌治疗。患者应了解服用他莫昔芬会增加子宫内膜增生和子宫内膜癌的发生风险，如用药期间出现异常阴道流血或分泌物的改变，应立即告知医生。芳香化酶抑制剂则不会增加子宫内膜增生和内膜癌的发生风险。

已有证据显示服用TAM后，子宫内膜按每年0.75mm速率递增。服用TAM 5年后，平均子宫内膜厚度为12mm（6 ~ 21mm）。停服TAM后每年按1.27mm速率变薄，TAM转换成芳香化酶抑制剂后子宫内膜会变薄。标准剂量（10 ~ 20mg，bid）的TAM与子宫内膜增生、子宫内膜不典型增生、息肉形成、子宫内膜癌及子宫肉瘤相关。该患者的子宫内膜增厚与服用TAM密切相关。

服用TAM发生子宫内膜癌的风险增加2 ~ 8倍，呈剂量和时间依赖性。每日TAM 20mg发生子宫内膜癌的期别、肿瘤级别、组织学类型以及肿瘤的生物学特性与普通人群无差异。每日TAM 40mg更容易发生生物学行为更恶性的肿瘤。

阴道B超检测子宫内膜厚度是预防和早期发现子宫内膜癌的主要方法。对于无症状、内膜厚度 < 10mm者，恶变风险0，但对内膜厚度≥ 8mm者，还是推荐密切随访或行宫腔镜检查或子宫内膜活检。有症状、内膜厚度≤ 4mm者，恶变风险0.07%，内膜厚度 > 4 mm者才需要子宫内膜活检。出现阴道反复或持续出血者，无论内膜多厚都应该做宫腔镜检查。本例子宫内膜厚度13mm，建议诊断性刮宫或宫腔镜检查加活检。

病例 2

乳腺癌患者，42岁，术后病理提示雌孕激素受体（+），保乳术后7个月，发现子宫内膜增厚，子宫肌瘤，需要手术吗？请问需要行卵巢切除术吗？

答：要看子宫内膜厚度和肌瘤大小，看看有没有手术指征。如果手术，术前要诊刮排除子宫内膜恶性病变，最好行全子宫 + 双附件切除术。

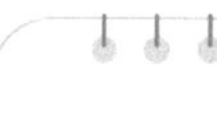

病例 3

乳腺癌患者已经绝经，口服他莫昔芬 4 年，子宫内膜厚 16mm。如果行子宫内膜活检，活检后无论哪种情况都得切子宫吗？或者能否用曼月乐？

答：不一定，如果是子宫内膜息肉或单纯增生，换芳香化酶抑制剂就行。换了芳香化酶抑制剂一段时间后内膜还厚，再切子宫。有证据表明，LNG–IUS（曼月乐）能够防止服用他莫昔芬的女性子宫内膜息肉形成，并能够降低其子宫内膜增生的发生风险。然而，也有证据表明使用孕激素对乳腺有不良影响，应用 LHG–IUS 对乳腺癌复发的确切影响尚不确定，因此不推荐常规应用。绝经后妇女应用 TAM 后的筛查程序（图 20）。

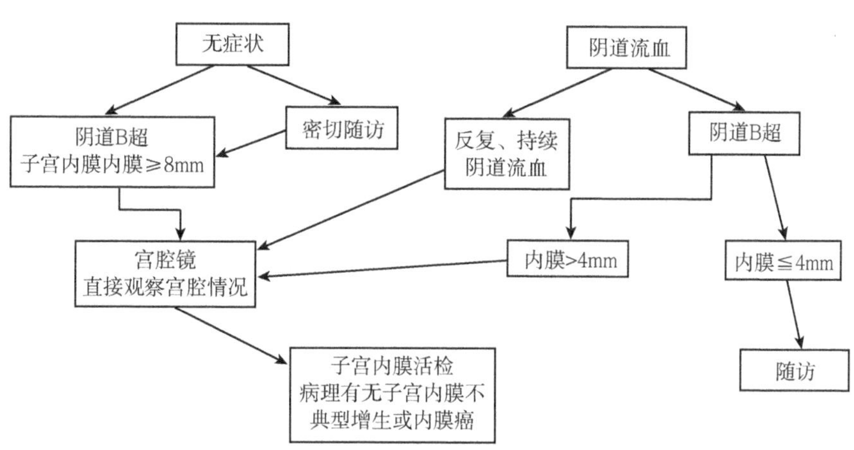

图 20　绝经后妇女应用 TAM 后的筛查程序

芳香化酶抑制剂（AI）为乳腺癌内分泌治疗的另一类常用药物，5 年 AI 为绝经后激素受体阳性的早期乳腺癌患者的标准治疗。G3、高 Ki–67 或淋巴结转移者可考虑继续 TAM 或 AI 治疗。

第一代 AI 制剂有氨鲁米特等，因不良反应大、使用不便，已停用。第二代代表药物为福美斯坦，发现其疗效并不优于 TAM。第三

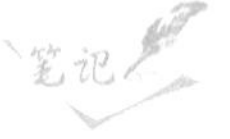

代 AI 特异性强，不良反应小，现常用于绝经后。代表药物包括：来曲唑、瑞宁得、依西美坦，不良反应主要有骨质丢失和关节疼痛。预防骨质丢失可以用雷诺昔芬（易维特 60mg，qd）或钙剂和维生素 D 等，治疗关节痛可以对症止痛治疗，可予以非甾体类解热镇痛药和西乐葆等。

病例 4

患者，52 岁，乳腺癌术后 3 年，一直用他莫昔芬。至今年 5 月份已闭经 1 年，测性激素及 B 超结果如下。后于 9 月、10 月反复查 FSH、LH、E2 结果均提示绝经水平，于 11 月、12 月复查雌二醇升高。B 超提示附件区有囊性占位，一周前做 B 超提示子宫内膜厚 15mm，给予宫腔镜下诊刮示：内膜薄，刮出组织少，病理诊断：子宫内膜鳞化。

请问该患者已停经 1^+ 年，间隔 4 周曾三次测 FSH>40U/L 且雌激素水平很低，应诊断卵巢功能衰竭而致闭经，而从 11 月份起雌二醇又开始升高，B 超诊断：内膜厚且附件区囊肿，考虑是否与服他莫昔芬有关？患者诉乳腺外科医生建议其行全子宫双附件切除，可否？

B 超诊断：子宫肌瘤，右附件区囊性占位，子宫内膜厚度 15mm；左附件区囊性占位，子宫内膜 7mm。

答：子宫内膜问题和附件囊肿均与应用他莫昔芬有关，该患者子宫内膜病理没问题，附件囊肿 2 ~ 3cm，囊性，可以先改用芳香化酶抑制剂，密切随访。如果子宫内膜和附件囊肿没有改善，再考虑手术。

病例 5

患者，37 岁，乳腺癌病史 2 年，手术后一直服用他莫昔芬，2016 年 2 月因子宫内膜增厚行诊刮提示子宫内膜息肉，现淋漓出血 10 余日，彩超提示子宫内膜厚 9.5mm，请问是吃药好还是诊刮好呢？药物一般怎么用？

答：先换法乐通试。法乐通为二代三苯氧胺制剂，学名枸橼酸托瑞米芬（芬兰产）。用于绝经后转移性乳腺癌，与他莫昔芬相似，有抗雌激素作用，也有弱的雌激素样作用，但较轻，用药后监测与他莫昔芬相同。

病例 6

患者，37 岁，4 年多前行右乳腺癌根治术，病理是“浸润性导管癌 2 级，ER（3+），PR（－），Cerb B2（+）”。术后化疗 8 个疗程 + 放疗，赫赛汀治疗 1 年，放疗后一直用内分泌治疗，吃法乐通到现在已经 4 年了。月经从没停过，上月复查性激素水平高，请教后续如何治疗？

答：性激素水平高低并不是确定治疗的指标，主要是看看子宫内膜有没有病变。如果子宫内膜没有增厚及其他病变，可以继续服法乐通和随访。

病例 7

患者，46 岁，9 年前因乳腺癌行左乳癌根治术，术后口服他莫

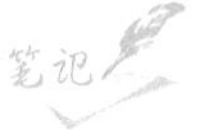

昔芬5年，已停药4年。平时月经规律5/25天，2个月前因停经2个月阴道不规则出血，于一周前行宫腔镜检查发现子宫内膜厚，无其他异常，行诊刮病理报告：子宫内膜单纯性增生，局部复杂性增生。请教下一步如何处理？

答：建议全宫双附件切除。关于子宫内膜增生，2014 WHO新分类已不再分单纯性增生和复杂性增生，只分两类：无不典型性子宫内膜增生和子宫内膜不典型增生。

对于非乳腺癌患者的无不典型性子宫内膜增生药物治疗，可以选择：①连续口服孕激素至少6个月：醋酸甲羟孕酮10～20mg/d或炔诺酮10～15mg/d；②LNG-IUS曼月乐至少6个月，最好5年。不推荐周期性口服孕激素，不推荐子宫内膜消融术，每6个月随访一次，至少连续两次阴性才能停止随访。手术治疗方面，不首选子宫切除。出现下列情况者才具备手术指征：发展为不典型增生；药物治疗1年仍不缓解；孕激素治疗后复发；持续子宫出血；拒绝随访或药物治疗。手术方法为全宫双输卵管切除，绝经后患者行全宫双附件切除。

乳腺癌患者的无不典型性子宫内膜增生治疗与非乳腺癌患者有所不同。对于乳腺癌患者使用孕激素有顾虑，一般不推荐孕激素治疗和使用避孕药，但近年来也有用曼月乐的报道。不推荐子宫内膜消融术和非乳腺癌患者一致。对于绝经前患者：推荐联合GnRH-α或适当放宽子宫+双附件切除术指征。对于绝经后患者，可更换芳香化酶抑制剂或法乐通±（子宫+双侧附件）切除术。

子宫内膜不典型增生发展为癌的风险高。无论是乳腺癌或非乳腺癌患者，首选全宫切除术。非乳腺癌绝经前患者可考虑保留卵巢，绝经后患者行全宫双附件切除。乳腺癌患者子宫内膜不典型增生的治疗，首选子宫加双附件切除术。如果已发展为子宫内膜癌，不推

笔记

荐保留生育功能，也不推荐保留卵巢，全子宫加双附件切除术是最基本术式，其他参照子宫内膜癌的全面分期手术程序。

病例 8

患者，42 岁，乳腺癌术后，盆腔卵巢巧克力囊肿。术前子宫内膜诊刮没问题，只做了卵巢巧克力囊肿剥除，请问这样手术范围会不够吗？一定要全宫及双附件吗？

答：大多数乳腺癌的发生发展与雌激素相关，其内分泌治疗实质就是去雌激素治疗。术前向患者推荐全宫双附件切除是比较合适的，但也不是非切不可。医生提出建议，由患者自己选择。

问：应用 GnRH-α 可以降低恶变机会吗？

答：理论上可以，临床上目前暂无这方面的资料。

笔记

生殖道瘘及手术并发症

病例 1

患者，50 岁，宫颈延长，膀胱膨出 I 度，入院的时候有尿潴留。行经阴道子宫切除术，膀胱附着的位置没有很大的变化，手术时没有切到膀胱最低点，子宫切除很顺利。检查膀胱，发现损伤了膀胱，膀胱破口的左侧后壁可以看见输尿管开口，但是没有看到漏尿，插双 J 导管顺利，插入输尿管 3 ~ 5cm，膀胱壁厚约 0.5cm，按常规缝合膀胱破口，做连续扣锁缝合，缝完膀胱肌层向膀胱注水 200ml 未发现漏水（未加美兰），将伤口两头加强缝合后中间是连续缝合，再次注入膀胱 200ml 水未见漏水（未加美兰），又荷包缝合 3 次缝合阴道壁。术后三腔导尿管持续导尿，持续膀胱冲洗，患者下床活动尿液就有粉红色，不下床就清，术后没发热。还需要在膀胱冲洗液中加美兰试试有没有漏吗？如果试了有漏现在还能不能再做手术。

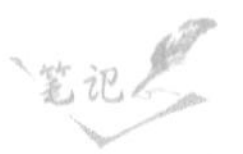

答：看来膀胱破口不小。估计膀胱切口缝合处有出血。现在可以做IVP，不需要膀胱打美兰。如果输尿管没有问题，尿液清，继续抗感染，停留尿管2～3周，保持尿管通畅。如果尿液红或浊，用一些止血药，经三腔尿管膀胱冲洗。如修补不成功，真的漏了，1个月后把尿管拔掉，3个月后再行二次修补。

病例 2

患者，诊断子宫颈癌ⅠA2期，做了腹腔镜次广泛子宫切除和盆腔淋巴结切除。现在术后一个月，出现膀胱阴道瘘，阴道的残端也有一半愈合不良。从膀胱打亚甲蓝液，从阴道顶端流出蓝色液体。CT提示膀胱阴道瘘2mm×4mm，请问下一步处理？

答：拔掉尿管，三个月后修补。

问：为何要三个月后修补呢？

答：膀胱阴道瘘有即时修补或损伤后三个月后修补两种主张。等炎症、水肿消退后再修补可提高修补成功率，面对现实，拔除尿管、静候三个月再修补是明智选择。寄希望于长时间停留尿管漏孔自愈是一厢情愿，长时间停留尿管会增加感染机会，异物刺激导致尿道、膀胱水肿，影响修补成功率。

问：患者阴道残端没长好的地方（目前有3cm×2cm的肉芽样红色物），长期有尿液流出，会不会肠管从阴道滑出来？

答：一般不会。

病例 3

患者行腹腔镜辅助阴式子宫切除术，术中未发现损伤，术后当

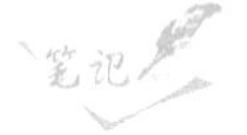

天即出现下腹部憋胀，更换尿管后仍出现尿管不畅，注射器冲洗后出现血尿，后有两次尿管堵，冲管后仍有血尿，超声未发现肾积水及盆腔游离液体，现在为术后1周，无发热，也不确定有无膀胱损伤，尿管留 7 天，请教下一步如何处理？

答：如果尿液清，可以从尿管打亚甲蓝液，如果阴道没有蓝染液体流出，可拔尿管。

病例 4

子宫颈癌术后，补充放化疗后并发了膀胱阴道瘘，最佳修补时间是停止放疗后多久？

答：没有最佳时间，放疗导致的瘘修补术失败率都很高。

问：那就停止放疗后随时做瘘修补术吗？

答：理论上停放疗后 2 ~ 3 周等炎症、水肿已消退，放疗瘢痕未形成时做手术比较好，可是那时候可能瘘还没出现。

病例 5

患者的会阴Ⅲ度裂伤，术中直肠黏膜损伤有点重，术后排气能控制。第 4 天患者自行吃饭并大便，能控制。现在术后 14 天，出现阴道内有少量大便，考虑阴道直肠瘘，请问该怎样处理？

答：现在不用处理，三个月后修补。

病例 6

患者术后 5 年，请问子宫颈癌根治术后双腿淋巴肿怎么处理？

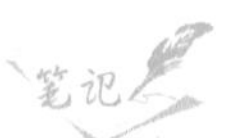

答：情况严重吗？

问：非常肿，用过丹参片、阿司匹林、弹力袜，患者主诉很难受，做过放疗化疗。

答：做过手术和放疗患者，由于深浅淋巴管都堵塞，下肢水肿会比较厉害。一般用按摩、气压、穿弹力袜、理疗等保守治疗方法都无效者，最后可考虑就诊淋巴外科做淋巴管吻合术。

病例 7

请问腹膜后淋巴结清扫术后淋巴漏如何处理呢？

答：当漏出量为 500 ～ 1000 ml/d 时，一般采用非手术治疗。主要的治疗措施包括：①腹腔引流。如引流不畅，常导致患者出现腹胀、恶心、消化不良等不适症状，严重时甚至引发腹腔感染，故仍须保持通畅的引流，必要时可在超声引导下穿刺重新置管。同时，腹腔引流应避免负压主动吸引而采用低位被动引流，防止由于大量淋巴液丢失造成的重度低蛋白血症和免疫功能损害。②营养支持。采用全肠外营养（total parenteral nutrition，TPN）可使肠道获得休息，并补充机体所需的热量和蛋白质，不仅能显著减少淋巴液漏出量，同时也能保持较好的营养状态。对于长时间采用 TPN 的患者，应注意密切监测包括水电解质、肝肾功能、微量元素等各项指标，防止出现并发症。如存在贫血和低蛋白血症，也应该积极给予补充和纠正。当漏出量降低至 500ml/d 后，逐步过渡为低脂或无脂饮食直至停用肠外营养。③使用生长抑素。尽管对于发生淋巴漏时使用生长抑素或奥曲肽存在一定争议，但大多数研究仍倾向支持使用。有研究认为，生长抑素不仅能减少消化液的分泌量，而且能显著地减少腹腔内器官的血流量，抑制胃肠道和胰腺肽类激素分泌，减慢胃肠

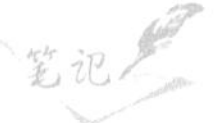

道转运时间，从而使淋巴液产生和肠道吸收减少，进而使流经淋巴管的乳糜液明显减少。同时，还能抑制血管扩张激素的分泌，通过与肠壁的生长抑素受体结合减少脂肪吸收，进而减少淋巴液流量。

当漏出量 >1000ml/d 时，非手术治疗仍是首选，但如果长时间的保守治疗仍未能降低漏出量，患者出现严重腹胀甚至呼吸困难等表现时，手术探查也成为或是被迫成为最后的选择。再次手术前应尽量改善患者的全身营养状况，纠正水电解质紊乱、贫血和低蛋白血症，同时尽可能通过术前淋巴管造影或核素淋巴显像来明确漏口的位置。术中结扎或缝扎漏口均是较确切的方法。

病例 8

子宫颈癌ⅠB1 期，腹腔镜根治术后一直尿潴留一年了，患者留尿管不适要求膀胱造瘘 10 个月左右。一直在膀胱造瘘留管引流中，至今无尿意。此患者根治术后 10 天曾并发左输尿管阴道瘘，反复膀胱镜插管失败，当天行开腹左输尿管膀胱植入及双侧双 J 管植入术。现已拔双 J 管 8 个月了。复查 B 超双肾及输尿管无异常，就是一直无尿意，已行过理疗，用力增加腹压，能解几滴尿而已，请问有其他治疗办法没？有恢复的希望吗？有 2 年恢复的吗？

答：有没有夹闭造瘘尿管试试？

问：反复夹过造瘘管而且经常锻炼，一直没尿意。此患者估计术中切的太宽了，电辐射太大导致腹下神经受损所致吧，术中切宫旁 3 ~ 4cm，阴道 3cm，术后无高危因素，膀胱造瘘后当天曾发生右肾脓肿、败血症，泰能都上过，抗感染后脓肿吸收了，就是没尿意。

答：有些患者术后一辈子都没有尿意，间断导尿是唯一方法。可指导患者夹闭膀胱造瘘管，不管有没有尿意，每 2 ~ 3 小时都去

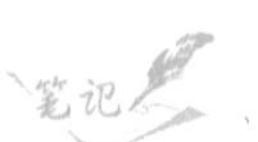

厕所排尿，等到感觉膀胱胀得憋不住时再开放膀胱造瘘管，把尿全部排空后又把造瘘管夹闭，反复多次，锻炼一段时间后，膀胱功能就会慢慢恢复自主排尿，多数患者能恢复自主排尿。

子宫颈癌根治术后膀胱功能障碍是最常见的并发症，其原因为手术切除了广泛的宫旁组织，导致了支配膀胱逼尿肌的感觉和运动神经的损伤。对这一常见并发症的处理，长时间保留导尿并不能起到很好的效果。清洁间歇自身导尿（CIC）是解决这一问题较确实的方法。

因为泌尿科神经源性膀胱患者比较多，清洁间歇自身导尿是在泌尿外科最常采用的，解决尿潴留的一个最直接、最简单，也是被长期运用的方法，而且是国际尿控协会推荐为治疗神经源性膀胱的首选方法。清洁间歇自身导尿的定义是指不将导尿管保留于膀胱内，仅在需要时插入膀胱，排空后即拔出丢弃。通俗解读一下：清洁就代表着不用消毒，患者可以操作；间歇就是不保留尿管，按照正常排尿的节奏，感觉膀胱胀满的时候，开始导尿；自身，代表可以自己操作，如果自己操作不了，可以由护理的人员或者家属来协助。间歇导尿可使膀胱在生理状态下间歇性扩张，有利于训练恢复逼尿肌-括约肌的协调性，从而恢复正常的排尿功能。

间歇导尿有三个作用：①间歇导尿可使膀胱规律充盈与排空接近生理状态，防止膀胱过度充盈，减少保留尿管对尿道括约肌的压迫刺激，促进逼尿肌-括约肌协调性的恢复；②规律排除残余尿量，减少泌尿系统的感染；③患者不保留导尿管，生活质量更好。最终目的是摆脱了患者长期带尿管的这种痛苦。不带尿管，减少对尿道的压迫刺激作用，逼尿肌-括约肌协调性会得到更好恢复训练，会更快恢复膀胱功能。患者每次导尿之前，都会试着去建立排尿反射，这种训练是保留尿管没有办法训练的。定时夹闭尿管的方法，实际

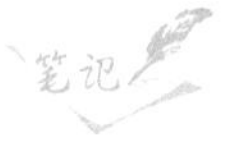

上对于膀胱的功能训练是有欠缺的。因为膀胱排尿，除了膀胱收缩力以外，还有尿道括约肌的关闭、开放问题。如果括约肌长期痉挛，尿液很难排出，而尿道括约肌松弛，就很容易出去了。尿管长期保留对尿道刺激作用长期存在，而间歇导尿就可以每次训练，很快恢复泌尿肌和括约肌的协同，达到快速康复。

病例 9

患者，50 岁，子宫肌瘤腹腔镜全宫切除术后刚 3 个月，术后无不适，就诊前 1 天同房，就诊当日重体力劳动后自觉有异物脱出，查为肠管即送入院。妇检：阴道上段可见小肠，阴道残端已裂开，阴道壁弹性差，肛诊无异常。肠管血供好，请问要做什么检查？如何处理？

答：把肠管推进去，阴道顶端缝合关闭就行了。

问：现血象高，要不要抗感染治疗后再缝，组织好脆。

答：还是早点缝好，不要让腹腔和外界相通，可以在阴道低一点组织不脆的地方缝。

问：好的，谢谢，要留引流管吗？

答：不用。

病例 10

患者，66 岁，腹腔镜全宫切除术后，意外发现宫颈鳞癌，浅肌层浸润，当时就建议她做补充治疗，但患者及家属坚决反对，术后查 SCCA 7.9 μg/L（正常小于 1.5 μg/L），术后恢复良好，患者如期出院。术后 4 个月，患者自觉腹部不适，盆腹部 B 超未提示异常，

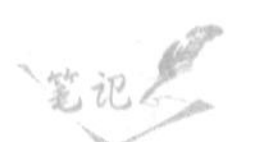

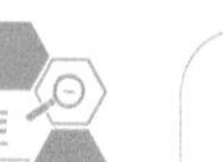

SCCA 29μg/L，考虑肿瘤未控或复发，给予 TP 方案化疗一个疗程后患者自觉腹部不适明显缓解，SCCA 也降至正常，又做了一个疗程化疗。现术后五个半月，近一周出现阴道内少许草绿色粪渣样物，检查发现阴道残端右侧角部有一约 0.5cm 漏口，诊断直肠阴道瘘，此患者还合并有糖尿病和梅毒。请问此患者的可能原因是什么？

答：手术引起或复发肿瘤浸润组织坏死导致的瘘。

问：下一步该怎么治疗？

答：建议做 PET-CT。排除肿瘤复发可考虑手术修补直肠阴道瘘。如果是肿瘤复发继续化疗，如果是中央性复发没有全身转移可能需要行后盆腔廓清术。

问：如果短期内不能手术，粪是否会漏入腹腔？

答：一般不会。

笔记

妇科良性疾病及其他

病例 1

患者，16 岁，原发性闭经，周期性下腹痛 2 年，可以忍受。检查阴道只能进入 1cm，腹腔镜盆腔有少许巧克力样液体，盆腔情况图 21，如何处理？

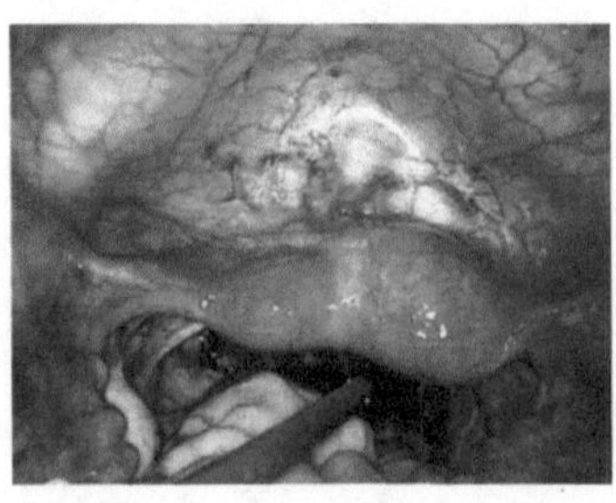
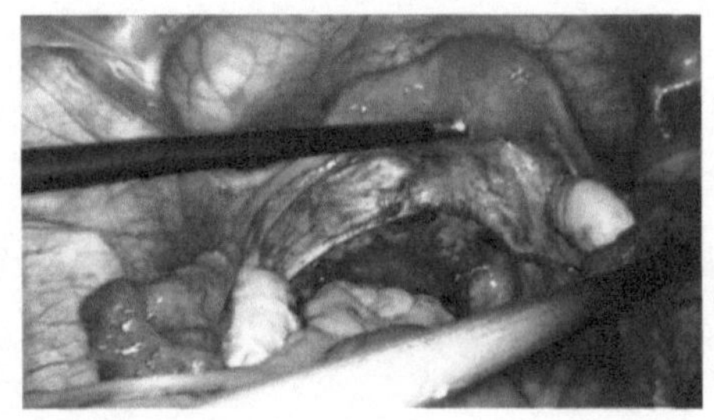

图 21　患者术中检查情况

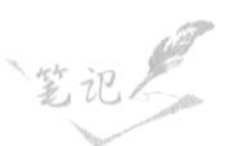

答：从腹腔镜照片看患者有两个子宫，其中一个可能是残角子宫，

另一个有子宫内膜，但宫颈和阴道上段闭锁。每个月有少量月经血反流到腹腔。

问：如何处理？

答：最明智的选择是把子宫切掉。但是患者及家长一般都不会接受，都希望保留子宫。可以考虑把闭锁宫颈切掉，打通阴道上段，和宫体相接。术后可能会有一点点月经，但留下来的子宫绝大多数是没功能的，怀孕生育基本没希望。术后还要面临反复粘连闭锁多次手术疏通问题，常常是多次折腾之后，最后无奈接受子宫切除术。

病例 2

输卵管间质部梗阻，做输卵管宫角植入术后，请问多长时间取支架呢？要在宫腔镜下取出吗？术后多长时间可以试孕呢？

答：一般在术后 7 天或下次月经干净后取出支架。我们用硅胶管绑在金属圆形节育环上，取支架时用钩环的方法取出就行。术后需避孕 3 个月。

病例 3

患者，30 岁，正常产后 2 天，无腹痛，彩超发现双侧附件区囊性包块内见分隔，直径分别是 12cm、17cm，盆腔有中等量积液。CA 125 458.7 U/ml，AFP 158.2 ng/ml，需要考虑什么问题？

答：先要排除卵巢过度刺激综合征。因 CA125 升高，还要考虑上皮癌。AFP 升高可能和妊娠期有关。

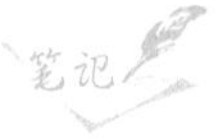

病例 4

患者，35 岁，剖腹产后 11 年，无生育要求。腹壁切口内异症恶变，病理为透明细胞癌及子宫内膜样腺癌，术后诊刮及 PET 均未见明显异常，现已用 TC 化疗 3 次。请指点后续治疗。要不要把子宫、双附件及淋巴均切除，还是只是观察？应该按照腹膜癌处理对不对？

答：腹壁剖宫产瘢痕内异症少见，恶变更少见，无指南可循。下面意见只是个人看法，供参考。考虑腹壁病灶是剖宫产时宫腔血液污染所致，并非内异症常规的转移途径，与盆腔内器官淋巴引流、扩散途径没有直接关系，处理上可忽略盆腹腔内器官的淋巴引流，重点关注腹壁病灶及周围的处理。同时考虑内异症与卵巢激素相关，卵巢去势与内分泌治疗对该病也有帮助。

另外，还要考虑切除腹壁病灶时，有没有足够的阴性切缘？是否需要补充放疗？如果放疗，射线对卵巢功能的影响等。建议：①根据上次手术切除病灶时手术切缘，边界是否清楚，估计有没有病灶残留等情况，确定要不要补充腹壁病灶周围的放疗。②如果需要行盆腔外照射，子宫和双侧附件在放射野内，可以不补充手术。③如果不需要放疗，可行全宫双附件切除，不需切除淋巴结，大网膜如果方便切也一起切。④术后继续化疗 1 ~ 2 疗程。

病例 5

请问阴道延长的患者需不需要术后阴道放置模型？

答：看用什么方法。

问：分离了部分膀胱腹膜和直肠腹膜，用这部分腹膜代阴道又

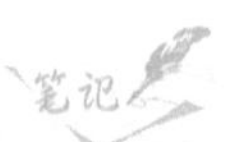

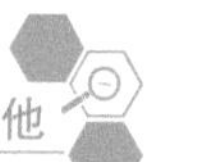

加固缝合了腹膜，教授您几年前带我做过一次，后来开腹的又做过2、3例，一个月前，有个3年前的患者来复查，我看长得很好，现在就是不敢确定要不要放个模型，怕粘连了。图22是这个患者的腹腔情况。

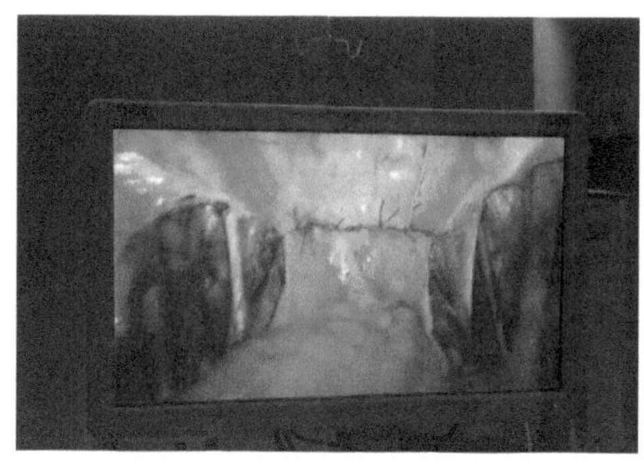

图22　腹腔检查情况

答：不需要放模具，术中和术后一周阴道放两次凡士林纱，把阴道前后壁断端和前后腹膜返折缝合处隔开，预防粘连就可以了。

笔记